全国高等医药院校教材配套用书

轻松记忆"三点"丛书

药理学速记

（第3版）

阿虎医考研究组　编

U0206492

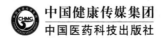

中国健康传媒集团

中国医药科技出版社

内容提要

　　本书是"轻松记忆'三点'丛书"之一，根据全国高等教育五年制临床医学专业教学大纲和国家执业医师资格考试大纲编写而成。本书为全国高等教育五年制临床医学专业教材《药理学》的配套辅导用书。内容共49章，重点突出、条理清晰、切中要点又充分保留了学科系统的完整性，重点、难点和考点一一呈现，章末的"小结速览"高度概括本章的主要内容。

　　本书是全国高等医药院校五年制临床医学专业学生复习和应考的必备辅导书，同时也可作为执业医师考试的备考用书。

图书在版编目（CIP）数据

　　药理学速记/阿虎医考研究组编．—3 版．—北京：中国医药科技出版社，2020.6
　　（轻松记忆，"三点"丛书）
　　ISBN 978 - 7 - 5214 - 1535 - 3

　　Ⅰ．①药…　Ⅱ．①阿…　Ⅲ．①药理学—医学院校—教学参考资料　Ⅳ．①R96

　　中国版本图书馆 CIP 数据核字（2020）第 020900 号

美术编辑　陈君杞
版式设计　南博文化

出版　**中国健康传媒集团** | **中国医药科技出版社**
地址　北京市海淀区文慧园北路甲 22 号
邮编　100082
电话　发行：010 - 62227427　　邮购：010 - 62236938
网址　www. cmstp. com
规格　787 × 1092mm $\frac{1}{32}$
印张　14¾
字数　320 千字
初版　2010 年 4 月第 1 版
版次　2020 年 6 月第 3 版
印次　2023 年 9 月第 3 次印刷
印刷　三河市百盛印装有限公司
经销　全国各地新华书店
书号　ISBN 978 - 7 - 5214 - 1535 - 3
定价　**44.00 元**

获取新书信息、投稿、为图书纠错，请扫码联系我们。

出 版 说 明

　　轻松记忆"三点"丛书自 2010 年出版以来，得到广大读者的一致好评。应读者要求，我们进行了第三次修订，以更加利于读者对医学知识"重点、难点、考点"的掌握。

　　为满足普通高等教育五年制临床医学专业学生期末复习、考研和执业医师应考需要，针对医学知识难懂、难记、难背的特点，本丛书编者收集、整理中国协和医科大学、北京大学医学部、中国医科大学、中山大学中山医学院、华中科技大学同济医学院等国内知名院校优秀本科、硕士（博士）研究生的学习笔记和学习心得，在前两版的基础上对丛书内容进一步优化完成编写。

　　本丛书依据普通高等教育本科临床医学专业教学大纲编写而成，有利于学生对医学知识的全面把握；编写章节顺序安排与相关教材呼应，符合教学规律；对专业知识进行梳理，内容简洁精要，既保留学科系统的完整性又切中要点，重点突出；引入"重点、难点、考点"模块，让学生能够快速理解和记忆教材内容与要点，"小结速览"模块能够加深和强化记忆，方便学生记忆应考。

　　我们鼓励广大读者将本丛书内容同自己正在进行的课程学习相结合，充分了解自己学习的得失，相互比较，互通有无。相信经过努力，必定会有更多的医学生能亲身感受到收获知识果实的甜美和取得成功的喜悦。

本丛书是学生课前预习、课后复习识记的随身宝典，可供普通高等教育五年制临床医学专业本科、专科学生学习使用，也可作为参加医学研究生入学考试、国家执业医师资格考试备考的复习用书。

中国医药科技出版社
2020 年 1 月

前言

QIANYAN

药理学是一门医学与药学相关的综合性学科，涉及药学、基础医学和临床医学的相关内容，是研究药物与机体（含病原体）相互作用及作用规律的学科。主要学习内容包括药物的作用机制、临床应用及不良反应等，是基础医学与临床医学间的桥梁，也是医学与药学间的桥梁。

药理学涉及人体各系统用药，作用复杂，需要掌握的内容也相应较多。因此，本书是根据全国高等教育五年制临床医学专业教学大纲和国家执业医师考试大纲的要求，在保持系统性和实用性的基础上精心编写而成，保留了读者必须掌握的药理特点，力求做到重点突出、条理清晰。

本书按章节编写，每章的开篇都先对重点、难点和考点进行点拨，提纲挈领，如抗心律失常药物这一章节，奎尼丁的不良反应是重点部分，抗心律失常药的分类是难点部分，利多卡因、普萘洛尔、胺碘酮的临床应用是常见考点，这样使读者的学习目标清晰明了。

在每章的末尾部分，巧妙设计小结速览，使读者在完成整章的学习基础上对思路进行简单梳理，如药物效应动力学这一章节，对药物的基本作用（类型和不良反应）、药物剂量与效应关系、药物与受体等知识点进行简单总结，便于读者再次复习和加深记忆。

药物的作用及作用机制，为临床合理用药、发挥药物最佳疗效以及降低不良反应提供了理论依据，是培养学生学习、掌握和应用于临床治疗的一门重要课程。本书体积小、内容精练简洁，方便您随身携带和随时学习药理学知识，是您医学路上的必备辅导用书。总之，希望在本书的陪伴下，读者能准确、快速掌握学科的知识和内涵。

编　者
2019 年 12 月

目录
MULU

第一章 绪 言

一、药理学的性质与任务

1. 药物 是指可改善或查明机体的生理功能及病理状态，用于预防、诊断和治疗疾病的物质。

2. 毒物 是指在较小剂量即对机体产生毒害作用，损害人体健康的化学物质，药物剂量过大都可产生毒性反应。

3. 药理学 是研究药物与机体（含病原体）相互作用及作用规律的学科。

4. 药物效应动力学 简称药效学，是研究药物对机体的作用及作用机制。

5. 药物代谢动力学 简称药动学，是研究药物在机体的影响下所发生的变化及其规律。

二、新药开发与研究

（一）新药研究过程

分为临床前研究、临床研究和上市后药物监测。

（二）新药的临床研究

1. Ⅰ期临床试验 是在 20~30 例正常成年志愿者身上进行的药理学及人体安全性试验，是新药人体试验的起始阶段。

2. Ⅱ期临床试验 为随机双盲对照临床试验，观察病例不少于 100 例，对新药的有效性及安全性做出初步评价，并推荐临床给药剂量。

3. Ⅲ期临床试验 是在新药批准上市前，试生产期间，扩大的多中心临床试验，观察例数一般不应少于 300 例，对新药的有效性、安全性进行社会性考察。

4. Ⅳ期临床试验 是药品上市后在社会人群大范围内继续进行的新药安全性和有效性评价，在广泛长期使用的条件下考察疗效和不良反应，又称作售后调研。

第二章　药物代谢动力学

- ● **重点**　药物的转运方式。
- ○ **难点**　生物利用度、消除半衰期。
- ★ **考点**　首过消除、肠肝循环。

第一节　药物分子的跨膜转运

一、药物分子通过细胞膜的方式

（一）被动转运

1. 概念　指存在于细胞膜两侧的药物顺浓度梯度从高浓度侧向低浓度侧扩散的过程。

2. 特点

（1）顺浓度梯度转运。

（2）不需要载体，膜对通过的物质无特殊选择性。

（3）不消耗能量，扩散过程与细胞代谢无关。

（4）不受共存类似物的影响，即无饱和现象和竞争抑制现象，一般也无部位特异性。

3. 分类

	概念	条件
滤过	水溶性的极性或非极性药物分子，借助于流体静压或渗透压随体液通过细胞膜的水性通道而进行的跨膜转运，又称水溶性扩散	小分子物质、水溶性物质

续表

	概念	条件
简单扩散	脂溶性药物溶于脂质层的顺浓度差的跨膜转运，又称为脂溶性扩散。油水分配系数（脂溶性）和浓度差越大，扩散就越快，是药物最常见和最重要的一种转运形式	膜两侧药物的浓度梯度、药物的油水分配系数、药物在膜内的扩散速度

（二）载体转运

1. 概念 是指转运体在细胞膜的一侧与药物或内源性物质结合后，发生构型改变，在细胞膜的另一侧将结合的药物或内源性物质释出。

2. 特点

（1）对转运物质有选择性。

（2）载体转运能力有限，故具有饱和性。

（3）结构相似的药物或内源性物质可竞争同一载体而具有竞争性，并可发生竞争性抑制。

（4）具有结构特异性和部位特异性。

3. 分类

（1）主动转运

1）概念：指药物借助载体或酶促系统的作用，从**低浓度**侧向**高浓度**侧的跨膜转运。

2）特点：**耗能**，可逆电化学差转运，能量可直接来源于ATP的水解。

（2）易化扩散

1）概念：指药物在细胞膜载体的帮助下由膜**高浓度**侧向**低浓度**侧扩散的过程。

2）特点：**不消耗能量**，不能逆电化学差转运；可加快药物的转运速率。

（三）膜动转运

1. 概念　是指大分子物质通过膜的运动而转运。

2. 分类　胞饮和胞吐。

二、影响药物通过细胞膜的因素

1. 药物的解离度和体液的 pH。

2. 药物浓度差以及细胞膜通透性、面积和厚度。

Fick 定律：通透量（单位时间分子数）＝（$C_1 - C_2$）×（面积×通透系数）/厚度

3. 血流量。

4. 细胞膜转运蛋白的量和功能。

第二节　药物的体内过程

一、吸收

1. 口服给药

（1）口服是最常用的给药途径。小肠是药物口服时主要的吸收部位。

（2）首过消除：指从胃肠道吸收的药物在到达全身血液循环前被肠壁和肝脏部分代谢，从而使进入全身血液循环内的有效药物量减少的现象，也称首过代谢或首过效应。

2. 注射给药　包括静脉注射、药物肌内注射及皮下注射，较口服快。

3. 呼吸道吸入给药　如沙丁胺醇、色甘酸钠等药物采用吸入途径给药。

4. 局部用药　如局部麻醉药、直肠给药、经皮肤途径给药等。

5. 舌下给药　可很大程度上避免首过消除，如硝酸甘油舌下给药可直接进入全身循环。

二、分布

（一）概念

药物吸收后随血液循环到达机体各个器官和组织的过程称为分布。

（二）影响药物分布的因素

1. 组织器官血流量　血流丰富的组织和器官，药物分布速度快且转运量较多；相反，则分布速度慢且转运量较小。

2. 血浆蛋白结合率　药物与血浆蛋白结合的特异性低，与相同血浆蛋白结合的药物之间可发生竞争性置换的相互作用。

3. 组织细胞结合　使药物分布呈现一定的选择性。

4. 体液的 pH 和药物的解离度　升高血液 pH 可使弱酸性药物由细胞内向细胞外转运，降低血液 pH 则使弱酸性药物向细胞内转移；弱碱性药物则相反。

5. 体内屏障

（1）血 - 脑屏障：脂溶性高的、小分子药物能通过。

（2）胎盘屏障：几乎所有的药物都能穿透胎盘进入胎儿体内。

（3）血眼屏障：脂溶性或小分子药物容易通过血眼屏障。

三、代谢

1. 酶诱导剂　能使药物代谢酶活性增高、药物代谢加快的药物叫作酶诱导剂。

2. 自身诱导药　有些药物本身就是它们所诱导的药物代谢酶的底物，因此在反复应用后，药物代谢酶的活性增高，其自身代谢也加快，这一作用称为自身诱导。自身诱导作用是药物产生耐药性的重要原因。

3. 酶抑制药 能使药物代谢酶活性降低、药物代谢减慢的药物叫作酶抑制剂。

四、排泄

（一）肾脏排泄

1. 排泄方式 肾小球滤过、肾小管分泌和肾小管重吸收。

2. 肾小管分泌特点 经同一机制分泌的药物可竞争转运载体而发生竞争性抑制，通常分泌速度较慢的药物能更有效地抑制分泌速度较快的药物。

（二）消化道排泄

肠肝循环：被分泌到胆汁内的药物及其代谢产物经由胆道及胆总管进入肠腔，然后随粪便排泄出去，经胆汁排入肠腔的药物部分可再经小肠上皮细胞吸收经肝脏进入血液循环，这种肝脏、胆汁、小肠间的循环称为肠肝循环。肠肝循环可延长药物的血浆半衰期和作用维持时间。

第三节 房 室 模 型

房室模型是目前最常用的药动学模型。房室模型是将整个机体视为一个系统，并将该系统按动力学特性划分为若干个房室，把机体看成是由若干个房室组成的一个完整的系统。

根据药物在体内的动力学特性，房室模型可分为一室模型、二室模型和多室模型。一室模型和二室模型数学处理上较为简单，应用最广泛；多室模型的应用常受到限制。

第四节 药物消除动力学

一、一级消除动力学

（一）概念

一级消除动力学是指体内药物按恒定比例消除，也就是单位时间内消除的药物量与血浆药物浓度成正比。

（二）特点

1. 定比消除，消除药量恒定。

2. 半衰期固定。

3. 曲线特点。在普通坐标图上作图时呈曲线；在半对数坐标图上则为直线，呈指数衰减。

4. 临床上大多数药物是一级消除。

二、零级消除动力学

（一）概念

零级消除动力学是药物在体内以恒定的速率消除，即不论血浆药物浓度高低，单位时间内消除的药物量不变。

（二）特点

1. 药物消除速率和浓度无关。

2. 药物在单位时间内消除的量是固定的。

3. 没有固定的半衰期。

4. 曲线特点。在普通坐标图上作图时呈直线。在半对数坐标图上则为曲线。

5. 当药物在体内过量时，超过机体的消除能力，按零级动力学消除；当浓度下降时按一级动力学消除。

第五节　药物代谢动力学重要参数

一、峰浓度和达峰时间

1. 峰浓度　血管外给药时药 – 时曲线的最高点称血浆峰浓度。

2. 达峰时间　指血浆药物浓度达到峰浓度的时间。

二、曲线下面积

药 – 时曲线下所覆盖的面积称曲线下面积，其大小反映药物进入血循环的相对量。

三、生物利用度

1. 绝对生物利用度　$F = AUC_{血管外给药}/AUC_{静脉给药} \times 100\%$

2. 相对生物利用度　$F = AUC_{受试制剂}/AUC_{标准制剂} \times 100\%$

四、表观分布容积（V_d）

$V_d = A/C_0$（A 为体内药物总量，C_0 为血浆和组织内药物达到平衡时的血浆药物浓度。）

五、消除半衰期（$t_{1/2}$）

1. 概念　药物消除半衰期是血浆药物浓度下降一半所需要的时间。其长短可反映体内药物消除速度。

2. 规律　按一级动力学消除的药物经过一个 $t_{1/2}$ 后，消除 50%，经过 2 个 $t_{1/2}$ 后，消除 75%，经过 5 个 $t_{1/2}$，体内药物消除约 97%。

六、清除率（*CL*）

1. 概念　是机体消除器官在单位时间内清除药物的血浆容积，也就是单位时间内有多少毫升血浆中所含药物被机体清除。

2. 计算公式　$CL = V_d \cdot K_e$

第六节　药物剂量的设计和优化

一、多次给药的稳态血浆浓度

1. 稳态浓度　按照一级动力学规律消除的药物，其体内药物总量随着不断给药而逐步增多，直至从体内消除的药物量和进入体内的药物量相等，从而达到平衡，此时的血浆药物浓度称为稳态血浆浓度（C_{ss}）。

2. 临床多次给药的方法　一般来说，药物在剂量和给药间隔时间不变时，经 4～5 个半衰期可分别达到稳态血浆浓度的 94%～97%。

二、靶浓度

靶浓度是指采用合理的给药方案使药物稳态血浆浓度达到一个有效而不产生毒性反应的治疗浓度范围。

三、维持剂量

1. 目的　维持选定的稳态浓度或靶浓度，需调整给药速度以使进入体内的药物速度等于体内消除药物的速度。

2. 方法　多次间歇给药或持续静脉滴注。

四、负荷剂量

1. 概念　即首次剂量加大，然后再给予维持剂量，使稳定血药浓度提前产生。

2. 缺点

（1）特别敏感患者可能会突然产生一个毒性浓度。

（2）如果所用的药物有很长的 $t_{1/2}$，则在药物浓度过高时需较长的时间才能降低到合适浓度。

（3）负荷剂量容易在血浆浓度迅速达到平衡的部位产生毒性作用。

五、个体化治疗

设计一个合理治疗方案的步骤如下。

1. 选择和确定一个靶浓度。

2. 根据已知的人群药动学参数和所治疗患者的病理、生理特点，估计患者的清除率和分布容积。

3. 计算负荷量和维持量给药速度以求产生靶浓度。

4. 根据计算所得给药，估计达到稳态浓度后测定血药浓度。

5. 根据测得的血药浓度值计算病人的清除率和分布容积。

6. 如果需要，根据临床反应修正靶浓度。

7. 修正靶浓度后，再从第三步做起。

小结速览

药物代谢动力学
- 药物分子的跨膜转运
  - 方式
    - 被动转运
      - 滤过
      - 简单扩散
    - 载体转运
      - 主动转运
      - 易化扩散
    - 膜动转运
      - 胞饮
      - 胞吐
  - 影响因素
    - 药物的解离度和体液的 pH
    - 药物浓度差以及细胞膜通透性、面积和厚度
    - 血流量
    - 细胞膜转运蛋白的量和功能
- 药物的体内过程
  - 吸收：口服给药、注射给药、呼吸道吸入给药、局部用药、舌下给药
  - 分布
  - 代谢
  - 排泄：肾脏排泄、肠肝循环
- 药物消除动力学
  - 一级消除动力学
  - 零级消除动力学
- 药物代谢动力学重要参数
  - 峰浓度和达峰时间
  - 曲线下面积
  - 生物利用度
  - 表观分布容积
  - 消除半衰期
  - 清除率
- 药物剂量的设计和优化

第三章　药物效应动力学

● **重点**　不良反应的分类。
○ **难点**　量反应、质反应。
★ **考点**　治疗指数，激动药与拮抗药。

第一节　药物的基本作用

一、药物作用与药理效应

1. 概念

（1）药物作用：是指药物对机体的初始作用，是动因。

（2）药理效应：是继发于药物作用的结果，是机体反应的表现。

2. 药物作用基本类型

（1）兴奋：例如肾上腺素升高血压，呋塞米增加尿量。

（2）抑制：例如阿司匹林退热，苯巴比妥催眠。

3. 药物作用范围和选择性

（1）选择性强的药物作用范围窄，不良反应少。

（2）选择性不强的药物作用广泛，不良反应多。

二、治疗效果

1. 概念　也称疗效，是指药物作用的结果有利于改变病人的生理、生化功能或病理过程，使患病的机体恢复正常。

2. 分类　对因治疗和对症治疗。

三、不良反应

1. 概念　凡与用药目的无关，并为患者带来不适或痛苦的反应统称为药物不良反应。

2. 分类

类型	举　例
副反应	例如，阿托品用于解除胃肠痉挛时，可引起口干、心悸、便秘等副反应
毒性反应	毒性反应是指在剂量过大或药物在体内蓄积过多时发生的危害性反应，一般比较严重。致癌、致畸胎和致突变反应也属于慢性毒性范畴
后遗效应	如服用巴比妥类催眠药后，次晨出现的乏力、困倦等现象
停药反应	如长期服用可乐定降血压，停药次日血压将明显回升
变态反应	为免疫反应。非肽类药物作为半抗原与机体蛋白结合为抗原后，经过接触10天左右的敏感化过程而发生的反应，也称过敏反应
特异质反应	少数特异体质病人对某些药物反应特别敏感，反应性质也可能与常人不同，但与药物固有的药理作用基本一致，反应严重程度与剂量成比例，药理性拮抗药救治可能有效

第二节　药物剂量与效应关系

一、按性质分类

1. 量反应　效应的强弱呈连续增减的变化，可用具体数量或最大反应的百分率表示者称为量反应。

2. 质反应 药理效应不是随着药物剂量或浓度的增减呈连续性的变化，而表现为反应性质的变化。

二、与量反应有关的重要概念

1. 最小有效量（最小有效浓度） 是指引起效应的最小药量或最低药物浓度，亦称阈剂量或阈浓度。

2. 最大效应（效能） 随着剂量或浓度的增加，效应也随之增加。当效应增加到一定强度后，若继续增加药物剂量或浓度而其效应不再增加。这一药理效应的极限称为最大效应或效能。

3. 效价强度 是指能引起等效反应（一般采用 50% 效应量）的相对浓度或剂量，其值越小则强度越大。

三、与质反应有关的重要概念

1. 半数有效量（ED_{50}） 是指在质反应中引起一半试验对象出现阳性反应时的药量。

2. 半数致死量（LD_{50}） 是指在质反应中引起一半试验对象死亡时的药量。

3. 治疗指数（TI） 指药物 LD_{50}/ED_{50} 的比值。治疗指数越大，药物相对越安全。

第三节 药物与受体

一、受体的概念和特性

1. 概念 是细胞在长期进化过程中形成的，对生物活性物质具有识别和结合能力，并具有介导细胞信号转导功能的蛋白质。

2. 特性　包括灵敏性、特异性、饱和性、可逆性和多样性。

二、受体与药物的相互作用

1. 经典的受体学说－占领学说

（1）受体只有与药物结合才能被激活并产生效应，而效应的强度与被占领的受体数目成正比，当受体全部被占领时出现最大效应。

（2）内在活性是指药物与受体结合后产生效应的能力。

2. 受体药物反应动力学

（1）基本公式

$$E/E_{max} = [DR] / [R_T] = [D] /K_D + [D]$$

（2）规律：K_D 表示药物与受体的亲和力，K_D 越大，药物与受体的亲和力越小，二者成反比。

（3）药物－受体复合物的解离常数 K_D 的负对数称为亲和力指数（PD_2），其值与亲和力成正比。

三、作用于受体的药物分类

1. 激动药

（1）概念：既有亲和力又有内在活性的药物，它们能与受体结合并激动受体而产生效应。

（2）分类

类型	特 点
完全激动药	具有较强亲和力和较强内在活性（$\alpha = 1$），如吗啡
部分激动药	有较强亲和力，但内在活性不强（$\alpha < 1$），如喷他佐辛

2. 拮抗药

（1）概念：能与受体结合，具有较强亲和力而无内在活性

（α＝0）的药物。

（2）分类：竞争性拮抗药和非竞争性拮抗药。

（3）拮抗参数（pA_2）：表示竞争性拮抗药的作用强度。pA_2越大，拮抗作用越强。

四、受体类型

G 蛋白偶联受体、配体门控离子通道受体、配体门控离子通道受体、细胞内受体（甾体激素、甲状腺激素、维生素 D 及维生素 A 受体）和其他酶类受体（鸟苷酸环化酶）。

小结速览

药物效应动力学
- 药物的基本作用
  - 基本类型 { 兴奋 / 抑制 }
  - 不良反应 { 副反应 / 毒性反应 / 后遗效应 / 停药反应 / 变态反应 / 特异质反应 }
- 药物剂量与效应关系
  - 按性质分类：分为量反应和质反应
  - 量反应的相关概念：最小有效量、最大效应、效价强度
  - 质反应的相关概念：ED_{50}、LD_{50}、治疗指数
- 药物与受体
  - 受体特性：灵敏性、特异性、饱和性、可逆性和多样性
  - 受体药物反应动力学
  - 作用于受体的药物分类：激动药、拮抗药
  - 受体类型

第四章　影响药物效应的因素

一、药物因素

1. 给药途径　药物采用不同给药途径可能会产生不同的作用和用途。

2. 药物相互作用

（1）不改变药物在体液中的浓度但影响药理作用，表现为药物效应动力学的改变。结果可出现协同作用和拮抗作用。

例如：β 肾上腺素受体阻断药通过竞争同一受体拮抗 β 肾上腺素受体激动药的作用。

（2）通过影响药物的吸收、分布、代谢和排泄，改变药物在作用部位的浓度而影响药物作用，表现为药物代谢动力学的相互作用。

例如：抑制胃排空的药物如阿托品或阿片类麻醉药可延缓合并应用药物的吸收。

二、机体因素

1. 年龄　如新生儿和老年人体内药物代谢与肾脏排泄功能较低，大部分药物可能会产生较强和更持久的作用。

2. 性别　如女性脂肪比例比男性高，而水的比例男性比女性低，可影响药物的分布和作用。

3. 遗传因素　遗传是药物代谢和效应的决定因素。

4. 疾病状态　疾病本身能导致药物代谢动力学和药物效应动力学的改变。

5. 心理因素－安慰剂效应　一个患者服药后的效应实际是

由多种因素引起的，包括药理学效应、非特异性药物效应、非特异性医疗效应和疾病的自然恢复4个因素。

6. 长期用药引起的机体反应性变化　主要表现为耐受性、耐药性和依赖性。还可因长期用药突然停药后发生停药综合征。

第五章 传出神经系统药理概论

- ● **重点** 影响递质的方式。
- ○ **难点** 传出神经系统受体的分型。
- ★ **考点** NA 和 ACh 的作用部位。

第一节 概 述

（一）根据传出神经末梢释放的递质不同分类

1. 胆碱能神经 释放乙酰胆碱。

2. 去甲肾上腺素能神经 主要释放去甲肾上腺素。

（二）胆碱能神经和去甲肾上腺素能神经

1. 胆碱能神经 主要包括全部交感神经和副交感神经的节前纤维、运动神经、全部副交感神经的节后纤维和极少数交感神经节后纤维（支配汗腺分泌和骨骼肌血管舒张神经）。

2. 去甲肾上腺素能神经 包括几乎全部交感神经节后纤维。

第二节 传出神经系统的递质和受体

一、传出神经递质的生物合成和贮存

（一）传出神经递质的生物合成

1. 去甲肾上腺素（NA 或 NE）的生物合成 主要部位在

神经末梢。酪氨酸羟化酶是整个合成过程的限速酶。

2. 乙酰胆碱（ACh）的生物合成 主要在胆碱能神经末梢。胆碱可从细胞外由钠依赖性载体主动摄入胞质液中，此摄取过程为 ACh 合成的限速因素。

（二）传出神经递质的释放

1. 胞裂外排。

2. 量子化释放。

3. 其他释放机制。

二、传出神经系统的受体

1. 传出神经系统受体命名

乙酰胆碱受体	能与 ACh 结合的受体
M 胆碱受体	副交感神经节后纤维所支配的效应器细胞膜的胆碱受体对以毒蕈碱为代表的拟胆碱药较为敏感，把这部分受体称为毒蕈碱型胆碱受体，即为 M 胆碱受体
N 胆碱受体	位于神经节和神经肌肉接头的胆碱受体对烟碱较敏感，故将其称之为烟碱型胆碱受体，即为 N 胆碱受体
肾上腺素受体	能与去甲肾上腺素或肾上腺素结合的受体称为肾上腺素受体。肾上腺素受体又可分为 α 肾上腺素受体（α 受体）和 β 肾上腺素受体（β 受体）

2. 传出神经系统受体分型

M 胆碱受体亚型	M_1、M_2、M_3、M_4 和 M_5
N 胆碱受体亚型	N_M 受体（神经肌肉接头 N 受体）；N_N（神经节 N 受体和中枢 N 受体）

续表

肾上腺素受体分型	α 受体的亚型主要为 α_1 和 α_2 两种亚型，β 受体可进一步分为 β_1、β_2 和 β_3 三种亚型

第三节 传出神经系统药物

传出神经系统药物基本作用

1. 分类

（1）激动药：可直接与胆碱受体或肾上腺素受体结合，如结合后所产生效应与神经末梢释放的递质效应相似，称为激动药。

（2）阻断药：结合后不产生或较少产生拟递质的作用，并可妨碍递质与受体结合，产生与递质相反的作用，就称为阻断药；对激动药而言，则称为拮抗药。

2. 影响递质

影响递质生物的合成	包括前体药物和递质合成酶抑制剂
影响递质释放	除直接作用于受体外，可促进 NA 或 ACh 释放，或抑制两者释放
影响递质的转运和贮存	可干扰递质 NA 的再摄取
影响递质的转化	胆碱酯酶抑制剂可干扰体内 ACh 代谢，造成体内 ACh 堆积，从而产生效应

小结速览

传出神经系统药理概论
- 概述
  - 胆碱能神经：释放乙酰胆碱
  - 去甲肾上腺素能神经：释放去甲肾上腺素
- 传出神经系统的递质和受体
  - 递质
    - NA/NE
      - 部位：神经末梢
      - 限速酶：酪氨酸羟化酶
    - ACh
      - 部位：胆碱能神经末梢
      - 限速因素：胆碱被主动摄入细胞液中
    - 传出神经递质的释放：胞裂外排、量子化释放等
  - 受体
    - M 胆碱受体
    - N 胆碱受体
    - 肾上腺素受体
- 传出神经系统的药物：激动药、阻断药

第六章　胆碱受体激动药

- ● **重点**　乙酰胆碱的药理作用。
- ○ **难点**　毛果芸香碱的临床应用。
- ★ **考点**　毛果芸香碱的药理作用。

一、胆碱酯类

胆碱酯类主要包括：乙酰胆碱（ACh）、醋甲胆碱、卡巴胆碱和贝胆碱。

1. 乙酰胆碱

【药理作用】

（1）心血管系统

1）舒张血管：静脉注射小剂量 ACh 可舒张全身血管，如肺血管和冠状血管。主要激动血管内皮细胞 M_3 胆碱受体亚型，引起邻近平滑肌细胞松弛。

2）减弱心肌收缩力：即为负性肌力作用。

3）减慢心率：亦称负性频率作用。ACh 能使窦房结舒张期自动除极延缓，复极化电流增加，使动作电位达阈值的时间延长，导致心率减慢。

4）减慢房室结和浦肯野纤维传导：即为负性传导作用。

5）缩短心房不应期：ACh 不影响心房肌的传导速度，但可使心房不应期及动作电位时程缩短（即为迷走神经作用）。

（2）**胃肠道：**ACh 可明显兴奋胃肠道，使其收缩幅度、张力增加，胃、肠平滑肌蠕动增加，并可促进胃、肠分泌，引起恶心、嗳气、呕吐、腹痛及排便等症状。

（3）泌尿道：ACh可使泌尿道平滑肌蠕动增加，膀胱逼尿肌收缩，使膀胱最大自主排空压力增加，降低膀胱容积，同时膀胱三角区和外括约肌舒张，导致膀胱排空。

（4）其他

1）ACh可使泪腺、气管和支气管腺体、唾液腺、消化道腺体和汗腺分泌增加。

2）使支气管收缩，颈动脉和主动脉体化学受体兴奋。

2. 醋甲胆碱

【特点】醋甲胆碱作用时间较ACh长。

【药理作用】对M胆碱受体具有相对选择性，尤其对心血管系统作用明显。

【临床应用】

口腔黏膜干燥症。

【禁忌证】支气管哮喘、冠脉缺血和溃疡病患者。

3. 卡巴胆碱

【药理作用】对M、N胆碱受体激动作用与ACh相似，作用时间较长。

【临床应用】

（1）对膀胱和肠道作用明显，可用于术后腹气胀和尿潴留，仅用于皮下注射，禁用静注给药。

（2）副作用较多，且阿托品对它的解毒效果差，故目前主要用于局部滴眼治疗青光眼。

4. 贝胆碱

【体内过程】化学性质稳定，不易被胆碱酯酶水解，口服和注射均有效。

【药理作用】可兴奋胃肠道和泌尿道平滑肌，对心血管作用弱。

【临床应用】用于术后腹气胀、胃张力缺乏症及胃滞留等的治疗。由于其对 M 胆碱受体具有相对选择性，故其疗效较卡巴胆碱好。

【禁忌证】同醋甲胆碱。

二、毛果芸香碱

【药理作用】本药又名匹鲁卡品，属生物碱类。能直接作用于副交感神经（包括支配汗腺交感神经）节后纤维支配的效应器官的 M 胆碱受体，尤其对眼和腺体作用较明显。

1. 缩瞳、降低眼内压和调节痉挛

（1）缩瞳：激动瞳孔括约肌的 M 胆碱受体，表现为瞳孔缩小，局部用药后作用可持续数小时至 1 天。

（2）降低眼内压：毛果芸香碱通过缩瞳作用使虹膜向中心拉动，虹膜根部变薄，前房角间隙扩大，房水流出量增加，使眼内压下降。

（3）调节痉挛：动眼神经兴奋时或毛果芸香碱作用后环状肌向瞳孔中心方向收缩，造成悬韧带放松，晶状体由于本身弹性而自行变凸，屈光度增加，此时只适合于视近物，而难以看清远物。毛果芸香碱的这种作用称为调节痉挛。

2. 腺体 毛果芸香碱（10～15mg 皮下注射）可使汗腺、唾液腺分泌明显增加。

【临床应用】

1. 青光眼

（1）低浓度的毛果芸香碱（2% 以下）治疗闭角型青光眼（充血性青光眼），用药后可使患者瞳孔缩小、前房角间隙扩大，眼内压下降。

（2）高浓度药物可造成患者症状加重，不宜使用。

（3）对开角型青光眼（单纯性青光眼）的早期有一定

疗效。

2. 虹膜睫状体炎 与扩瞳药交替使用，以防止虹膜与晶状体粘连。

3. 其他 治疗口腔干燥，还可用于抗胆碱药阿托品中毒的解救。

【不良反应】过量可出现 M 胆碱受体过度兴奋症状，可用阿托品对症处理。

小结速览

M 胆碱受体激动药
├─ 胆碱酯类
│ ├─ 乙酰胆碱
│ │ ├─ 心血管系统：扩张血管、减慢心率、负性传导、减弱心肌收缩力、迷走神经作用
│ │ ├─ 胃肠道：促进胃肠道蠕动及胃肠分泌
│ │ ├─ 泌尿道：促进泌尿道平滑肌蠕动增加、膀胱三角区及外括约肌舒张
│ │ └─ 其他：支气管收缩、腺体分泌增加
│ ├─ 醋甲胆碱
│ │ ├─ 对 M 胆碱受体具有相对选择性
│ │ ├─ 适用于口腔黏膜干燥症
│ │ └─ 禁忌证：支气管哮喘、冠脉缺血、溃疡病
│ ├─ 卡巴胆碱
│ │ ├─ 用于术后腹胀和尿潴留、局部滴眼治疗青光眼
│ │ └─ 禁用静脉注射
│ └─ 贝胆碱：兴奋胃肠道和泌尿道平滑肌，对心血管作用弱
└─ 毛果芸香碱：缩瞳、降低眼内压、调节痉挛；可使腺体分泌明显增加

第七章 抗胆碱酯酶药和 胆碱酯酶复活药

- ● **重点** 抗胆碱酯酶药的药理作用及临床应用。
- ○ **难点** 胆碱酯酶复活药的药理作用。
- ★ **考点** 急性有机磷酸中毒的临床表现及治疗。

第一节 抗胆碱酯酶药

一、易逆性抗胆碱酯酶药

（一）一般特性

【药理作用】

1. 眼

（1）瞳孔缩小。

（2）睫状肌调节痉挛。

（3）促使眼房水回流，使升高的眼内压下降。

2. 胃肠道

（1）新斯的明可促进胃的收缩及增加胃酸分泌，拮抗阿托品所致的胃张力下降及增强吗啡对胃的兴奋作用。

（2）当支配胃的双侧迷走神经切断后，新斯的明上述作用被减弱。

（3）新斯的明对食管下段具有兴奋作用，对食管明显弛缓和扩张的患者，新斯的明能促进食管的蠕动，并使其张力增加。

（4）新斯的明还可促进小肠、大肠（尤其是结肠）的活动，促进肠内容物排出。

3. 骨骼肌神经肌肉接头 通过抑制神经肌肉接头 AChE，亦有一定的直接兴奋作用。

4. 心血管系统 主要表现为心率减慢、心输出量下降，大剂量尚见血压下降。

5. 中枢 抗 AChE 药对中枢各部位有一定兴奋作用，但高剂量时常引起抑制或麻痹，与血氧浓度过低密切相关。

6. 其他作用 低剂量的抗 AChE 药即可增敏神经冲动所致的腺体分泌作用，较高剂量可增加基础分泌率。

【体内过程】

1. 毒扁豆碱 易由胃肠道、皮下及黏膜吸收，能透过血 - 脑屏障。注射给药时在体内主要由血浆酯酶水解失活，尿中排泄极少。

2. 新斯的明及其他季铵类药物 口服吸收差，且不易进入中枢神经系统。水解产物经尿排泄。

【临床应用】

1. 重症肌无力

（1）概念：为神经肌肉接头传递障碍所致的自身免疫性疾病，表现为受累骨骼肌极易疲劳。主要为机体对自身突触后运动终板的 N_M 受体产生免疫反应，在患者血清中可见抗 N_M 受体的抗体，从而导致 N_M 受体数目减少。

（2）新斯的明、吡斯的明和安贝氯铵为治疗重症肌无力的常规使用药物，常用来控制疾病症状。

2. 腹气胀和尿潴留 常用新斯的明。

3. 青光眼

（1）常用毒扁豆碱、地美溴铵。

（2）闭角型青光眼常用本类药物进行短时的紧急治疗（长期疗法为手术治疗）。

（3）开角型青光眼可用本类药物作长期治疗。

4. 竞争性神经肌肉阻滞药过量时的解毒 主要用新斯的明、依酚氯铵和加兰他敏。

5. 阿尔茨海默病的治疗 略。

（二）常用易逆性抗 AChE 药

1. 新斯的明

【药理作用】可抑制 AChE 活性而发挥完全拟胆碱作用，即可兴奋 M、N 胆碱受体，其对腺体、眼、心血管及支气管平滑肌作用弱，对骨骼肌及胃肠平滑肌兴奋作用较强。

【临床应用】

（1）用于治疗重症肌无力及腹部手术后的肠麻痹。

（2）可用于阵发性室上性心动过速和对抗竞争性神经肌肉阻滞药过量时的毒性反应。

【禁忌证】机械性肠或泌尿道梗阻病人。

2. 吡斯的明

【体内过程】作用类似于新斯的明，口服吸收较差，起效缓慢，作用时间较长。

【临床应用】

（1）主要用于治疗重症肌无力。

（2）用于治疗手术后功能性肠胀气及尿潴留。

3. 依酚氯铵

【药理作用】

（1）抗 AChE 作用明显减弱，但对骨骼肌兴奋作用强大。

（2）显效较快，用药后可立即改善症状，维持时间很短，不宜作为治疗用药。

【临床应用】用于鉴别重症肌无力患者新斯的明或吡斯的

明的用量不足、恰当或逾量。

4. 安贝氯铵　主要用于重症肌无力治疗，尤其是不能耐受新斯的明或吡斯的明的患者。

5. 毒扁豆碱（依色林）

【**药理作用**】

（1）为易逆性 AChE 抑制药，外周作用与新斯的明相似，表现为 M、N 胆碱受体兴奋作用，但无直接兴奋受体作用。可进入中枢系统，小剂量兴奋，大剂量抑制。

（2）眼内应用时，其作用类似于毛果芸香碱，但较强而持久，表现为瞳孔缩小、眼内压下降，可维持 1 ~ 2 天。

【**临床应用**】主要用途为局部治疗青光眼。

【**不良反应**】全身毒性反应较新斯的明严重，大剂量中毒时可致呼吸麻痹。

二、难逆性抗胆碱酯酶药——有机磷酸酯类

【**中毒机制**】有机磷酸酯类可与 AChE 牢固结合，从而抑制了该酶的活性。

【**中毒表现**】主要为毒蕈碱样（M 样）和烟碱样（N 样）症状，即为急性胆碱能危象。

1. 急性中毒

（1）胆碱能神经突触

1）眼：表现为瞳孔明显缩小、眼球疼痛、结膜充血、睫状肌痉挛、视力模糊、眼眉疼痛。

2）呼吸系统症状：可见泪腺、鼻腔腺体、唾液腺、支气管和胃肠道腺体分泌增加；还包括胸腔紧缩感及由于支气管平滑肌收缩、呼吸道腺体分泌增加所致的呼吸困难。

3）胃肠道症状：表现为厌食、恶心、呕吐、腹痛、腹泻等。

4）自主神经综合效应：表现为口吐白沫、呼吸困难、流泪、阴茎勃起、大汗淋漓、大小便失禁、心率减慢和血压下降。

（2）胆碱能神经肌肉接头：表现为肌无力、不自主肌束抽搐、震颤，并可导致明显的肌无力和麻痹，严重时可引起呼吸肌麻痹。

（3）中枢神经系统：表现为先兴奋、不安，继而出现惊厥，后可转为抑制，出现意识模糊、共济失调、谵言、反射消失、昏迷、中枢性呼吸麻痹及延髓血管运动中枢和其他中枢抑制造成的血压下降。急性有机磷酸酯类中毒死亡可发生在 5 分钟至 24 小时内。

2. 慢性中毒

（1）主要表现为血中 AChE 活性持续明显下降。

（2）临床体征为神经衰弱症候群、腹胀、多汗，偶见肌束颤动及瞳孔缩小。

【中毒治疗】

1. 消除毒物

（1）发现中毒时，应立即把患者移出现场，去除污染的衣物。

（2）对由皮肤吸收者，应用温水和肥皂清洗皮肤。

（3）经口中毒者，应首先抽出胃液和毒物，并用微温的 2% 碳酸氢钠溶液或 1% 盐水反复洗胃，直至洗出液中不含农药味，然后给以硫酸镁导泻。

注意：敌百虫口服中毒时不可用碱性溶液洗胃，因其在碱性溶液中可转化为毒性更强的敌敌畏。

（4）眼部染毒者，可用 2% 碳酸氢钠溶液或 0.9% 盐水冲洗数分钟。

2. 解毒药物

（1）阿托品

1）为治疗急性有机磷酸酯类中毒的特异性、高效能解毒药物，能迅速对抗体内 ACh 的毒蕈碱样作用。

2）表现为松弛多种平滑肌、抑制多种腺体分泌、加快心率和扩大瞳孔等。

3）减轻或消除有机磷酸酯类中毒引起的恶心呕吐、大小便失禁、支气管分泌增多、呼吸困难、出汗、瞳孔缩小等。

4）较大剂量阿托品也可引起中枢作用。

（2）AChE 复活药：详见第二节。

3. 解毒药物的应用原则

联合用药	阿托品与 AChE 复活药合用可取得较好疗效
尽早使用	尽早使用阿托品
足量用药	阿托品足量的指标是：M 样中毒症状迅速消失或出现"阿托品化"，即瞳孔散大、口干、皮肤干燥、颜面潮红、肺部啰音显著减少或消失、心率加快等。但需注意避免阿托品中毒。AChE 复活药足量的指标是：N 样中毒症状全部消失，全血或红细胞中 AChE 活性分别恢复到 50%～60% 或 30% 以上
重复用药	中、重度中毒或毒物不能从吸收部位彻底清除时，应重复给药，以巩固疗效

4. 对症治疗

（1）维持患者气道通畅，包括支气管内吸引术、人工呼吸、给氧。

（2）用地西泮（5～10mg，静脉注射）控制持续惊厥。

（3）抗休克。

第二节　胆碱酯酶复活药

一、氯解磷定

【药理作用】

1. 恢复 AChE 的活性　与磷酰化胆碱酯酶结合成复合物，复合物再裂解形成磷酰化氯解磷定使胆碱酯酶游离而复活。

2. 直接解毒作用　直接与体内游离的有机磷酸酯类结合，成为无毒的磷酰化氯解磷定从尿中排出，从而阻止游离的毒物继续抑制 AChE 活性。

【临床应用】治疗有机磷中毒。可明显减轻 N 样症状，对骨骼肌痉挛的抑制作用最为明显，能迅速抑制肌束颤动；对中枢神经系统的中毒症状也有一定改善作用；但对 M 样症状影响较小。故应与阿托品合用，以控制症状。

二、碘解磷定

【药理效应】作用与氯解磷定相似，对不同有机磷酸酯类中毒疗效存在差异。例如：对内吸磷、马拉硫磷和对硫磷中毒疗效较好；对敌百虫、敌敌畏中毒疗效稍差；而对乐果中毒则无效。

小结速览

抗胆碱酯酶药和胆碱酯酶复活药 ─ 抗胆碱酯酶药 ─ 易逆性抗AChE药 ─

药理作用
- 眼：瞳孔缩小；睫状肌调节痉挛；促使眼房水回流，降低眼内压
- 胃肠道：促进胃肠收缩及食管的蠕动
- 骨骼肌神经肌肉接头：直接兴奋作用
- 心血管系统：减慢心率、心输出量下降
- 中枢：有一定兴奋作用，大剂量可抑制或麻痹

体内过程：吸收、排泄、屏障

临床应用
- 重症肌无力
- 腹气胀和尿潴留：常用新斯的明
- 青光眼
- 竞争性神经肌肉阻滞药过量时的解毒
- 阿尔茨海默病

常用药：新斯的明、吡斯的明、依酚氯铵、安贝氯铵、毒扁豆碱

抗胆碱酯酶药和胆碱酯酶复活药 {
　抗胆碱酯酶药 {
　　抗胆碱酯酶药 {
　　　难逆性抗 AChE 药 - 有机磷酸酯类 {
　　　　中毒表现 {
　　　　　眼：瞳孔明显缩小
　　　　　呼吸系统：腺体分泌增加、支气管平滑肌收缩、呼吸困难
　　　　　胃肠道症状：厌食、恶心、呕吐等
　　　　　自主神经综合效应
　　　　　肌无力，不自主肌束抽搐、震颤，可引起呼吸肌麻痹
　　　　　中枢系统：先兴奋，继而惊厥，后转抑制
　　　　}
　　　　中毒治疗 {
　　　　　消除毒物
　　　　　阿托品解毒
　　　　　用药原则：联合用药、尽早使用、足量用药、重复用药
　　　　}
　　　}
　　}
　　胆碱酯酶复活药 {
　　　氯解磷定 {
　　　　药理作用 {
　　　　　恢复 AChE 的活性
　　　　　直接解毒作用
　　　　}
　　　　临床应用：治疗有机磷中毒，与阿托品合用疗效较好
　　　}
　　　碘解磷定：药理作用与氯解磷定相似
　　}
}

第八章　胆碱受体阻断药（I）——M胆碱受体阻断药

- ● **重点**　阿托品的药理作用。
- ○ **难点**　东莨菪碱、山莨菪碱的临床应用。
- ★ **考点**　阿托品的临床应用、不良反应。

第一节　阿托品及其类似生物碱

一、阿托品

【**作用机制**】竞争性拮抗 ACh 或胆碱受体激动药对 M 胆碱受体的激动作用，阿托品与 M 胆碱受体结合后，由于其本身内在活性小，一般不产生激动作用，却能阻断 ACh 或胆碱受体激动药与受体结合，从而拮抗了它们的作用。

【**药理作用**】

1. 腺体　阿托品通过 M 胆碱受体的阻断作用抑制腺体分泌，对唾液腺与汗腺的作用最敏感。较大剂量也减少胃液分泌。

2. 眼

扩瞳	阿托品松弛瞳孔括约肌，故使去甲肾上腺素能神经支配的瞳孔开大肌功能占优势，使瞳孔扩大

续表

眼内压升高	由于瞳孔扩大，使虹膜退向四周外缘，前房角间隙变窄，阻碍房水回流入巩膜静脉窦，造成眼内压升高。故青光眼患者禁用
调节麻痹	阿托品能使睫状肌松弛而退向外缘，使悬韧带拉紧，晶状体变为扁平，其折光度减低，只适合看远物，而不能将近物清晰地成像于视网膜上。造成视近物模糊不清，此即为调节麻痹

3. 平滑肌　对多种内脏平滑肌有松弛作用，尤其对过度活动或痉挛的平滑肌作用更为显著。对胆管、支气管和子宫平滑肌作用较弱。

4. 心脏

心率	①阿托品对心脏的主要作用为加快心率，但治疗量的阿托品在部分病人常可见心率短暂性轻度减慢，一般每分钟减少 4～8 次。快速静脉给药时常无上述现象 ②较大剂量的阿托品通过阻断窦房结 M_2 受体而解除了迷走神经对心脏抑制作用，从而引起心率加快 ③常可产生心律失常，但临床症状不明显
房室传导	①拮抗迷走神经过度兴奋所致的房室传导阻滞和心律失常 ②缩短房室结的有效不应期，增加房颤或房扑患者的心室率

5. 血管与血压

治疗量阿托品	单独使用时对血管与血压无显著影响。但阿托品可完全拮抗由胆碱酯酶所引起的外周血管扩张和血压下降
较大剂量阿托品（偶见治疗量）	可引起皮肤血管扩张，出现潮红、温热等症状

6. 中枢神经系统

治疗量阿托品 （0.5～1mg）	可轻度兴奋延髓及其高级中枢而引起迷走神经兴奋作用
较大剂量 （1～2mg）	可轻度兴奋延髓和大脑，5mg 时中枢兴奋明显加强
中毒剂量 （10mg 以上）	可见明显中枢中毒症状
持续的大剂量	可见中枢兴奋转为抑制，由于中枢麻痹和昏迷可致循环和呼吸衰竭

【临床应用】

1. 解除平滑肌痉挛

（1）适用于各种内脏绞痛，对胃肠绞痛、膀胱刺激症状等疗效较好。

（2）对胆绞痛或肾绞痛疗效较差，常需与阿片类镇痛药合用。

2. 制止腺体分泌

（1）用于全身麻醉前给药，以减少呼吸道腺体及唾液腺分泌，防止分泌物阻塞呼吸道及吸入性肺炎的发生。

（2）可用于严重的盗汗及流涎症。

3. 眼科

（1）虹膜睫状体炎　0.5%～1%阿托品溶液滴眼，可松弛虹膜括约肌和睫状肌，使之充分休息，有助于炎症消退。可预防虹膜与晶状体的粘连，尚可与缩瞳药交替应用。

（2）验光、眼底检查。

4. 缓慢型心律失常

（1）用于治疗迷走神经过度兴奋所致窦房阻滞、房室阻滞等缓慢型心律失常。

（2）对迷走张力高或房室传导阻滞的患者通过改善心率和减轻房室结阻滞以维持合适的血流动力学来缓解临床症状。

（3）剂量需谨慎调节：剂量过低可致进一步的心动过缓；剂量过大则引起心率加快，增加心肌耗氧量而加重心肌梗死，并有引起室颤的危险。

（4）对昏厥伴过度的颈动脉窦反射患者的严重心动过缓有效。

（5）对大多数的室性心律失常疗效差；可减轻伴有过缓心房率的室性早搏。

5. 抗休克

（1）大剂量阿托品治疗感染性休克患者，能解除血管痉挛，舒张外周血管，改善微循环。

（2）对休克伴有高热或心率过快者，不用阿托品。

6. 解救有机磷酸酯类中毒

【不良反应】

1. 常见不良反应　口干、视力模糊、心率加快、瞳孔扩大及皮肤潮红等。但随着剂量增大，其不良反应可逐渐加重，甚至出现明显中枢中毒症状。

2. 阿托品中毒解救　主要为对症治疗。

（1）口服中毒，应立即洗胃、导泻，以促进毒物排出，并可用毒扁豆碱 1～4mg（儿童 0.5mg）缓慢静脉注射，可迅速对抗阿托品中毒症状（包括谵妄与昏迷）。

（2）患者有明显中枢兴奋时，可用地西泮对抗，但剂量不宜过大，以免与阿托品导致的中枢抑制作用产生协同作用。不可使用吩噻嗪类药物，因这类药物具有 M 受体阻断作用而加重阿托品中毒症状。

（3）患者应进行人工呼吸。

（4）可用冰袋及酒精擦浴，以降低患者的体温，这一点对儿童中毒者更为重要。

【禁忌证】青光眼及前列腺肥大者禁用阿托品，后者可能加重排尿困难。

二、东莨菪碱

【药理作用】

1. 在治疗剂量时即可引起中枢神经系统抑制，表现为困倦、遗忘、疲乏、少梦、快速动眼睡眠时相（REM）缩短等。

2. 有欣快作用，因此易造成药物滥用。

【临床应用】

1. 主要用于麻醉前给药，因其不但能抑制腺体分泌，而且具有中枢抑制作用，优于阿托品。

2. 可用于晕动病治疗，可与苯海拉明合用以增加疗效。主要以预防给药效果较好。

【禁忌证】同阿托品。

三、山莨菪碱

【药理作用】

1. 具有与阿托品类似的药理作用，但其抑制唾液分泌和扩瞳作用仅为阿托品的 1/20 ~ 1/10。

2. 可对抗 ACh 所致的平滑肌痉挛和抑制心血管作用，此作用与阿托品相似而稍弱，但其对血管痉挛的解痉作用的选择性相对较高。

【体内过程】不易进入中枢，其中枢兴奋作用很弱。

【临床应用】主要用于中毒性休克，也可用于内脏平滑肌绞痛、眩晕症和血管神经性头痛等。

【不良反应和禁忌证】与阿托品相似，但其毒性较低。

第二节　阿托品的合成代用品

一、合成扩瞳药

1. 目前临床主要用于扩瞳的药物　后马托品、托吡卡胺、环喷托酯和尤卡托品。

2. 优点　扩瞳作用维持时间明显缩短，适合于一般的眼科检查。

二、合成解痉药

1. 异丙托溴铵　临床主要用于缓解慢性阻塞性肺疾病（COPD）引起的支气管痉挛、喘息症状。

2. 溴丙胺太林（普鲁本辛）　治疗量可明显抑制胃肠平滑肌，并能不同程度地减少胃液分泌。用于胃、十二指肠溃疡、胃肠痉挛和泌尿道痉挛，也用于遗尿症及妊娠呕吐。

【不良反应】类似于阿托品，中毒量可因神经肌肉接头传递阻断而引起呼吸麻痹。

三、选择性 M 受体阻断药

哌仑西平

【药理作用】选择性 M_1 受体阻断药，可抑制胃酸及胃蛋白酶的分泌。

【临床应用】消化性溃疡。

【不良反应】在治疗剂量时较少出现口干和视力模糊等反应。

小结速览

M
胆
碱
受
体
阻
断
药
{

阿
托
品
及
其
类
似
生
物
碱
{

阿托品
{

药理
作用
{
抑制腺体分泌
扩瞳、眼内压升高、调节麻痹
松弛平滑肌
加快心率
扩张血管
兴奋中枢，持续大剂量兴奋转抑制

临床
应用
{
胃肠绞痛、膀胱刺激征
全身麻醉前给药、盗汗及流涎症
虹膜睫状体炎，验光、眼底检查
缓慢型心律失常

不良反应及中毒：口干、视力模糊、心率加快、瞳孔扩大、皮肤潮红，剂量增大可出现明显中枢中毒症状
禁忌证：青光眼及前列腺肥大

东莨菪碱
{
临床应用
{
麻醉前给药
晕动病
禁忌证：同阿托品

山莨菪碱
{
临床应用：主要用于中毒性休克，内脏平滑肌绞痛
不良反应：与阿托品相似，其毒性较低

阿托品的合成代用品
{

合成
扩瞳药
{
主要药物：后马托品、托吡卡胺、环喷托酯
优点：扩瞳作用维持时间短，适合于一般的眼科检查

合成解痉药
{
异丙托溴铵
溴丙胺太林

选择性M受体阻断药：哌仑西平

第九章　胆碱受体阻断药（Ⅱ）——N 胆碱受体阻断药

● **重点**　筒箭毒碱的特点。

○ **难点**　除极化型肌松药与非除极化型肌松药的比较。

★ **考点**　琥珀胆碱不良反应。

第一节　神经节阻断药

【药理作用】该类药物对交感神经节和副交感神经节都有阻断作用，能选择性地与神经节细胞的 N 胆碱受体结合，竞争性地阻断 ACh 与受体结合，使 ACh 不能引起神经节细胞除极化，从而阻断了神经冲动在神经节中的传递。

【临床应用】

1. 麻醉时控制血压，以减少手术区出血。

2. 用于主动脉瘤手术，此时应用神经节阻断药不仅能降压，而且能有效地防止因手术剥离而撕拉组织所造成交感神经反射，使病人血压不致明显升高。

第二节　骨骼肌松弛药

一、除极化型肌松药

（一）特点

1. 最初可出现短时肌束颤动，与药物对不同部位的骨骼肌除极化出现的时间先后不同有关。

2. 连续用药可产生快速耐受性。

3. 抗胆碱酯酶药不仅不能拮抗其肌松作用，反能加强之。

4. 治疗剂量并无神经节阻断作用。

5. 目前临床应用的除极化型肌松药只有琥珀胆碱。

（二）琥珀胆碱

【药理作用】静脉注射琥珀胆碱后，即可见短暂的肌束颤动，尤以胸腹部肌肉明显。

【体内过程】琥珀胆碱进入体内后即可被血液和肝脏中的假性胆碱酯酶迅速水解为琥珀酰单胆碱和胆碱，肌松作用明显减弱，然后可进一步水解为琥珀酸和胆碱，肌松作用消失。

【临床应用】

1. 气管内插管、气管镜、食管镜检查等短时操作。

2. 辅助麻醉。

【不良反应】

1. 窒息　过量可致呼吸肌麻痹。

2. 眼内压升高　禁用于青光眼、白内障晶状体摘除术。

3. 肌束颤动

4. 血钾升高　由于肌肉持久性除极化而释放钾离子，使血钾升高。如患者同时有大面积软组织损伤如烧伤、恶性肿瘤、肾功能损害及脑血管意外等疾患存在，则血钾可升高 20% ~ 30%，应禁用本药。

5. 心血管反应　可兴奋迷走神经及副交感神经节，产生心动过缓、心脏骤停以及室性节律障碍。亦可兴奋交感神经节使血压升高。

6. 恶性高热　为麻醉的主要死因之一。

7. 其他　有增加腺体分泌，促进组胺释放等作用。

【药物相互作用】

1. 在碱性溶液中可分解，故<u>不宜与硫喷妥钠混合使用</u>。

2. 凡可降低假性胆碱酯酶活性的药物都可使其作用增加。

3. 卡那霉素及多黏菌素 B 也有肌肉松弛作用，与琥珀胆碱合用时，易致呼吸麻痹。

二、非除极化型肌松药

1. 概念　又称竞争型肌松药。这类药物能与 ACh 竞争神经肌肉接头的 N_M 胆碱受体，能竞争性阻断 ACh 的除极化作用，使骨骼肌松弛。抗胆碱酯酶药可拮抗其肌松作用。<u>过量可用适量的新斯的明解救</u>。

2. 特点

（1）无肌束颤动。

（2）效应能被其他非除极型肌松药或其他药物增强。

（3）有神经节阻断作用。

3. 筒箭毒碱

【药理作用】

（1）肌松作用。

（2）组胺释放作用。

（3）神经节阻滞作用。

小结速览

```
                      ┌ 药理作用：对交感神经节、副交感神经节
              神经节   │   都有阻断作用
              阻断药   │ 临床 ┌ 麻醉时控制血压
                      └ 应用 └ 主动脉瘤手术

N胆碱                                    ┌ 短时肌束颤动
受体阻                                    │ 快速耐受性
断药                           特点 ┤ 新斯的明不能拮抗其肌松
                      除极化型  │        作用，反能加强
                      肌松药    └ 治疗剂量无神经节阻断作用
              骨骼肌
              松弛药           └ 代表药：琥珀胆碱

                                        ┌ 无肌束颤动
                      非除极化   特点 ┤ 效应能被其他同类药增强
                      型肌松药  │        有神经节阻断作用
                               └ 代表药：筒箭毒碱
```

第十章　肾上腺素受体激动药

● **重点**　肾上腺素、多巴胺的临床应用。
○ **难点**　构效关系及分类。
★ **考点**　α肾上腺素受体激动药的药理作用。

第一节　构效关系及分类

一、构效关系

1. 苯环上化学基团的不同

（1）肾上腺素、去甲肾上腺素、异丙肾上腺素和多巴胺等在苯环第3、4位碳上都有<u>羟基</u>，在体内消除较慢，<u>作用时间延长</u>。

（2）麻黄碱的苯环上没有羟基，其作用强度为肾上腺素的1/300～1/100，而作用时间延长7～10倍。

（3）仅有一个羟基的去氧肾上腺素作用强度和作用时间则介于肾上腺素和麻黄碱之间。

2. 烷胺侧链α碳原子上氢被取代　可影响作用时间、递质释放。

3. 氨基上氢原子被取代

被甲基取代	则为肾上腺素，可增加对β₁受体的活性
被异丙基取代	则为异丙肾上腺素，可进一步增加对β₁、β₂受体的作用，而对α受体的作用逐渐减弱

续表

去氧肾上腺素	虽然氨基上的氢被甲基取代，但由于苯环上缺少4位碳羟基，仅保留其对α受体的作用，而对β受体几乎无作用
取代基团从甲基到叔丁基	对α受体的作用逐渐减弱，对β受体的作用却逐渐加强

4. 光学异构体 α 碳上形成的左旋体，外周作用较强；右旋体时，中枢兴奋作用较强。

二、分类

α 肾上腺素受体激动药	α_1、α_2 受体激动药：去甲肾上腺素 α_1 受体激动药：去氧肾上腺素
α、β 肾上腺素受体激动药	肾上腺素和麻黄碱
β 肾上腺素受体激动药	β_1、β_2 受体激动药：异丙肾上腺素 β_1 受体激动药：多巴酚丁胺 β_2 受体激动药：沙丁胺醇

第二节 α 肾上腺素受体激动药

一、去甲肾上腺素

【体内过程】

1. 口服因局部作用使胃黏膜血管收缩而影响其吸收，在肠内易被碱性肠液破坏。

2. 皮下注射时，易发生局部组织坏死。

3. 一般采用静脉滴注给药。

4. 外源性去甲肾上腺素不易透过血 – 脑屏障，很少到达脑组织，作用短暂。

【药理作用】 对 α 受体具有强大激动作用，对心脏 $β_1$ 受体作用较弱，对 $β_2$ 受体几乎无作用。

1. 血管

（1）激动血管的 $α_1$ 受体，使小动脉和小静脉收缩。皮肤黏膜血管收缩最明显。

（2）激动血管 $α_2$ 受体，抑制去甲肾上腺素释放。

（3）动脉收缩使血流量减少，冠状血管舒张，主要是由于心脏兴奋，心肌的代谢产物（腺苷等）增加所致，同时因血压升高，提高了冠状血管的灌注压力，故冠脉流量增加。

2. 心脏

（1）较弱激动心脏的 $β_1$ 受体，使心肌收缩性加强，心率加快，传导加速，心排出量增加。心率可由于血压升高而反射性减慢。

（2）由于药物的强烈血管收缩作用，总外周阻力增高，增加了心脏的射血阻力，会使心排出量不变或反而下降。

（3）剂量过大时，可出现心律失常，但较肾上腺素少见。

3. 血压

（1）小剂量静脉滴注血管收缩作用尚不十分剧烈时，由于心脏兴奋使收缩压升高，而舒张压升高不明显，故脉压加大。

（2）较大剂量时，因血管强烈收缩使外周阻力明显增高，故收缩压升高的同时舒张压也明显升高，脉压变小。

【临床应用】 去甲肾上腺素仅限于早期神经源性休克以及嗜铬细胞瘤切除后或药物中毒时的低血压。本药稀释后口服，可使食管和胃黏膜血管收缩，产生局部止血作用。

【不良反应】

1. 局部组织缺血坏死。

2. 急性肾功能衰竭。

【禁忌证】　高血压、动脉硬化症、器质性心脏病、少尿、无尿、严重微循环障碍的病人及孕妇禁用。

二、间羟胺

1. 药理作用

（1）血管收缩，升高血压，升压作用比去甲肾上腺素弱、缓慢而持久。

（2）反射性减慢心率，很少引起心率失常。

（3）略增加心肌收缩性，使休克患者的心排出量增加。

2. 临床应用　作为去甲肾上腺素的代用品，用于各种休克早期，手术后或脊椎麻醉后的休克，也可用于阵发性房性心动过速。

三、去氧肾上腺素和甲氧明

1. 作用机制　去氧肾上腺素和甲氧明的作用机制与间羟胺相似，不易被 MAO 代谢，可直接和间接地激动 α_1 受体，故又称 α_1 受体激动药。

2. 药理作用

（1）与去甲肾上腺素相似但较弱，高浓度的甲氧明具有阻断 β 受体的作用。

（2）两者均能升高血压，反射性使心率减慢。

（3）去氧肾上腺素能兴奋瞳孔扩大肌，使瞳孔扩大，作用较阿托品弱。

3. 临床应用

（1）抗休克。

（2）防治脊椎麻醉或全身麻醉的低血压。

（3）阵发性室上性心动过速。

第三节　α、β 肾上腺素受体激动药

一、肾上腺素

【药理作用】肾上腺素主要激动 α 和 β 受体。

1. 心脏

（1）作用于心肌、传导系统和窦房结的 β_1 及 β_2 受体，加强心肌收缩性，加速传导，加快心率，提高心肌的兴奋性。

（2）对离体心肌的 β 型作用特征为正性频率作用。

（3）舒张冠状血管，改善心肌的血液供应，且作用迅速。剂量过大可引起心律失常，甚至引起心室纤颤。

2. 血管

（1）激动血管平滑肌上的 α 受体，血管收缩，主要收缩小动脉和毛细血管前括约肌，其次收缩静脉和大动脉；以皮肤、黏膜血管收缩最强烈。

（2）激动 β_2 受体，血管舒张，在骨骼肌和肝脏的血管平滑肌上 β_2 受体占优势，故小剂量肾上腺素往往使这些血管舒张。

3. 血压

（1）小剂量和治疗量使收缩压和舒张压升高。

（2）骨骼肌血管舒张作用对血压的影响，抵消或超过了皮肤黏膜血管收缩作用的影响，舒张压不变或下降。脉压差加大，使身体各部位血液重新分配。

（3）较大剂量静脉注射时，由于缩血管反应使收缩压和舒张压均升高。

（4）如预先给予α受体阻断药，肾上腺素的升压作用可以被翻转，呈明显的降压反应。

4. 平滑肌

（1）舒张支气管平滑肌，缓解痉挛。

（2）支气管黏膜：抑制肥大细胞释放过敏性物质，收缩支气管黏膜血管，降低毛细血管的通透性，消除支气管黏膜水肿。

（3）抑制胃肠道平滑肌。

（4）松弛膀胱逼尿肌，引起排尿困难和尿潴留。

5. 代谢

（1）提高机体代谢。

（2）治疗剂量下，升高血糖作用较去甲肾上腺素显著，降低外周组织对葡萄糖摄取的作用。

6. 中枢神经系统　治疗量时一般无明显中枢兴奋现象，大剂量时出现中枢兴奋症状。

【临床应用】

1. 心脏骤停

2. 过敏性疾病

（1）过敏性休克

1）肾上腺素激动α受体，收缩小动脉和毛细血管前括约肌，降低毛细血管的通透性。

2）激动β受体可改善心功能，缓解支气管痉挛；减少过敏介质释放，扩张冠状动脉，可迅速缓解过敏性休克的临床症状，挽救患者的生命，为治疗过敏性休克的首选药。

3）应用时一般肌内或皮下注射给药，必须控制注射速度和用量，以免引起血压骤升及心律失常等不良反应。

（2）支气管哮喘仅用于急性发作者。

（3）血管神经性水肿及血清病。

3. 局部应用　肾上腺素加入局麻药注射液中，可延缓局麻药的吸收，<u>延长局麻药的麻醉时间</u>。用于鼻黏膜及牙龈表面的<u>局部止血</u>。

4. 治疗青光眼

【主要不良反应及禁忌证】

1. 主要不良反应 心悸、烦躁、头痛和血压升高等。

2. 禁忌证 高血压、脑动脉硬化、器质性心脏病、糖尿病和甲状腺功能亢进症等。

二、多巴胺

多巴胺（DA）是去甲肾上腺素生物合成的前体。

【体内过程】 口服后易在肠和肝中被破坏而失效。一般用静脉滴注给药，作用时间短暂。不易透过血－脑屏障，故<u>外源性多巴胺对中枢神经系统无作用</u>。

【药理作用】 多巴胺主要激动 α、β 和外周的多巴胺受体。

1. 心血管

低浓度	主要与多巴胺受体（D_1）结合，舒张血管
高浓度	作用于心脏 β_1 受体，使心肌收缩力加强，心排出量增加。增加收缩压和脉压差，但对舒张压无明显影响或轻微增加
继续增加给药浓度	激动血管的 α 受体，导致血管收缩，引起总外周阻力增加，使血压升高

2. 肾脏

低浓度	作用于 D_1 受体，舒张肾血管，使肾血流量增加，肾小球的滤过率也增加；排钠利尿
大剂量	使肾血管明显收缩

【临床应用】

1. 各种休克，如感染中毒性休克、心源性休克及出血性休克等。

2. 与利尿药合并应用于急性肾衰竭。

3. 用于急性心功能不全，具有改善血流力学的作用。

【不良反应】

1. 一般较轻，偶见恶心、呕吐。

2. 剂量过大或滴注太快可出现心动过速、心律失常和肾血管收缩导致肾功能下降等。

三、麻黄碱

【特点】

1. 化学性质稳定，口服有效。

2. 拟肾上腺素作用弱而持久。

3. 中枢兴奋作用较显著。

4. 易产生快速耐受性。

【药理作用】

1. 心血管 兴奋心脏，使心肌收缩力加强、心排出量增加。麻黄碱的升压作用出现缓慢，但维持时间较长。

2. 支气管平滑肌 松弛支气管平滑肌作用较肾上腺素弱，起效慢，作用持久。

3. 中枢神经系统 具有较显著的中枢兴奋作用，较大剂量可兴奋大脑和皮层下中枢，引起精神兴奋、不安和失眠等。

4. 快速耐受性 麻黄碱短期内反复给药，作用逐渐减弱，也称"脱敏"。停药后可恢复。

【临床应用】

1. 预防支气管哮喘发作和轻症的治疗，对于重症急性发作疗效较差。

2. 消除鼻黏膜充血所引起的鼻塞，可明显改善黏膜肿胀。

3. 防治某些低血压状态，如用于防治硬膜外和蛛网膜下隙麻醉所引起的低血压。

4. 缓解荨麻疹和血管神经性水肿的皮肤黏膜症状。

【不良反应及禁忌证】

1. 不良反应 有时出现中枢兴奋所致的不安、失眠等。

2. 禁忌证 同肾上腺素。

第四节　β肾上腺素受体激动药

一、异丙肾上腺素

【药理作用】 主要激动 β 受体，对 $β_1$ 和 $β_2$ 受体选择性很低。对 α 受体几乎无作用。

1. 心脏

（1）激动心脏 $β_1$ 受体，表现为正性肌力和正性频率作用。

（2）与肾上腺素相比，异丙肾上腺素加快心率、加速传导的作用较强，心肌耗氧量明显增加，对窦房结有显著兴奋作用，也能引起心律失常，但较少产生心室颤动。

2. 血管和血压

血管	有舒张作用，主要是激动 $β_2$ 受体使骨骼肌血管舒张，对肾血管和肠系膜血管舒张作用较弱，舒张冠状血管，增加组织血流量
血压	如静脉注射给药，则可引起舒张压明显下降，降低了冠状血管的灌注压，冠脉有效血流量不增加

3. 支气管平滑肌 激动 $β_2$ 受体，舒张支气管平滑肌，作用比肾上腺素略强，并具有抑制组胺等过敏性物质释放的作用。

4. 其他 能增加肝糖原、肌糖原分解，增加组织耗氧量；升高血糖作用较弱；不易透过血 – 脑屏障，中枢兴奋作用不明显。

【临床应用】

支气管哮喘	用于控制支气管哮喘急性发作，舌下或喷雾给药，疗效快而强
房室传导阻滞	舌下含药或静脉滴注给药，治疗二、三度房室传导阻滞
心脏骤停	适用于心室自身节律缓慢，高度房室传导阻滞或窦房结功能衰竭而并发的心脏骤停，常与去甲肾上腺素或间羟胺合用作心室内注射
休克	适用于中心静脉压高、心排出量低的感染性休克，但要注意补液及心脏毒性

【不良反应】 常见的是心悸、头晕。剂量过大，可致心肌耗氧量增加，易引起心律失常，甚至产生危险的心动过速及心室颤动。

【禁忌证】 禁用于冠心病、心肌炎和甲状腺功能亢进症等。

二、多巴酚丁胺

【药理作用】

1. 主要激动 β_1 受体。

2. 与异丙肾上腺素比较，多巴酚丁胺的正性肌力作用比正性频率作用显著。

3. 很少增加心肌耗氧量，也较少引起心动过速，对低排出量者可剂量依赖性地增加心排出量。

【临床应用】 静脉滴注短期治疗心脏手术后心排出量低的休克或心肌梗死并发心力衰竭。

【不良反应】

1. 用药期间可引起血压升高、心悸、头痛、气短等不良反应。

2. 偶致室性心律失常。

【禁忌证】 梗阻性肥厚型心肌病患者，心房纤颤病人禁用。

小结速览

肾上腺素受体激动药
├ α 肾上腺素受体激动药
│ ├ 分类
│ │ ├ α₁、α₂ 受体激动药：去甲肾上腺素
│ │ └ α₁ 受体激动药：去氧肾上腺素
│ ├ 药理作用：收缩血管、升高血压、增强心肌收缩力
│ └ 临床应用：早期休克、低血压、局部止血
└ α、β 肾上腺素受体激动药
   ├ 肾上腺素
   │ ├ 药理作用
   │ │ ├ 激动心肌 β₁、β₂ 受体，增强收缩力
   │ │ ├ 激动平滑肌 α 受体，收缩血管
   │ │ ├ 激动 β₂ 受体，小剂量舒张血管
   │ │ ├ 升高血压
   │ │ └ 舒张支气管平滑肌，抑制胃肠道平滑肌
   │ └ 临床应用
   │   ├ 心脏骤停
   │   ├ 过敏性休克、支气管哮喘
   │   ├ 与局麻药配伍及局部止血
   │   └ 治疗青光眼
   ├ 多巴胺
   │ ├ 药理作用
   │ │ ├ 心血管：低浓度舒张血管、高浓度增强心肌收缩力
   │ │ └ 肾脏：低浓度舒张肾血管、大剂量收缩肾血管
   │ └ 临床应用：各种休克、急性肾衰竭、急性心功能不全
   └ 麻黄碱
      ├ 药理作用：增强心肌收缩力、松弛支气管平滑肌、中枢兴奋作用、快速耐受性
      └ 临床应用
         ├ 预防支气管哮喘发作和轻症的治疗
         └ 缓解荨麻疹和血管神经性水肿的皮肤黏膜症状

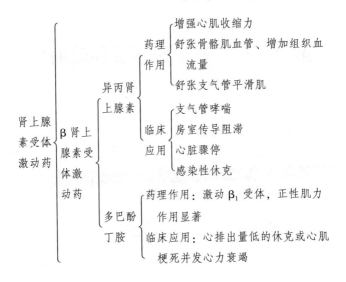

肾上腺素受体激动药
- β 肾上腺素受体激动药
  - 异丙肾上腺素
    - 药理作用
      - 增强心肌收缩力
      - 舒张骨骼肌血管、增加组织血流量
      - 舒张支气管平滑肌
    - 临床应用
      - 支气管哮喘
      - 房室传导阻滞
      - 心脏骤停
      - 感染性休克
  - 多巴酚丁胺
    - 药理作用：激动 β_1 受体，正性肌力作用显著
    - 临床应用：心排出量低的休克或心肌梗死并发心力衰竭

第十一章　肾上腺素受体阻断药

第一节　α肾上腺素受体阻断药

一、概述

1. 肾上腺素作用的翻转　α受体阻断药能选择性地与α肾上腺素受体结合，其本身不激动或较弱激动肾上腺素受体，却能阻碍去甲肾上腺素能神经递质及肾上腺素受体激动药与α受体结合，从而产生抗肾上腺素作用。它们能将肾上腺素的升压作用翻转为降压作用，这个现象称为"肾上腺素作用的翻转"。

2. 分类

非选择性α受体阻断药	短效类：酚妥拉明、妥拉唑啉 长效类：酚苄明
选择性α₁受体阻断药	哌唑嗪
选择性α₂受体阻断药	育亨宾

二、非选择性 α 受体阻断药

（一）酚妥拉明和妥拉唑林

【药理作用】酚妥拉明和妥拉唑林竞争性地阻断 α 受体。

1. 血管

（1）静脉注射能使血管舒张，血压下降，对静脉和小静脉的 α 受体阻断作用比其对小动脉作用强，使肺动脉压和外周血管阻力降低。

（2）机制是对血管平滑肌 α_1 受体的阻断作用和直接舒张血管作用。

2. 心脏　具有心脏兴奋作用，使心肌收缩力增强，心率加快，心排出量增加。

3. 其他

（1）有拟胆碱作用，使胃肠平滑肌兴奋。

（2）激动 M 胆碱受体和 H_1、H_2 受体，促进肥大细胞释放组胺，使胃酸分泌增加。

（3）酚妥拉明可引起皮肤潮红。

（4）妥拉唑林可增加唾液腺、汗腺等分泌。

【临床应用】

1. 治疗外周血管痉挛性疾病

2. 去甲肾上腺素滴注外漏　可用酚妥拉明 10mg 或妥拉唑林 25mg 溶于 10 ~ 20ml 生理盐水中，做皮下浸润注射。

3. 肾上腺嗜铬细胞瘤的鉴别诊断

4. 抗休克

（1）使心排出量增加，血管舒张，外周阻力降低，并能降低肺循环阻力，对肺水肿具有较好的疗效。

（2）适用于感染性、心源性和神经源性休克。

5. 治疗急性心肌梗死和顽固性充血性心力衰竭　酚妥拉明

可扩张血管、降低外周阻力；使心脏后负荷明显降低、左室舒张末压与肺动脉压下降、心排出量增加，心力衰竭得以减轻。

6. 其他 妥拉唑林可用于治疗新生儿的持续性肺动脉高压症，酚妥拉明可用于男性勃起功能障碍。

【不良反应】

1. 常见的反应有低血压，胃肠平滑肌兴奋所致的腹痛、腹泻、呕吐和诱发溃疡病。

2. 静脉给药有时可引起严重的心律失常和心绞痛，因此须缓慢注射或滴注。

3. 胃、十二指肠溃疡病，冠心病患者慎用。

（二）酚苄明

【药理作用】

1. 属于非竞争性 α 受体阻断药。

2. 舒张血管，降低外周阻力。血压下降、心率加快。

3. 高浓度时，具有抗 5 - HT 及抗组胺作用。

【临床应用】

1. 用于外周血管痉挛性疾病。

2. 治疗感染性休克。

3. 治疗嗜铬细胞瘤。

4. 治疗良性前列腺增生。

【不良反应】

1. 常见的有直立性低血压、反射性心动过速、心律失常及鼻塞。

2. 口服可致恶心、呕吐、嗜睡及疲乏等。

三、选择性 α₁ 受体阻断药

1. 临床常用药 哌唑嗪、特拉唑嗪、坦舒洛辛及多沙唑嗪等。

2. 临床应用 良性前列腺增生及高血压病的治疗。

四、选择性 α_2 受体阻断药

育亨宾：为选择性 α_2 受体阻断药。易进入中枢神经系统，阻断 α_2 受体，导致血压升高，心率加快。是 5 – HT 的拮抗剂。

第二节 β 肾上腺素受体阻断药

分类：非选择性的（β_1、β_2 受体阻断药）和选择性的（β_1 受体阻断药）。

【体内过程】

1. 吸收 β 受体阻断药口服后自小肠吸收，但由于受脂溶性高低的影响及通过肝脏时的首过消除，其生物利用度差异较大。

2. 代谢、排泄

（1）脂溶性高的药物主要在肝脏代谢，少量以原形从尿中排泄。

（2）脂溶性小的药物，如阿替洛尔、纳多洛尔主要以原形从肾脏排泄。

（3）主要由肝代谢、肾排泄。

3. 半衰期 本类药物的半衰期多数在 3～6 小时，属长效 β 受体阻断药。

【药理作用】

1. β 受体阻断作用

（1）心血管系统

1）正常休息对心脏作用较弱，当心脏交感神经张力增高时，对心脏的抑制作用明显。主要由于阻断心脏 β_1 受体，可使心率减慢，心肌收缩力减弱，心排出量减少，心肌耗氧量下降，血压略降。

2）延缓心房和房室结的传导，延长心电图的 P - R 间期。

3）非选择性 β 受体阻断药普萘洛尔，可阻断血管 $β_2$ 受体，引起血管收缩和外周阻力增加，肝、肾和骨骼肌等血流量减少。降低冠状血管血流量。

（2）支气管平滑肌：支气管的 $β_2$ 受体激动时使支气管平滑肌松弛，β 受体阻断药则使之收缩而增加呼吸道阻力。

（3）代谢

1）可抑制脂肪分解，与 α 受体阻断药合用时拮抗肾上腺素的升高血糖的作用。

2）普萘洛尔可延缓用胰岛素后血糖水平的恢复。

3）可有效控制甲亢的症状。

（4）肾素：β 受体阻断药通过阻断肾小球旁器细胞的 $β_1$ 受体而抑制肾素的释放。

2. 内在拟交感活性

（1）概念：有些 β 肾上腺素受体阻断药与 β 受体结合后除了能阻断受体外，对 β 受体具有部分激动作用，也称内在拟交感活性。

（2）性质：激动 β 受体，可致心率加速，心排出量增加等。抑制心肌收缩力，减慢心率和收缩支气管作用较弱。

3. 膜稳定作用

4. 其他　抗血小板聚集作用、降低眼内压。

【临床应用】

1. 心律失常。对多种原因引起的快速型心律失常有效，如窦性心动过速，全身麻醉药或拟肾上腺素药引起的心律失常等。

2. 心绞痛和心肌梗死。

3. 高血压。β 受体阻断药是治疗高血压的基础药物。

4. 充血性心力衰竭。

5. 甲状腺功能亢进。

6. 其他。

（1）用于偏头痛、肌震颤以及酒精中毒等。

（2）噻吗洛尔常局部用药治疗青光眼，降低眼内压。

【不良反应】

1. 一般不良反应　恶心、呕吐、轻度腹泻等消化道症状，偶见过敏性皮疹和血小板减少等。

2. 严重的不良反应

心血管反应	①心脏功能抑制，特别是患有心脏疾病的病人，可加重病情，甚至引起重度心功能不全、肺水肿、心脏骤停等严重后果 ②同时服用维拉帕米或用于抗心律失常时应特别注意缓慢性心律失常 ③对血管平滑肌 β_2 受体阻断作用，可使外周血管收缩甚至痉挛，出现雷诺症状或间歇跛行，甚至可引起脚趾溃烂和坏死
诱发或加剧支气管哮喘	诱发或加剧哮喘，故对哮喘的病人仍应慎重
反跳现象	突然停药，可引起原来病情加重，甚至急性心梗或猝死
其他	偶见眼 - 皮肤黏膜综合征，个别患者有幻觉、失眠和抑郁症状、低血糖症状

【禁忌证】

1. 禁用于严重左室心功能不全、窦性心动过缓、重度房室传导阻滞和支气管哮喘的病人。

2. 心肌梗死病人及肝功能不良者应慎用。

一、非选择性 β 受体阻断药

1. 普萘洛尔

【体内过程】口服吸收率大于 90%，主要在肝脏代谢，其代谢产物为 4 – 羟普萘洛尔，仍具有一些 β 受体阻断药的活性。首过消除率 60% ~70%，生物利用度仅为 30%。

【药理作用】

（1）具有较强的 β 受体阻断作用，对 β_1 和 β_2 受体的选择性很低，没有内在拟交感活性。

（2）减慢心率，心肌收缩力和心排出量减少，冠脉血流量下降，降低血压。

【临床应用】 治疗心律失常、心绞痛、高血压、甲状腺功能亢进等。

2. 纳多洛尔

（1）纳多洛尔对 β_1 和 β_2 受体的亲和力大致相同，阻断作用持续时间长，缺乏膜稳定性和内在拟交感活性。

（2）肾功能不全且需用 β 受体阻断药者首选此药。

3. 噻吗洛尔

（1）既无内在拟交感活性，也无膜稳定作用，有中等程度的首过消除。

（2）常用其滴眼剂降低眼内压治疗青光眼。作用机制主要在于减少房水的生成。

4. 吲哚洛尔 激动血管平滑肌 β_2 受体所致的舒张血管作用有利于高血压的治疗。

二、选择性 β_1 受体阻断药

主要有阿替洛尔和美托洛尔。对 β_1 受体有选择性阻断作用，缺乏内在拟交感活性。

第三节 α、β 肾上腺素受体阻断药

一、拉贝洛尔

【临床应用】用于中度和重度的高血压、心绞痛，静注可用于高血压危象，一般不降低心排出量，可引起直立性低血压。

【不良反应】

1. 常见不良反应有眩晕、乏力、恶心等。

2. 哮喘及心功能不全者禁用。本品对儿童、孕妇及脑出血者忌用静注。注射液不能与葡萄糖盐水混合滴注。

二、阿罗洛尔

【药理作用】

1. 非选择性 α、β 受体阻断药。

2. 可降低心肌收缩力，降低心肌耗氧量，减慢心率，减少心排出量。

3. 适宜的 α 受体阻断作用，在不使末梢血管阻力升高的情况下，呈现 β 受体阻断作用而降压。

【临床应用】可用于高血压、心绞痛及室上性心动过速的治疗，对高血压合并冠心病者疗效佳。

【不良反应】乏力、胸痛、头晕、稀便及肝脏转氨酶升高等。

【禁忌证】孕妇及哺乳期妇女禁用。

小结速览

肾上腺素受体阻断药
├─ α肾上腺素受体阻断药：酚妥拉明
│   ├─ 药理作用
│   │   ├─ 舒张血管，血压下降
│   │   ├─ 增强心肌收缩力
│   │   └─ 兴奋胃肠平滑肌，增加胃酸分泌
│   └─ 临床应用
│   ├─ 治疗外周血管痉挛性疾病
│   ├─ 去甲肾上腺素滴注外漏
│   ├─ 嗜铬细胞瘤的鉴别诊断
│   ├─ 抗休克
│   └─ 急性心肌梗死和顽固性充血性心力衰竭
├─ β肾上腺素受体阻断药：普萘洛尔
│   ├─ 药理作用
│   │   ├─ β受体阻断作用较强
│   │   └─ 减慢心率，降低心肌收缩力，降压
│   └─ 临床应用：心律失常、心绞痛、高血压、甲状腺功能亢进
└─ α、β肾上腺素受体阻断药：拉贝洛尔、阿罗洛尔
    ├─ 药理作用：降低心肌收缩力，减少心排出量，降压
    └─ 临床应用：中、重度的高血压

第十二章　中枢神经系统药理学概论

- ● **重点**　中枢神经系统的功能。
- ○ **难点**　中枢神经递质及受体。
- ★ **考点**　信息传递的方式、多巴胺的 4 个通路。

第一节　中枢神经系统的细胞学基础

一、神经元

1. 神经元是中枢神经系统（CNS）的基本结构和功能单位。

2. 神经元最主要的功能是传递信息，包括生物电和化学信息。

3. 突触是神经元间或神经元与效应器间实现信息传递的中心部位。

二、神经胶质细胞

1. 神经胶质细胞按形态可分为星形胶质细胞（是主要组分）、少突胶质细胞和小胶质细胞。

2. 胶质细胞的主要功能是支持、营养和绝缘作用、维持神经组织内环境稳定作用。

3. 神经胶质细胞是研制神经保护药的重要生物靶标。

三、神经环路

1. 神经元参与神经调节活动往往都是通过不同神经元组成的各种神经环路进行的，通过这些神经环路对大量繁杂信息进行处理和整合。

2. 神经环路中能进行信息传递作用的部位是<u>突触</u>，分为电突触、化学性突触和混合性突触。

3. 聚合 一个神经元的树突或胞体能够接受许多轴突末梢的突触联系，这些轴突可以来自一个神经元，也可以来自多个神经元，这种多信息影响同一个神经元的调节方式称聚合。

4. 辐散 一个神经元可以同时与多个神经元建立突触联系，使信息放大，这种方式称为辐散。

第二节　中枢神经递质及其受体

一、概念

1. 神经递质 是指神经末梢释放的、作用于突触后膜受体、导致离子通道开放并形成兴奋性突触后电位或抑制性突触后电位的化学物质，其特点是<u>传递信息快、作用强、选择性高</u>。

2. 神经调质 由神经元释放，其本身不具有递质活性，大多与 G 蛋白偶联的受体结合后诱发缓慢的突触前或突触后电位，不直接引起突触后生物学效应，但能调制神经递质在突触前的释放及突触后细胞的兴奋性，调制突触后细胞对递质的反应。神经调质的作用慢而持久，但范围较广。

3. 神经激素 是神经末梢释放的化学物质，主要是神经肽类。神经激素释放后，进入血液循环，到达远隔的靶器官发挥作用。

二、分类

1. 氨基酸类是递质。

2. 乙酰胆碱和单胺类既是递质，又是调质。

3. 肽类少数是递质，多数是调质或神经激素。

三、举例

1. 乙酰胆碱（ACh）　是第一个被发现的脑内神经递质。

2. γ-氨基丁酸（GABA）　是脑内最重要的抑制性神经递质。

3. 兴奋性氨基酸　谷氨酸（Glu）是 CNS 内主要的兴奋性递质。

4. 去甲肾上腺素　脑内去甲肾上腺素（NA）能突触传递的基本过程包括递质合成、贮存、释放、与受体相互作用和递质的灭活，与外周神经系统相似。

5. 多巴胺

（1）多巴胺（DA）是脑内最重要的神经递质。

（2）人类中枢 DA 通路的主要 4 个通路。

黑质-纹状体通路	其胞体位于黑质致密区（A_9），主要支配纹状体，是锥体外系运动功能的高级中枢，各种原因减弱该通路的 DA 功能均可导致帕金森病。反之，该通路功能亢进时，出现多动症
中脑-边缘通路	其胞体位于顶盖腹侧区（A_{10}），主要支配伏膈核和嗅结节

续表

中脑－皮层通路	①其胞体主要位于顶盖腹侧区，支配大脑皮层的一些区域，如前额叶、扣带回、内嗅脑和梨状回的皮层 ②中脑－边缘通路和中脑－皮层通路主要调控人类的精神活动，前者主要调控情绪反应，后者则主要参与认知、思想、感觉、理解和推理能力的调控 ③目前认为Ⅰ型精神分裂症主要与这两个DA通路功能亢进密切相关
结节－漏斗通路	其胞体主要位于弓状核和室周核，DA神经末梢终止在漏斗核和正中隆起，主要调控垂体激素的分泌，如抑制催乳素的分泌、促进ACTH和GH的分泌等

6. 5－羟色胺 5－HT转运体是抗抑郁症药的主要作用靶标，目前临床使用的抗抑郁症药的治疗机制就是抑制5－HT、DA和NE的再摄取。

7. 组胺 主要作用在外周。

8. 神经肽 发挥神经递质或神经调质的作用。

第三节　中枢神经系统药理学特点

一、分类

中枢兴奋药和中枢抑制药。

二、表现

1. 中枢神经兴奋 其兴奋性自弱到强表现为欣快、失眠、不安、幻觉、妄想、躁狂、惊厥等。

2. 中枢神经抑制 镇静、抑郁、睡眠、昏迷等。

小结速览

中枢神经系统药理学概论
- 中枢神经系统的细胞学基础
  - 神经元
    - 是 CNS 的基础结构和功能单位
    - 最主要功能是传递信息
    - 突触是神经元与神经元实现信息传递的中心部位
  - 神经胶质细胞
    - 星形胶质细胞是神经胶质细胞的主要组分
    - 主要功能为支持和绝缘、维持神经组织内环境稳定
  - 神经环路
    - 神经环路中能进行信息传递作用的部位是突触
    - 功能为对大量繁杂信息进行处理和整合
- 中枢神经递质及其受体
  - 分类
    - 神经递质
    - 神经调质
    - 神经激素
  - 举例：乙酰胆碱、γ-氨基丁酸、兴奋性氨基酸、去甲肾上腺素、多巴胺等
- 中枢神经系统药理学特点——分类和表现
  - 中枢兴奋药：兴奋性自弱到强，表现为欣快、不安、幻觉、躁狂等
  - 中枢抑制药：镇静、抑郁、睡眠、昏迷等

第十三章　全身麻醉药

- ● **重点** 吸入麻醉分期及各期表现。
- ○ **难点** 外科麻醉分级。
- ★ **考点** 常用麻醉药的药理作用。

第一节　吸入性麻醉药

一、体内过程

1. 最小肺泡浓度（MAC） 在一个大气压下，能使50%病人痛觉消失的肺泡气体中全麻药的浓度称为最小肺泡浓度。各种吸入性全麻药都有恒定的MAC数值，数值越低，该药物的麻醉作用越强。

2. 血/气分布系数 全麻药在血液中的溶解度通常用血/气分布系数表示，即血中药物浓度与吸入气体中药物浓度达到平衡时的比值。血/气分布系数大的药物，麻醉诱导时间长，苏醒慢；反之，麻醉诱导时间较短，苏醒快。

二、吸入麻醉分期

1. 第一期　镇痛期

（1）是指从麻醉给药开始到意识完全消失的一段时间。

（2）病人感觉逐渐迟钝，痛觉明显减弱并首先消失，触觉次之，听觉最后消失。患者意识也逐渐模糊如入梦境。但各种反射存在，肌张力正常。

（3）病人情绪紧张及药物对呼吸道的刺激作用，可见血压稍升高，脉搏略快。

（4）与大脑皮质和网状结构上行激活系统受到抑制有关。

2. 第二期　兴奋期

（1）是指从意识和感觉消失到外科麻醉期开始。

（2）患者出现兴奋躁动、呼吸不规律、血压不稳定，是皮质下中枢脱抑制的表现。

（3）第一、二期合称麻醉诱导期，在此期间容易出现喉头痉挛、心脏骤停等麻醉意外，不宜做任何手术或外科检查。

3. 第三期　外科麻醉期

（1）患者恢复安静，呼吸和血压平稳为本期开始的标志。

（2）麻醉进一步加深，皮质下中枢（间脑、中脑、脑桥）自上而下逐渐受到抑制，脊髓则由下而上被抑制，脉搏、血压平稳，反射活动减弱，肌肉逐渐松弛。

（3）可进行大多数外科手术，根据呼吸和眼部变化，又可**由浅至深分为四级**。

第一级	①呼吸由不规则转变为规则，频率略快，眼球活动逐渐减弱，眼睑反射、吞咽及呕吐反射消失，此时中脑、脑桥及位于延髓的呕吐中枢开始受到抑制 ②骨骼肌尚未松弛。可进行除腹部外的一般手术
第二级	①眼球固定为本级开始的标志 ②腹膜反射消失，说明脊髓抑制上升到腰段 ③呼吸血压正常，提示延髓生命中枢尚未受到影响，肌肉松弛，可进行大多外科手术
第三级	①腹式呼吸明显，说明脊髓胸段受到抑制，肋间肌已松弛，因而出现腹式呼吸 ②脉搏正常或稍慢，血压正常或稍低，此时延髓生命中枢开始受到影响。瞳孔已扩大，对光反射迟钝

第三级	声门反射显著减弱，可进行气管内插管的操作。肌肉极度松弛 ③是临床实用的最深麻醉，仅在必要时短时内应用，不可再继续加深
第四级	①腹式呼吸减弱，血压明显下降，脉搏快而弱，瞳孔极度扩大，对光反射消失，肋间肌活动停止，说明脊髓胸段已麻醉，同时延髓生命中枢也受到抑制 ②此期已进入中毒先兆，应立即减浅麻醉

4. 第四期　延髓麻醉期　外科麻醉如超过三期四级，则引起中毒，延髓生命中枢被麻醉，呼吸停止，血压测不到，最后能导致心跳停止而死亡。

三、常用药物

1. 乙醚　有箭毒样作用，故肌肉松弛作用较强。麻醉诱导期和苏醒期较长，易发生麻醉意外，现已少用。

2. 氟烷

（1）体内过程：MAC 仅为 0.75%，麻醉作用强，血/气分布系数也较小，故诱导期短，苏醒快。

（2）药理作用：肌肉松弛和镇痛作用较弱；使脑血管扩张，升高颅内压；增加心肌对儿茶酚胺的敏感性。

（3）不良反应及注意事项

1）诱发心律失常，反复应用偶致肝炎或肝坏死。

2）子宫平滑肌松弛常致产后出血，禁用于难产或剖腹产病人。

3. 恩氟烷、异氟烷

（1）药理作用特点

1）MAC 稍大，麻醉诱导平稳、迅速和舒适，苏醒快。

2）肌肉松弛良好，不增加心肌对儿茶酚胺的敏感性。

3）是目前较为常用的吸入性麻醉药。

（2）不良反应：反复使用对肝无明显副作用，偶有恶心呕吐。主要用于麻醉维持。

4. 氧化亚氮

（1）药理作用

1）又名笑气，用于麻醉时患者感觉舒适愉快，镇痛作用强，停药后苏醒较快。

2）对心肌略有抑制作用；对呼吸和肝、肾功能无不良影响。

3）MAC 值超过 100，麻醉效能很低。

4）血/气分布系数低，诱导期短。

（2）临床应用：主要用于诱导麻醉或与其他全身麻醉药配伍使用。

第二节　静脉麻醉药

一、硫喷妥钠

1. 麻醉作用迅速，无兴奋期。

2. 镇痛效应差，肌肉松弛不完全，临床主要用于诱导麻醉、基础麻醉和脓肿的切开引流、骨折、脱臼的闭合复位等短时手术。

3. 对呼吸中枢有明显抑制作用，新生儿、婴幼儿禁用。易诱发喉头和支气管痉挛，支气管哮喘者禁用。

二、氯胺酮

1. 引起意识模糊、短暂性记忆缺失及满意的镇痛效应，但意识并未完全消失，常有梦幻、肌张力增加、血压上升，此状态又称分离麻醉。

2. 体表镇痛作用明显，内脏镇痛作用差，但诱导迅速。用于短时的体表小手术，如烧伤清创、切痂、植皮等。

第三节　复合麻醉

复合麻醉是指同时或先后应用两种以上麻醉药物或其他辅助药物，以达到完善的手术中和术后镇痛及满意的外科手术条件。

1. **麻醉前给药**　如苯巴比妥或地西泮。
2. **基础麻醉**　常用于小儿麻醉。
3. **诱导麻醉**　如用硫喷妥钠可快速进入外科麻醉期。
4. **合用肌松药**　如阿曲库铵、琥珀胆碱。
5. **低温麻醉**　用于脑手术和心血管手术。
6. **控制性降压**　常用于止血难度大的脑科手术。
7. **神经安定镇痛术**　适用于外科小手术。

小结速览

全身麻醉药
- 吸入性麻醉药
  - 体内过程
    - 最小肺泡浓度：数值越低，该药物的麻醉作用越强
    - 血/气分布系数：系数大的药物，麻醉诱导时间长，苏醒慢；反之诱导时间短，苏醒快
  - 吸入麻醉分期
    - 镇痛期：痛觉明显减弱，并首先消失，听觉最后消失
    - 兴奋期：皮质中枢脱抑制表现
    - 外科麻醉期
      - 第一级：呼吸由不规则转变为规则，频率略快，眼球活动逐渐减弱
      - 第二级：眼球固定
      - 第三级：腹式呼吸为主，瞳孔扩大对光反射迟钝，肌肉极度松弛。此级为临床实用的最深麻醉。不可再继续加深
      - 第四级：瞳孔极度扩大，对光反射消失，肋间肌活动停止。此级已进入中毒先兆，立即减浅麻醉
    - 延髓麻醉期：呼吸停止、血压测不到，心跳停止而死亡
  - 常用药物：乙醚、氟烷、恩氟烷、异氟烷、氧化亚氮
- 静脉麻醉药—常用药物：硫喷妥钠、氯胺酮、丙泊酚等
- 复合麻醉药—麻醉前给药、基础麻醉、诱导麻醉等

第十四章　局部麻醉药

● **重点**　局部麻醉药的不良反应。
○ **难点**　局部麻醉药的作用机制。
★ **考点**　常用局部麻醉药的临床应用。

一、局麻作用及作用机制

1. 局麻作用　可使神经冲动兴奋阈电位升高、传导速度减慢、动作电位幅度降低，甚至丧失兴奋性及传导性。神经纤维末梢、神经节及中枢神经系统的突触部位对局麻药最为敏感。

2. 作用机制

（1）局麻药阻滞 Na^+ 内流，抑制膜兴奋性，发生传导阻滞，产生局麻作用。

（2）局麻药的解离速度、解离常数（pKa）及体液 pH 与局麻作用密切相关。

（3）局麻药的作用又具有频率和电压依赖性。

二、临床应用

分类	方法及特点	常用药
表面麻醉	①将穿透性强的局麻药涂于黏膜表面，使黏膜下神经末梢麻醉 ②用于眼、鼻、口腔、咽喉、气管、食管和泌尿生殖道黏膜的浅表手术	丁卡因

分类	方法及特点	常用药
浸润麻醉	①将局麻药溶液注入皮下或手术视野附近的组织，使局部神经末梢麻醉 ②麻醉效果好，对机体的正常功能无影响 ③用量较大，麻醉区域较小，在做较大的手术时，因所需药量较大而易产生全身毒性反应	利多卡因、普鲁卡因
神经阻滞麻醉	①将局麻药注射到外周神经干附近，阻断神经冲动传导 ②用量较小，麻醉区域较大	利多卡因、普鲁卡因和布比卡因
蛛网膜下隙麻醉	①又称脊髓麻醉或腰麻，是将麻醉药注入腰椎蛛网膜下隙，麻醉该部位的脊神经 ②常用于下腹部和下肢手术，主要危险是呼吸麻痹和血压下降	布比卡因、丁卡因和普鲁卡因
硬膜外麻醉	①将药液注入硬膜外腔，麻醉药沿着神经鞘扩散，穿过椎间孔阻断神经根 ②用药量大，会引起外周血管扩张、血压下降及心脏抑制	利多卡因、布比卡因
区域镇痛	通常与阿片类药物合用，可减少阿片类药物的用量	罗哌卡因

三、不良反应

1. 毒性反应

（1）中枢神经系统：引起先兴奋后抑制，初期表现为眩晕、惊恐不安、多言、震颤和焦虑，甚至发生神志错乱和阵挛性惊厥。之后中枢过度兴奋可转为抑制，患者可进入昏迷和呼吸衰竭状态。

（2）心血管系统：对心肌细胞膜具有膜稳定作用，吸收后可降低心肌兴奋性，使心肌收缩力减弱，传导减慢，小动脉扩张，血压下降，利多卡因具有抗室性心律失常作用。

2. 变态反应　较为少见，在少量用药后立即发生类似过量中毒的症状，出现荨麻疹、支气管痉挛及喉头水肿等症状。

四、常用局麻药

1. 普鲁卡因

（1）毒性较小，是常用的局麻药之一。

（2）属短效酯类局麻药，亲脂性低，对黏膜的穿透力弱。

（3）常局部注射用于浸润麻醉、损伤部位的局部封闭。

（4）用药前应做皮肤过敏试验，对本药过敏者可用利多卡因代替。

2. 利多卡因

（1）是目前应用最多的局麻药。

（2）起效快、作用强而持久、穿透力强及安全范围较大，同时无扩张血管作用及对组织几乎没有刺激性。

（3）可用于多种形式的局部麻醉，主要用于传导麻醉和硬膜外麻醉。可用于心律失常的治疗。

3. 丁卡因

（1）麻醉强度和毒性均比普鲁卡因强，对黏膜的穿透力强。

（2）常用于表面麻醉，因毒性大，一般不用于浸润麻醉。

4. 布比卡因

（1）局麻作用持续时间长，可达 5 ~ 10 小时。

（2）主要用于浸润麻醉、传导麻醉和硬膜外麻醉。可产生严重的心脏毒性，并难以治疗，特别在酸中毒、低氧血症时尤为严重。

（3）左布比卡因相对毒性较低。

5. 罗哌卡因

（1）阻断痛觉的作用较强而对运动的作用较弱，作用时间短，对心肌的毒性比布比卡因小，有明显的收缩血管作用，使用时无需加入肾上腺素。

（2）适用于硬膜外、臂丛阻滞和局部浸润麻醉。对子宫和胎盘血流几乎无影响，适用于产科手术麻醉。

6. 依替卡因

（1）为长效局麻药。起效快，对感觉和运动神经阻滞都较好。

（2）主要用于需要肌松的手术麻醉。局部和全身的毒性均较大。

小结速览

局部麻醉药
- 局麻作用机制
  - 抑制膜兴奋性，发生传导阻滞，产生局麻作用
  - 相关因素：局麻药解离速度、pK_a、体液 pH
  - 具有频率和电压依赖性
- 临床应用
  - 表面麻醉
  - 浸润麻醉
  - 神经阻滞麻醉
  - 蛛网膜下隙麻醉
  - 硬膜外麻醉、区域镇痛
- 不良反应
  - 毒性反应
    - 中枢神经系统：先兴奋后抑制
    - 心血管系统：降低心肌兴奋性，血压下降
  - 变态反应：出现荨麻疹、支气管痉挛、喉头水肿等症状
- 常用药物：普鲁卡因、利多卡因、丁卡因、布比卡因等

第十五章 镇静催眠药

- ● **重点** 苯二氮䓬类的作用机制。
- ○ **难点** 巴比妥类的临床应用。
- ★ **考点** 苯二氮䓬类的药理作用和临床应用。

第一节 苯二氮䓬类

【体内过程】

1. 口服吸收迅速而完全，约0.5~1.5小时达峰浓度。临床急需发挥疗效时静脉注射给药。

2. 脂溶性高，血浆蛋白结合率高。

3. 肝脏代谢。

【药理作用和临床应用】

1. 抗焦虑作用 小剂量能显著改善患者恐惧、忧虑不安、激动和烦躁等焦虑症状。主要用于焦虑症。

2. 镇静催眠作用

（1）随着剂量加大，出现镇静催眠作用。能明显缩短诱导睡眠时间，延长睡眠持续时间。可诱导各类失眠的患者入睡。

（2）主要延长非快动眼睡眠（NREMS）的第2期，对快动眼睡眠（REMS）的影响较小，其依赖性和戒断症状也较轻微。

（3）缩短第3期和第4期的 NREMS 睡眠，减少发生于此期的夜惊或梦游症。

3. 抗惊厥、抗癫痫作用

（1）抗惊厥作用，临床用于辅助治疗破伤风、子痫、小儿高热惊厥和药物中毒性惊厥。

（2）地西泮静脉注射是目前用于治疗癫痫持续状态的首选药。

4. 中枢性肌肉松弛作用

（1）可缓解动物的去大脑僵直。

（2）可缓解人类大脑损伤所致的肌肉僵直。

【作用机制】通过增加 Cl^- 通道开放的频率，增强 GABA 对 $GABA_A$ 受体的作用而显示中枢抑制效应。

【不良反应】

1. 最常见的不良反应是嗜睡、头晕、乏力和记忆力下降。大剂量时偶见共济失调。

2. 注射速度过快可引起呼吸和循环功能抑制，严重者可致呼吸及心搏停止。

3. 苯二氮䓬类药物的过量中毒用氟马西尼进行鉴别诊断和抢救。

4. 长期应用产生一定耐受性，久服可发生依赖性和成瘾，停药时出现反跳和戒断症状。

【药物相互作用】与其他中枢抑制药、乙醇合用，增强中枢抑制作用，加重嗜睡、昏睡、呼吸抑制等。

第二节 巴比妥类

【药理作用和临床应用】

1. 镇静催眠 可起镇静作用，缓解焦虑不安状态。缩短入睡时间，减少觉醒次数和延长睡眠时间。

2. 抗惊厥 有较强的抗惊厥和抗癫痫作用。临床用于癫痫大发作和癫痫持续状态的治疗。

3. 麻醉 硫喷妥钠可用做静脉麻醉。

【不良反应】

催眠剂量	眩晕、困倦,精细运动不协调。偶可致剥脱性皮炎等严重过敏反应
中等量	轻度抑制呼吸中枢,严重肺功能不全和颅脑损伤致呼吸抑制者禁用。其肝药酶诱导作用可加速其他药物的代谢,影响药效
连续久服	产生依赖性,突然停药易发生"反跳"现象。戒断症状明显,表现为激动、失眠、焦虑,甚至惊厥

第三节　新型非苯二氮䓬类镇静催眠药

常用药	药理作用	临床应用及特点
唑吡坦	作用类似苯二氮䓬类,但抗焦虑、中枢性骨骼肌松弛和抗惊厥作用很弱	仅用于镇静和催眠,安全范围大,但与乙醇合用可引起严重的呼吸抑制
佐匹克隆	具有镇静、抗焦虑、抗惊厥和肌肉松弛作用	不良反应少,作用迅速且能有效达6小时,并能保持充足的睡眠深度,后遗效应与宿醉现象更轻
扎来普隆	具有镇静、抗焦虑、抗惊厥和肌肉松弛作用	有良好的耐受性,长期使用几乎无依赖性,适用于成人入睡困难的短期治疗

成瘾性比较: 苯二氮䓬类 > 佐匹克隆 > 唑吡坦 > 扎来普隆。

第四节　其他镇静催眠药

水合氯醛

【体内过程】口服易吸收，用于催眠，约15分钟起效，维持6~8小时。

【药理作用】不缩短REMS睡眠，无宿醉后遗效应，较巴比妥类优。

【临床应用】可用于顽固性失眠或对其他催眠药效果不佳的患者。现儿科应用。

小结速览

镇静催眠药	苯二氮䓬类	药理作用：抗焦虑、镇静催眠、抗惊厥、抗癫痫、中枢性肌肉松弛作用
		临床应用：焦虑症、催眠、地西泮治疗癫痫持续状态
	巴比妥类	药理作用：镇静催眠、抗惊厥、麻醉
		临床应用：治疗癫痫大发作和癫痫持续状态、静脉麻醉
	新型非苯二氮䓬类镇静催眠药	代表药：唑吡坦、佐匹克隆、扎来普隆
		药理作用：镇静催眠、抗焦虑、肌肉松弛
		临床应用：成人入睡困难的短期治疗
	其他镇静催眠药	代表药：水合氯醛
		临床应用：治疗顽固性失眠

第十六章 抗癫痫药和抗惊厥药

- ● **重点** 癫痫发作的临床分型。
- ○ **难点** 抗癫痫药物的作用机制。
- ★ **考点** 苯妥英钠、卡马西平、乙琥胺的临床应用。

第一节 抗癫痫药

一、概念

癫痫是由脑局部病灶的神经元兴奋性过高而产生阵发性的异常高频放电，并向周围组织扩散，导致大脑功能短暂失调的综合征。表现为突然发作、短暂的运动、感觉功能及精神异常，并伴有异常脑电图。

二、癫痫发作的临床分型

1. 局限性发作

分类	临床特征	治疗药物
单纯性局限性发作	局部肢体运动或感觉异常，持续20~60秒	卡马西平、苯妥英钠、苯巴比妥、丙戊酸钠、抗痫灵
复合性局限性发作	发作时伴有不同程度意识障碍，常伴有无意识的运动，如唇抽动、摇头等，每次发作持续30秒~2分钟	卡马西平、苯妥英钠、扑米酮、丙戊酸钠

2. 全身性发作

分类	临床特征	治疗药物
失神性发作（小发作）	多见于儿童，短暂的意识突然丧失，每次发作持续5～30秒	乙琥胺、氯硝西泮、丙戊酸钠
肌阵挛性发作	部分肌群发生短暂的（约1秒）休克样抽动，意识丧失	糖皮质激素（首选）、丙戊酸钠、氯硝西泮
强直-阵挛性发作（大发作）	意识突然丧失，全身强直-阵挛性抽搐，口吐白沫，牙关紧闭，继之较长时间的中枢抑制	卡马西平、苯妥英钠、苯巴比妥、扑米酮、丙戊酸钠
癫痫持续状态	大发作持续状态，反复抽搐，持续昏迷，易危及生命	地西泮、劳拉西泮、苯妥英钠、苯巴比妥

三、作用机制

常用抗癫痫药主要抑制病灶神经元的异常过度放电或阻止异常放电向正常组织扩散，从而控制癫痫发作。作用机制多与增强GABA的作用或干扰Na^+、K^+、Ca^{2+}等离子通道有关。

四、常用抗癫痫药物

1. 苯妥英钠

【体内过程】

（1）苯妥英为一种弱酸，不宜作肌内注射。口服吸收不规则，血浆蛋白结合率85%～90%。

（2）静脉注射用于治疗癫痫持续状态，血药浓度低于

$10\mu g/ml$ 时按一级动力学消除，高于此浓度时，则按零级动力学消除。

【药理作用】

（1）不能抑制癫痫病灶异常放电，但可阻止它向正常脑组织扩散。

（2）具有膜稳定作用，降低细胞膜对 Na^+ 和 Ca^{2+} 的通透性，抑制 Na^+ 和 Ca^{2+} 的内流，导致动作电位不易产生。产生膜稳定作用的机制如下。

1）阻滞电压依赖性钠通道使钠依赖性动作电位不能形成。

2）阻滞电压依赖性钙通道。

3）对钙调素激酶系统的影响。

【临床作用】

（1）治疗大发作和局限性发作的首选药物，对小发作（失神发作）无效。

（2）治疗三叉神经痛和舌咽神经痛等中枢疼痛综合征。

（3）抗心律失常。

【不良反应及防治】

局部刺激	口服可引起厌食、恶心、呕吐和腹痛等症状，宜在饭后服用。静脉注射可发生静脉炎
牙龈增生	服药期间注意口腔卫生，停药后 3~6 个月消失
神经系统	口服过量引起急性中毒时主要影响小脑－前庭功能，表现为眩晕、共济失调和眼球震颤等，严重者可出现精神错乱等
血液系统	长期用药可致巨幼细胞贫血，宜用甲酰四氢叶酸防治
骨骼系统	长期可致低钙血症，儿童易发生佝偻病样变。维生素 D 预防

续表

过敏反应	可发生皮疹、粒细胞缺乏、血小板减少、再生障碍性贫血和肝坏死。定期检查血常规和肝功能
其他	偶见男性乳房增大，女性多毛等。偶见致畸胎，孕妇慎用

【药物相互作用】被肝药酶代谢，而其本身又是肝药酶诱导剂，能加速多种药物的代谢而降低药效。

2. 卡马西平

【体内过程】口服后吸收缓慢且不规则，血浆蛋白结合率为75%～80%。

【药理作用】能阻滞 Na^+ 通道，抑制癫痫病灶及其周围神经元放电。

【临床应用】

（1）广谱抗癫痫药，是治疗单纯性局限性发作和大发作的首选药物之一，同时还有抗复合性局限性发作和小发作的作用。

（2）对癫痫并发的精神症状亦有效。

（3）治疗尿崩症。

（4）具有很强的抗抑郁作用，对锂盐无效的躁狂症、抑郁症有效。

【不良反应】常见眩晕、视力模糊、恶心呕吐、共济失调、手指震颤、水钠潴留，亦可有皮疹和心血管反应。偶见骨髓抑制、肝损害等。

3. 苯巴比妥

【药理作用】

（1）既能抑制病灶的异常放电，又能抑制异常放电扩散。

（2）作用机制

91

1）与突触后膜上的 GABA - 苯二氮䓬大分子受体的一个变构调节单位结合，增加 GABA 介导的 Cl⁻ 内流，导致膜超极化，降低膜兴奋性。

2）阻断突触前膜 Ca^{2+} 的摄取，减少 Ca^{2+} 依赖性的神经递质（NE，ACh 和谷氨酸等）的释放。在较高浓度时阻滞 Na^+ 和 Ca^{2+}（L 和 N 型）通道。

【临床应用】

（1）临床上主要用于治疗癫痫大发作及癫痫持续状态。

（2）对单纯的局限性发作及精神运动性发作也有效，对小发作和婴儿痉挛效果差。

【不良反应】

（1）初期易出现嗜睡、精神萎靡等副作用，长期使用易产生耐受性。

（2）本药为肝药酶诱导剂，与其他药物联合应用时应注意相互影响。

4. 扑米酮

【作用机制】可增强 $GABA_A$ 受体活性，抑制谷氨酸的兴奋性。

【临床应用】仅用于治疗癫痫大发作其他药物无效的患者。

5. 乙琥胺

【作用机制】

（1）抑制丘脑神经元低阈值 Ca^{2+} 电流，从而抑制 3Hz 异常放电的发生。

（2）在高于治疗浓度时，还可以抑制 Na^+，K^+ - ATP 酶，抑制 GABA 转氨酶的作用。

【临床应用】主要为防治小发作（失神性发作）的首选药。对其他类型癫痫无效。

【不良反应】

（1）常见副作用为胃肠道反应，其次为中枢神经系统症状。

（2）有神经病史者慎用，易引起精神行为异常。

（3）偶见嗜酸性粒细胞缺乏症或粒细胞缺失症，严重者发生再生障碍性贫血。

6. 丙戊酸钠

【作用机制】不抑制癫痫病灶放电，但能阻止病灶异常放电的扩散。

【临床应用】广谱抗癫痫药，是大发作合并小发作时的首选药物。

【不良反应】

（1）常见一过性消化系统症状。宜饭后服用。

（2）多发生肝损害，偶见重症肝炎、急性胰腺炎和高氨血症。

（3）少数患者出现皮疹、脱发、血小板减少和血小板聚集障碍所致的出血时间延长。

【药物相互作用】

（1）能显著提高苯妥英钠、苯巴比妥、氯硝西泮和乙琥胺的血药浓度。

（2）苯妥英钠、苯巴比妥、扑米酮和卡马西平则能降低丙戊酸钠的血药浓度和抗癫痫作用。

7. 苯二氮䓬类

（1）地西泮：是治疗癫痫持续状态的首选药物。

（2）硝西泮：主要用于癫痫小发作，特别是肌阵挛性发作及婴儿痉挛等。

（3）氯硝西泮：抗癫痫谱较广，对癫痫小发作疗效较地西泮好，对肌阵挛性发作、婴儿痉挛也有良效。静脉注射还可治疗癫痫持续状态。

8. 氟桂利嗪 临床适用于各型癫痫，尤其对局限性发作、大发作效果较好。

五、应用抗癫痫药注意事项

1. 根据发作类型合理选用抗癫痫药物。

2. 单纯型癫痫最好选用一种有效药物，<u>自小量开始逐渐增加剂量</u>，直至获得理想效果后进行维持治疗。若一种药物难以奏效或混合型癫痫患者，常需合并用药，还应注意药物间相互作用。

3. <u>治疗中不可突然停药</u>，停药亦需待症状消失两年后逐渐进行，治疗中亦不可随便更换药物。采用过渡用药方法，即在原药基础上加用新药，待其发挥疗效后，再逐渐销药。

4. 长期用药应定期检查血象、肝功等。

5. 孕妇服用抗癫痫药引起畸胎及死胎几率较高，应慎用。

第二节 抗 惊 厥 药

惊厥是中枢神经系统过度兴奋的一种症状，表现为<u>全身骨骼肌不自主地强烈收缩</u>，多见于小儿高热、子痫、破伤风、癫痫大发作和中枢兴奋药中毒等。

硫酸镁

【药理作用】 Mg^{2+} 竞争拮抗 Ca^{2+} 结合位点，干扰 ACh 的释放，导致骨骼肌松弛，作用于中枢神经引起感觉及意识丧失。

【临床应用】 <u>缓解子痫、破伤风等惊厥，也常用于高血压危象</u>。

【不良反应】

1. 血镁 > 3.5mmol/L 可抑制延髓呼吸中枢和血管运动中枢，

引起呼吸抑制、血压骤降和心脏骤停。肌腱反射消失是呼吸抑制的先兆。

2. 中毒时应立即进行人工呼吸，并缓慢注射氯化钙和葡萄糖酸钙加以对抗。

小结速览

抗癫痫药和抗惊厥药

- 抗癫痫药
  - 癫痫临床分型
    - 局限性发作
      - 单纯性局限性发作
      - 复合性局限性发作
    - 全身性发作
      - 失神性发作（小发作）
      - 肌阵挛性发作
      - 强直 – 阵挛性发作（大发作）
      - 癫痫持续状态
  - 作用机制：抑制病灶神经元的异常过度放电或阻止异常放电向正常组织扩散
  - 常用药物
    - 苯妥英钠：治疗大发作和局限性发作的首选药物
    - 卡马西平：治疗单纯性局限性发作和大发作的首选药物之一
    - 苯巴比妥：治疗癫痫大发作及癫痫持续状态
    - 乙琥胺：防治小发作（失神性发作）的首选药
- 抗惊厥药
  - 代表药：硫酸镁
  - 作用机制：Mg^{2+} 竞争拮抗 Ca^{2+} 结合位点缓解子痫、破伤风等惊厥，也常用于高血压危象

第十七章　治疗中枢神经系统退行性疾病药

> ● **重点**　多奈哌齐的药理作用。
> ○ **难点**　拟多巴胺类药的药理作用。
> ★ **考点**　左旋多巴的临床应用及不良反应。

第一节　抗帕金森病药

一、概述

1. 帕金森病（PD）　又称震颤麻痹，是一种主要表现为进行性锥体外系功能障碍的中枢神经系统退行性疾病。

2. 典型症状　静止震颤、肌肉强直、运动迟缓和共济失调。

3. 病因

（1）纹状体内多巴胺（DA）减少或缺乏所致，其原发性因素是黑质内多巴胺能神经元退行性病变。

（2）黑质-纹状体通路多巴胺能神经功能减弱，胆碱能神经功能相对占优势。

4. 抗帕金森病药分类

（1）拟多巴胺类药：通过直接补充 DA 前体物或抑制 DA 降解而产生作用。

（2）抗胆碱药：通过拮抗相对过高的胆碱能神经功能而缓解症状。

二、拟多巴胺类药

（一）多巴胺的前体药

左旋多巴（L‑DOPA）

【药理作用及作用机制】

1. PD 患者的黑质多巴胺神经元退变，酪氨酸羟化酶同步减少，使脑内酪氨酸转化为 L‑DOPA 极度减少，但将 L‑DOPA 转化为多巴胺的能力仍存在。

2. L‑DOPA 补充纹状体中多巴胺的不足，发挥治疗作用。

【临床应用】治疗各种类型的 PD 患者，但对吩噻嗪类等抗精神病药所引起的帕金森综合征无效。

【不良反应】

早期反应	①胃肠道反应：治疗早期约 80% 患者出现厌食、恶心、呕吐，数周后能耐受，应用氨基酸脱羧酶（AADC）抑制药后可明显减少 ②心血管反应：治疗初期 30% 患者出现直立性低血压
长期反应	①运动过多症：多巴胺受体过度兴奋，出现手、足、躯体和舌的不自主运动 ②症状波动：出现"开‑关反应" ③精神症状：出现精神错乱、抑郁症等精神病症状

【药物相互作用】

1. 维生素 B_6 是多巴脱羧酶的辅基，可增强 L‑DOPA 外周副作用，降低疗效。

2. 抗精神病药物，引起锥体外系运动失调，出现药源性 PD，对抗 L‑DOPA 的疗效。

3. 抗抑郁药能引起直立性低血压，加强 L - DOPA 的副作用。

（二）左旋多巴的增效药

1. 氨基酸脱羧酶（AADC）抑制药

卡比多巴：与左旋多巴合用的优点如下。

（1）减少左旋多巴剂量。

（2）明显减少左旋多巴对心脏的毒性作用。

（3）在治疗开始时能更快地达到左旋多巴的有效治疗浓度。

2. MAO - B 抑制药　人体内单胺氧化酶（MAO）分两型，MAO - A 主要分布于肠道，其功能是对食物、肠道内和血液循环中的单胺氧化脱氨进行代谢；MAO - B 主要分布于黑质 - 纹状体，可降解 DA。

司来吉兰

（1）抑制纹状体中的 DA 降解。

（2）增加左旋多巴的作用，使左旋多巴的"开 - 关"现象消失。

3. COMT 抑制药

硝替卡朋：是儿茶酚胺 - O - 甲基转移酶（COMT）的抑制药。增加纹状体中 L - DOPA 和多巴胺。

（三）多巴胺受体激动药

1. 溴隐亭

【作用机制】是 D_2 受体强激动药，选择性作用于垂体 D_2 受体，抑制催乳素和生长激素分泌。

【临床应用】治疗乳溢 - 闭经综合征和肢端肥大症。

【联合应用】与 L - DOPA 合用治疗 PD 能减少症状波动。

【不良反应】有恶心、呕吐、直立性低血压、运动困难和精神症状等表现。

2. 利舒脲

（1）为 D_2 类受体激动药，激动作用比溴隐亭强。

（2）优点：改善运动功能障碍、减少严重的"开－关反应"和 L－DOPA 引起的异常运动亢进（即舞蹈症）。

3. 罗匹尼罗和普拉克索

（1）用于 PD 的早期治疗药物

1）作用时间相对较长，较 L－DOPA 更不易引起"开－关反应"和运动障碍。

2）加快多巴胺能神经元的丢失。本类药物比 L－DOPA 更少引起症状波动。

（2）服药期间禁止从事驾驶和高警觉性工作。

（四）促多巴胺释放药

金刚烷胺：加强多巴胺的功能，如促进 L－DOPA 进入脑循环，增加多巴胺合成、释放和减少多巴胺重摄取等。

三、抗胆碱药

1. 苯海索

（1）又称安坦，口服易吸收，抗震颤效果好，也能改善运动障碍和肌肉强直。

（2）外周抗胆碱作用为阿托品的 1/10～1/3，副作用与阿托品相同，禁用于青光眼病人。

2. 苯扎托品　作用近似阿托品，具有抗胆碱作用，同时还有抗组胺、局部麻醉和大脑皮层抑制作用。

第二节　治疗阿尔茨海默病药

一、发病机制

1. 胆碱能神经兴奋传递障碍和中枢胆碱能神经元数目减少。
2. 谷氨酸神经能兴奋毒性。

二、胆碱酯酶抑制药

1. 多奈哌齐

【体内过程】口服后吸收良好，进食和服药时间对药物吸收无影响，生物利用度为 100%。

【药理作用】通过抑制 AChE 来增加中枢 ACh 的含量，对丁酰胆碱酯酶无作用。

【临床应用】改善患者的认知功能，延缓病情发展。用于轻至中度 AD 患者。

【不良反应】

全身反应	流感样胸痛、牙痛等
心血管系统反应	高血压、血管扩张、低血压、心房颤动等
消化系统反应	大便失禁、胃肠道出血、腹部胀痛等
神经系统反应	谵妄、震颤、眩晕、易怒、感觉异常等
其他	脱水、尿失禁、呼吸困难、视物模糊等

【药物相互作用】当蛋白结合浓度小于 300ng/ml 时，与洋地黄、华法林联用会影响后两者的蛋白结合率和疗效。

2. 利斯的明　可改善 AD 患者的认知功能障碍，适用于伴

有心脏、肝脏以及肾脏等疾病的 AD 患者。

3. 加兰他敏

（1）第二代 AChE 抑制药。

（2）对神经元中的 AChE 有高度选择性，是 AChE 竞争性抑制药。用于治疗轻、中度 AD。

4. 石杉碱甲　用于老年性记忆功能减退及 AD 患者，改善其记忆和认知能力。

【体内过程】口服从胃肠道吸收迅速、完全，生物利用度高。易通过血－脑屏障。

【药理作用】

（1）为强效、可逆性胆碱酯酶抑制药。

（2）对改善衰老性记忆障碍及老年痴呆患者的记忆功能有良好作用。

【临床应用】用于老年性记忆功能减退及 AD 患者。

【不良反应】

（1）常见不良反应有恶心、头晕、多汗、腹痛、视物模糊等，一般可自行消失，严重者可用阿托品拮抗。

（2）有严重心动过缓、低血压及心绞痛、哮喘、肠梗阻患者慎用。

三、NMDA 受体非竞争性拮抗药

美金刚（美金刚胺）

【作用机制】当谷氨酸以病理量释放时，美金刚可减少谷氨酸的神经毒性作用；当谷氨酸释放过少时，美金刚可改善记忆过程所需谷氨酸的传递。

【临床应用】是第一个用于治疗晚期 AD 的 NMDA 受体非竞争性拮抗药，与 AChE 抑制药同时使用效果更好。

小结速览

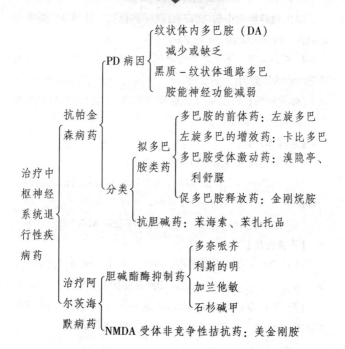

治疗中枢神经系统退行性疾病药
├─ 抗帕金森病药
│   ├─ PD病因
│   │   ├─ 纹状体内多巴胺（DA）减少或缺乏
│   │   └─ 黑质-纹状体通路多巴胺能神经功能减弱
│   └─ 分类
│   ├─ 拟多巴胺类药
│   │   ├─ 多巴胺的前体药：左旋多巴
│   │   ├─ 左旋多巴的增效药：卡比多巴
│   │   ├─ 多巴胺受体激动药：溴隐亭、利舒脲
│   │   └─ 促多巴胺释放药：金刚烷胺
│   └─ 抗胆碱药：苯海索、苯扎托品
└─ 治疗阿尔茨海默病药
     ├─ 胆碱酯酶抑制药
     │   ├─ 多奈哌齐
     │   ├─ 利斯的明
     │   ├─ 加兰他敏
     │   └─ 石杉碱甲
     └─ NMDA受体非竞争性拮抗药：美金刚胺

第十八章 抗精神失常药

> ● **重点** 抗抑郁药的临床应用。
> ○ **难点** 抗精神病药的作用机制。
> ★ **考点** 氯丙嗪的药理作用、临床应用及不良反应。

第一节 抗精神分裂症药

【作用机制】

1. 阻断中脑 – 边缘系统和中脑 – 皮层系统多巴胺受体。

2. 阻断 5 – HT 受体。

一、经典抗精神分裂症药

(一) 吩噻嗪类

氯丙嗪

【作用机制】

1. 主要机制为拮抗脑内边缘系统多巴胺（DA）受体。

2. 拮抗肾上腺素 α 受体和 M 胆碱受体。

【药理作用与机制】

1. 对中枢神经系统的作用

抗精神分裂症	①对中枢神经系统有较强的抑制作用，也称神经安定作用 ②能迅速控制兴奋躁动状态，大剂量连续用药能消除患者的幻觉和妄想等症状，减轻思维障碍，使病人恢复理智，情绪安定，生活自理 ③对抑郁无效，甚至可以使之加剧

续表

镇吐作用	①小剂量时即可对抗 DA 受体激动剂阿扑吗啡引起的呕吐反应 ②大剂量直接抑制呕吐中枢 ③可治疗顽固性呃逆 ④不能对抗前庭刺激引起的呕吐
调节体温	①抑制下丘脑体温调节中枢 ②降低发热机体的体温，也能降低正常体温 ③降温作用随外界环境温度而变化，环境温度愈低其降温作用愈明显

2. 对自主神经系统的作用

（1）氯丙嗪能拮抗肾上腺素 α 受体和 M 胆碱受体。

（2）拮抗 α 受体可致血管扩张、血压下降。

（3）拮抗 M 胆碱受体作用较弱，引起口干、便秘、视力模糊。

3. 对内分泌系统的影响

（1）拮抗 D_2 亚型受体，增加催乳素的分泌，抑制促性腺激素和糖皮质激素的分泌。

（2）抑制垂体生长激素的分泌，可试用于巨人症的治疗。

【临床应用】

1. 精神分裂症

（1）显著缓解如进攻、亢进、妄想、幻觉等阳性症状，但对冷漠等阴性症状效果不显著。

（2）主要用于Ⅰ型精神分裂症的治疗，尤其对急性患者效果显著，但不能根治，需终生治疗。

（3）对慢性精神分裂症患者疗效较差。

（4）对Ⅱ型精神分裂症患者无效甚至加重病情。

2. 呕吐和顽固性呃逆

（1）氯丙嗪对多种药物和疾病引起的呕吐具有显著的镇吐作用。

（2）对顽固性呃逆有显著疗效。对晕动症无效。

3. 低温麻醉与人工冬眠

（1）配合物理降温应用氯丙嗪可降低患者体温，因而可用于低温麻醉。

（2）氯丙嗪与其他中枢抑制药（哌替啶、异丙嗪）合用，用于"人工冬眠"。

（3）人工冬眠多用于严重创伤、感染性休克、高热惊厥、中枢性高热及甲状腺危象等病症的辅助治疗。

【不良反应】

1. 常见不良反应

中枢抑制	嗜睡、淡漠、无力等
M 受体拮抗	视力模糊、口干、无汗、便秘、眼压升高等
α 受体拮抗	鼻塞、血压下降、直立性低血压及反射性心悸等

2. 锥体外系反应

帕金森综合征	表现为肌张力增高、面容呆板、动作迟缓、肌肉震颤、流涎等
静坐不能	表现坐立不安、反复徘徊
急性肌张力障碍	舌、面、颈及背部肌肉痉挛，患者可出现强迫性张口、伸舌、斜颈、呼吸运动障碍及吞咽困难
迟发性运动障碍	表现为口-面部不自主的刻板运动，广泛性舞蹈样手足徐动症

3. 精神异常 氯丙嗪本身可以引起精神异常，如意识障碍、淡漠、兴奋、抑郁、幻觉、妄想等，应与原有疾病加以鉴别，一旦发生应立即减量或停药。

4. 惊厥与癫痫 少数病人用药过程中出现局部或全身抽搐。

5. 过敏反应 常见症状有皮疹、接触性皮炎。少数患者出现肝损害、黄疸，可出现粒细胞减少、溶血性贫血和再生障碍性贫血等。

6. 心血管和内分泌系统反应

（1）直立性低血压，持续性低血压休克，多见于年老伴动脉硬化、高血压患者，心电图异常及心律失常者。

（2）长期用药还会引起内分泌系统紊乱，如乳腺增大、泌乳、月经停止、抑制儿童生长等。

7. 急性中毒 患者出现昏睡、血压下降至休克水平，并出现心肌损害，如心动过速。

【药物相互作用】

1. 氯丙嗪可以增强其他中枢抑制药作用，联合使用时注意调整剂量。

2. 氯丙嗪的去甲基代谢物可以拮抗胍乙啶的降压作用。

3. 某些肝药酶诱导剂如苯妥英钠、卡马西平等可加速氯丙嗪的代谢，应注意适当调整剂量。

【禁忌证】

1. 氯丙嗪能降低惊厥阈，诱发癫痫，故有癫痫及惊厥史者禁用。

2. 氯丙嗪能升高眼压，青光眼患者禁用。

3. 乳腺增生症和乳腺癌患者禁用。

4. 对冠心病患者易致猝死，应慎用。

（二）硫杂蒽类

1. 氯普噻吨

【药理作用】

（1）有较弱的抗抑郁作用。

（2）调整情绪、控制焦虑、抑郁的作用较氯丙嗪强。

（3）抗幻觉、妄想作用不如氯丙嗪。

【临床应用】 适用于带有强迫状态或焦虑、抑郁情绪的精神分裂症患者、焦虑性神经官能症以及更年期抑郁症患者。

2. 氟哌噻吨

【药理作用】 抗精神病作用与氯丙嗪相似。

【临床应用】 用于治疗抑郁症或伴焦虑的抑郁症。

【不良反应及禁忌证】

锥体外系反应常见。具有特殊的激动效应，故禁用于躁狂症病人。

（三）丁酰苯类

药物名称	临床应用	不良反应
氟哌啶醇	能选择性拮抗 D_2 样受体，有很强的抗精神病作用，显著控制各种精神运动兴奋的作用，同时对慢性症状有较好疗效	锥体外系副作用发生率高、程度严重
氟哌利多	主要用于增强镇痛药的作用，也用于麻醉前给药、镇吐、控制精神患者的攻击行为	
匹莫齐特	用于治疗精神分裂症、躁狂症和秽语综合征。有较好的抗幻觉、妄想作用，并使慢性退缩的病人活跃起来	易引起室性心律失常和心电图异常，对伴有心脏病的患者禁用

（四）其他抗精神病药物

1. 五氟利多

【作用机制】阻断 D_2 样受体。

【药理作用】较强的抗精神分裂症作用，亦可镇吐。

【临床应用】适用于急、慢性精神分裂症，尤其适用于慢性患者，对幻觉、妄想、退缩均有较好疗效。

【副作用】

最常见的是锥体外系反应。

2. 舒必利

（1）选择性地拮抗中脑－边缘系统 D_2 受体。

（2）对紧张型精神分裂症疗效高，奏效也较快，有"药物电休克"之称。

二、非典型抗精神分裂症药

1. 氯氮平

【特点】在我国许多地区作为治疗精神分裂症的首选药。

【药理作用】

（1）广谱神经安定药，抗精神分裂症作用强。

（2）具有抗胆碱、抗组胺、抗 α 肾上腺素能作用。

【临床应用】

（1）适用于慢性患者；对其他抗精神病药无效的精神分裂症的阴性和阳性症状都有治疗作用。

（2）可用于长期给予氯丙嗪等抗精神病药物引起的迟发运动障碍。

（3）对情感淡漠和逻辑思维障碍的改善较差。

【不良反应】可引起粒细胞减少，严重者可致粒细胞缺乏（女性多于男性）。

2. 利培酮

【作用机制】对 $5-HT$ 受体和 D_2 亚型受体均有拮抗作用。

【临床应用】

（1）对精神分裂症阳性症状如幻觉、妄想、思维障碍等以及阴性症状均有疗效。

（2）适于治疗首发急性病人和慢性病人。

第二节　抗躁狂症药

碳酸锂

【作用机制】

1. 治疗浓度抑制去极化和 Ca^{2+} 依赖的 NE 和 DA 从神经末梢的释放，不影响或促进 $5-HT$ 的释放。

2. 摄取突触间隙中儿茶酚胺，并增加其灭活。

3. 抑制腺苷酸环化酶和磷脂酶 C 所介导的反应。

4. 影响 Na^+、Ca^{2+}、Mg^{2+} 的分布，影响葡萄糖的代谢。

【体内过程】口服吸收快，不与血浆蛋白结合，可导致体内锂潴留，引起中毒。

【不良反应】

1. 锂盐安全范围较窄，最适浓度为 $0.8\sim1.5mmol/L$，当血药浓度升至 $1.6mmol/L$ 时，应立即停药。

2. 轻度的毒性症状包括恶心、呕吐、腹痛和细微震颤。

3. 较严重的毒性反应涉及神经系统，包括精神紊乱、反射亢进、明显震颤、发音困难、惊厥，直至昏迷与死亡。

第三节 抗抑郁药

一、三环类抗抑郁药

1. 丙米嗪

【体内过程】口服吸收良好。主要在肝内经肝药酶代谢。

【药理作用】

（1）对中枢神经系统的作用

1）抑郁症病人连续服药后，出现精神振奋现象，连续 2~3 周后疗效才显著，使情绪高涨，症状减轻。

2）作用机制为阻断 NA、5-HT 在神经末梢的再摄取。

（2）对自主神经系统的作用：有显著阻断 M 胆碱受体的作用，表现为视物模糊、口干、便秘和尿潴留等。

（3）对心血管系统的作用：可降低血压，致心律失常，其中心动过速较常见。丙米嗪对心肌有奎尼丁样直接抑制效应，故心血管病患者慎用。

【临床应用】

治疗抑郁症	用于各种原因引起的抑郁症；对内源性抑郁症、更年期抑郁症效果较好；对精神分裂症的抑郁成分效果较差
治疗遗尿症	儿童遗尿
焦虑和恐惧症	伴有焦虑的抑郁症患者疗效显著，对恐惧症有效

【不良反应】

（1）口干、扩瞳、视物模糊、便秘、排尿困难和心动过速等抗胆碱作用。

（2）多汗、失眠、皮疹、直立性低血压、共济失调、肝功能异常等。

【禁忌证】抗抑郁药易致尿潴留和升高眼内压，故前列腺肥大、青光眼患者禁用。

【药物相互作用】

（1）与血浆蛋白的结合能被苯妥英钠、保泰松、阿司匹林、东莨菪碱和吩噻嗪竞争而减少。

（2）三环类还能增强中枢抑制药的作用。

（3）对抗胍乙啶及可乐定的降压作用。

2. 阿米替林

【作用机制】

（1）对 5 – HT 再摄取的抑制作用明显强于对 NA 再摄取的抑制。

（2）镇静作用和抗胆碱作用也较明显。

【不良反应】较丙米嗪不良反应严重，偶可加重糖尿病症状。

【禁忌证】与丙米嗪相同。

3. 氯米帕明

【作用机制】对 5 – HT 再摄取有较强的抑制作用。

【临床应用】用于抑郁症、强迫症、恐惧症和发作性睡眠引起的肌肉松弛。

4. 多塞平

【药理作用】抗焦虑作用强，镇静作用和对血压影响也比丙米嗪强。

【临床应用】

（1）对伴有焦虑症状的抑郁症疗效最佳。

（2）可用于治疗消化性溃疡。

二、NA 摄取抑制药

1. 地昔帕明

【药理作用】

(1) 强 NA 摄取抑制药，对 DA 的摄取有一定的抑制作用，对 H_1 受体有强拮抗作用。

(2) 有轻度镇静作用，缩短 REM 睡眠，但延长了深睡眠。

(3) 血压和心率轻度增加，有时也会出现直立性低血压。

【体内过程】 口服快速吸收，血浆蛋白结合率为 90%，在肝脏代谢。

【临床应用】 治疗轻、中度的抑郁症。

【不良反应及注意事项】 过量导致血压降低、心律失常、震颤、惊厥、口干、便秘等。

【药物相互作用】

(1) 不能与拟交感胺类药物合用，因会明显增强后者的作用。

(2) 与 MAO 抑制剂合用也要慎重。

(3) 与胍乙啶及作用于肾上腺素能神经末梢的降压药合用会明显降低降压效果。

2. 马普替林

【药理作用】

(1) 选择性 NA 再摄取抑制药，对 5 - HT 再摄取几乎无影响。

(2) 其镇静作用和对血压的影响与丙米嗪类似。

(3) 增加心率。

【临床应用】 治疗抑郁症。

【不良反应及注意事项】 治疗剂量可见口干、便秘、眩晕、头痛、心悸等。

3. 去甲替林

【药理作用】

(1) 抑制 NA 摄取远强于对 5 - HT 的摄取。

（2）治疗内源性抑郁症效果优于反应性抑郁症，显效快。

【不良反应及注意事项】

（1）过量可引起的心律失常。

（2）可引起双相抑郁症病人躁狂症发作。

（3）可降低惊厥发作阈，癫痫病人应慎用。

三、5 – HT 再摄取抑制药

1. 氟西汀

【药理作用】 强效选择性 5 – HT 摄取抑制药。

【临床应用】

（1）治疗抑郁症。

（2）治疗神经性贪食症。

【不良反应及注意事项】

（1）偶有恶心呕吐、厌食、体重下降、震颤、性欲降低等。

（2）肝病者服用后半衰期延长，须慎用。

（3）肾功能不全者，长期用药须减量，延长服药间隔时间。

（4）与 MAO 抑制剂合用时须警惕"血清素综合征"的发生。

（5）心血管疾病、糖尿病者应慎用。

2. 帕罗西汀

（1）强效 5 – HT 摄取抑制药，增高突触间隙递质浓度而发挥治疗抑郁症的作用。

（2）常见不良反应：口干、便秘、视物模糊、震颤、头痛、恶心等。

（3）禁与 MAO 抑制剂联用，避免显著升高脑内 5 – HT 水平而致"血清素综合征"。

3. 舍曲林

（1）是一选择性抑制 5 – HT 再摄取的抗抑郁药，可用于各类抑郁症的治疗，并对强迫症有效。

（2）主要不良反应为：口干、恶心、腹泻、男性射精延迟、震颤、出汗等。

（3）禁与 MAO 抑制剂合用。

四、其他抗抑郁药

1. 曲唑酮

【体内过程】口服后吸收快速、完全，血浆蛋白结合率为 89% ~95%，在肝脏代谢。

【作用机制】具有 α_2 受体阻断剂的特点，可翻转可乐定的中枢性心血管效应。

【临床应用】治疗抑郁症，具有镇静作用，适于夜间给药。

【不良反应】

（1）较少，偶有恶心、呕吐、体重下降、心悸、直立性低血压等。

（2）过量中毒会出现惊厥、呼吸停止等。

2. 米安舍林

【作用机制】对突触前 α_2 肾上腺素受体有阻断作用。通过抑制负反馈而使突触前 NA 释放增多。

【不良反应】常见头晕、嗜睡等。

3. 米氮平

【作用机制】通过阻断突触前 α_2 肾上腺素受体而增加 NA 的释放，间接提高 5 - HT 的更新率而发挥抗抑郁作用，抗抑郁效果与阿米替林相当。

【主要不良反应】食欲增加及嗜睡。

4. 吗氯贝胺

【作用机制】是选择性 MAO - A 抑制药，影响 5 - HT 和 NE 代谢。

【不良反应】主要是头痛、头晕、出汗、心悸、失眠、直立性低血压和体重增加等。

小结速览

抗精神失常药
- 抗精神病药
  - 吩噻嗪类：氯丙嗪
    - 作用机制
      - 拮抗脑内边缘系统多巴胺（DA）受体
      - 拮抗肾上腺素 α 受体和 M 胆碱受体
    - 药理作用
      - 抑制中枢神经系统、镇吐、降低体温
      - 扩张血管、血压下降
      - 增加催乳素分泌，抑制垂体生长激素的分泌
    - 临床应用：精神分裂症、呕吐和顽固性呃逆、低温麻醉与人工冬眠
  - 硫杂蒽类：氯普噻吨、氟哌噻吨
- 抗躁狂症药：碳酸锂——作用机制：抑制去极化、Ca^{2+} 依赖的 NE 和 DA 从神经末梢的释放
- 抗抑郁症药
  - 三环类抗抑郁症药：丙米嗪
    - 作用机制：阻断 NA、5-HT 在神经末梢的再摄取
    - 临床应用：治疗抑郁症、遗尿症、焦虑和恐惧症
  - NA 摄取抑制药：地昔帕明
    - 作用机制：强 NA 摄取抑制剂
    - 临床应用：轻、中度的抑郁症
  - 5-HT 再摄取抑制药：氟西汀
    - 作用机制：强效选择性 5-HT 摄取抑制药
    - 临床应用：治疗抑郁症、神经性贪食症

第十九章 镇 痛 药

● **重点** 吗啡的临床应用及禁忌证。

○ **难点** 吗啡的药理作用。

★ **考点** 哌替啶的临床应用。

第一节 阿片受体激动药

一、吗啡

【体内过程】

1. 口服胃肠道吸收快，首过消除明显，生物利用度约为 25%。常注射给药，硬膜外或椎管内注射可快速渗入脊髓发挥作用。

2. 吸收后约 1/3 与血浆蛋白结合，游离型吗啡迅速分布于全身，血流丰富的组织如肺、肝、肾和脾等浓度最高。

【药理作用】

1. 中枢神经系统

（1）镇痛作用

1）具有强大的镇痛作用。对绝大多数急性痛和慢性痛的镇痛效果良好。

2）对持续性慢性钝痛作用大于间断性锐痛，对神经性疼痛效果差。

（2）镇静、致欣快作用

1）改善由疼痛所引起的焦虑、紧张、恐惧等情绪反应，产生镇静作用，提高对疼痛的耐受力。

2）给药后，患者常出现嗜睡、理智障碍等，在安静环境易诱导入睡，但易被唤醒。

3）可引起欣快症，表现为满足感和飘然欲仙等。

（3）抑制呼吸

1）治疗量即可抑制呼吸，使呼吸频率减慢、潮气量降低、每分通气量减少。

2）呼吸抑制是吗啡急性中毒致死的主要原因。

（4）镇咳

1）直接抑制咳嗽中枢，使咳嗽反射减轻或消失，产生镇咳作用。

2）该作用与其镇痛和呼吸抑制作用无关。

（5）缩瞳

1）兴奋支配瞳孔的副交感神经，引起瞳孔括约肌收缩，使瞳孔缩小。

2）中毒时瞳孔极度缩小，针尖样瞳孔为其中毒特征。

（6）其他

1）作用于下丘脑体温调节中枢，调节体温，使体温略有降低；长期大剂量应用，体温可升高。

2）兴奋延髓催吐化学感受区，引起恶心和呕吐。

3）抑制下丘脑释放促性腺激素释放激素（GnRH）和促肾上腺皮质激素释放激素（CRH），降低血浆促肾上腺皮质激素（ACTH）、黄体生成素（LH）和卵泡刺激素（FSH）的浓度。

2. 平滑肌

胃肠道平滑肌	①提高胃肠道平滑肌张力，减少其蠕动
	②提高小肠及大肠平滑肌张力，减弱推进性蠕动，并抑制消化腺的分泌
	③易引起便秘

胆道平滑肌	治疗量吗啡引起胆道奥迪括约肌痉挛性收缩，使胆道排空受阻，可致上腹不适甚至胆绞痛
其他平滑肌	降低子宫张力可延长产妇分娩时程；提高膀胱外括约肌张力和膀胱容积，引起尿潴留；大剂量可引起支气管收缩，诱发或加重哮喘

3. 心血管系统　对心率及节律均无明显影响，能扩张血管、降低外周阻力，当病人由仰卧位转为直立时可发生直立性低血压。

4. 免疫系统

（1）对免疫系统有抑制作用。

（2）可抑制人类免疫缺陷病毒（HIV）蛋白诱导的免疫反应。

【作用机制】

1. 阿片肽在体内的分布广泛。

2. 阿片肽起着调节神经递质释放的作用，对痛觉、神经内分泌、心血管活动和免疫反应起重要调节作用。

【临床应用】

1. 镇痛

（1）对多种疼痛均有效，可缓解或消除严重创伤、烧伤、手术等引起的剧痛和晚期癌症疼痛。

（2）对内脏平滑肌痉挛引起的绞痛，如胆绞痛和肾绞痛加用解痉药如阿托品可有效缓解。

（3）对心肌梗死引起的剧痛，能缓解疼痛和减轻焦虑，扩血管作用可减轻患者心脏负担。

2. 心源性哮喘

（1）作用机制

1）扩张外周血管，降低外周阻力，减轻心脏前、后负荷，有利于肺水肿的消除。

2）镇静作用又有利于消除患者的焦虑、恐惧情绪。

3）降低呼吸中枢对 CO_2 的敏感性，减弱过度的反射性呼吸兴奋，有利于心源性哮喘的治疗。

（2）当病人伴有休克、昏迷、严重肺部疾患或痰液过多时禁用。

3. 腹泻 适用于急、慢性消耗性腹泻以减轻症状。

【不良反应】

1. 治疗量吗啡 可引起眩晕、恶心、便秘、呼吸抑制、排尿困难（老年多见）、胆道压力升高甚至胆绞痛、直立性低血压（低血容量者易发生）等。

2. 耐受性及依赖性

3. 急性中毒

（1）主要表现为昏迷、深度呼吸抑制以及针尖样瞳孔。常伴有血压下降、严重缺氧以及尿潴留。

（2）呼吸麻痹是致死的主要原因。抢救措施为人工呼吸、适量给氧以及静脉注射阿片受体阻断药纳洛酮。

【禁忌证】

1. 禁用于分娩止痛。

2. 禁用于哺乳期妇女止痛。

3. 禁用于支气管哮喘及肺心病患者。

4. 颅脑损伤所致颅内压增高的患者、肝功能严重减退患者及新生儿和婴儿禁用。

二、可待因

【药理作用】 药理作用与吗啡相似，作用较吗啡弱，无明显的镇静作用。

【临床应用】 用于中等程度疼痛和剧烈干咳。

【不良反应】无明显便秘、尿潴留及直立性低血压等副作用，欣快及成瘾性也低于吗啡。

三、哌替啶

又名度冷丁，是目前临床常用的人工合成镇痛药。

【体内过程】

1. 口服易吸收。

2. 皮下或肌注吸收更迅速，起效更快，临床常用注射给药。

3. 该药血浆蛋白结合率为60%。能透过胎盘屏障，进入胎儿体内。

【药理作用】

1. 主要激动 μ 型阿片受体。

2. 具有镇静、呼吸抑制、致欣快和扩血管作用。

3. 提高平滑肌和括约肌的张力，作用时间短，较少引起便秘和尿潴留。

4. 大剂量哌替啶可引起支气管平滑肌收缩。

5. 有轻微兴奋子宫作用，但不延缓产程。

【临床应用】

1. 镇痛

（1）可替代吗啡用于创伤、术后以及晚期癌症等各种剧痛。

（2）用于内脏绞痛须与解痉药如阿托品合用。

2. 心源性哮喘　可替代吗啡治疗心源性哮喘，且效果良好。

3. 麻醉前给药及人工冬眠

（1）麻醉前给予哌替啶，可减少麻醉药用量及缩短诱导期。

（2）与氯丙嗪、异丙嗪组成冬眠合剂，氯丙嗪可增强哌替啶的药理作用。

【不良反应】

（1）治疗量可致眩晕、口干、恶心、呕吐、心悸和直立性低血压等。

（2）剂量过大可明显抑制呼吸。

（3）偶可致震颤、肌肉痉挛、反射亢进甚至惊厥，中毒解救时可配合抗惊厥药。

【药物相互作用】

1. 与单胺氧化酶抑制药合用可引起谵妄、高热、多汗、惊厥、严重呼吸抑制、昏迷甚至死亡。

2. 氯丙嗪、异丙嗪、三环类抗抑郁药加重哌替啶的呼吸抑制作用。

四、美沙酮

为 μ 受体激动药，镇痛作用主要为左旋美沙酮。

【体内过程】 本品口服吸收良好，血浆蛋白结合率为90％，主要在肝脏代谢。酸化尿液，可增加其排泄。

【药理作用】

1. 镇痛作用强度与吗啡相当，持续时间较长，镇静作用较弱，耐受性与成瘾性发生较慢，戒断症状略轻。

2. 抑制呼吸、缩瞳、引起便秘及升高胆道内压等作用也较吗啡弱。

【临床应用】 适用于创伤、手术及晚期癌症等所致剧痛，亦可用于吗啡、海洛因等成瘾的脱毒治疗。

【不良反应】

1. 可致恶心、呕吐、便秘、头晕、口干和抑郁等。

2. 长期用药易致多汗、淋巴细胞数增多、血浆白蛋白和糖蛋白以及催乳素含量升高。

3. 皮下注射有局部刺激作用，可致疼痛和硬结。

【禁忌证】禁用于分娩止痛。

五、芬太尼及其同系物

1. 芬太尼

【作用机制】为 μ 受体激动药，属短效镇痛药。

【药理作用】作用与吗啡相似，镇痛效力为吗啡的 100 倍。

【体内过程】血浆蛋白结合率为 84%，经肝脏代谢而失活。

【临床应用】主要用于麻醉辅助用药和静脉复合麻醉或与氟哌利多合用产生神经阻滞镇痛。

【不良反应】

（1）眩晕、恶心、呕吐及胆道括约肌痉挛。

（2）大剂量产生明显肌肉僵直。

（3）静脉注射过快可致呼吸抑制。

（4）反复用药能产生依赖性。不宜与单胺氧化酶抑制药合用。

【禁忌证】禁用于支气管哮喘、重症肌无力、颅脑肿瘤或颅脑外伤引起昏迷的患者以及 2 岁以下小儿。

2. 舒芬太尼和阿芬太尼

【作用机制】主要作用于 μ 受体，对 δ 和 κ 受体作用较弱。

【药理作用】舒芬太尼的镇痛作用强于芬太尼，而阿芬太尼弱于芬太尼。

【体内过程】两药起效快，作用时间短，为超短效镇痛药。两药血浆蛋白结合率为 90%，均在肝脏代谢失活。

【临床应用】常用于心血管手术麻醉。

第二节 阿片受体部分激动药

一、喷他佐辛

又名镇痛新。为阿片受体部分激动药，可激动 κ 受体和拮抗 μ 受体。

【体内过程】

1. 口服、皮下和肌注均吸收良好，口服首过消除明显，仅20% 药物进入体循环。

2. 血浆蛋白结合率为 60%，能透过胎盘屏障，主要经肝脏代谢。

【药理作用】

1. 镇痛作用、呼吸抑制作用较吗啡弱。

2. 用量达 60~90mg，则可产生精神症状，如烦躁不安、梦魇、幻觉，可用纳洛酮拮抗。

3. 大剂量可加快心率和升高血压。

【临床应用】

适用于各种慢性疼痛，对剧痛的止痛效果不及吗啡。

【不良反应】

1. 常见不良反应有嗜睡、眩晕、出汗、轻微头痛，恶心、呕吐少见。

2. 剂量增大能引起烦躁、幻觉、思维障碍和发音困难等。

3. 局部反复注射，可使局部组织产生无菌性脓肿、溃疡和瘢痕形成，故注射时应常更换注射部位。

【禁忌证】

1. 能增加心脏负荷，故不适用于心肌梗死时的疼痛。

2. 本品与吗啡合用可加重吗啡的戒断症状。

二、布托啡诺

【药理作用】为阿片受体部分激动药。镇痛效力和呼吸抑制作用较吗啡强，但呼吸抑制程度不随剂量增加而加重。

【临床应用】用于缓解中、重度疼痛，如术后、外伤和癌症疼痛以及肾或胆绞痛等。也可作麻醉前用药。

【不良反应】常见的有镇静、乏力、出汗，个别出现飘浮感、精神错乱等。久用产生依赖性。

三、丁丙诺啡

【作用机制】是一种 μ 受体部分激动药。以激动 μ 受体和 κ 受体为主，对 δ 受体有拮抗作用。镇痛效力为吗啡 25 倍。

【临床应用】同布托啡诺，也可用于吗啡或海洛因成瘾的脱毒治疗。

第三节　其他镇痛药

一、曲马多

【药理作用】中枢性镇痛药，镇痛效力与喷他佐辛相当，镇咳效力为可待因的 1/2。

【临床应用】适用于中度以上的急、慢性疼痛，如手术、创伤、分娩及晚期癌症疼痛等。

【不良反应】

1. 偶有多汗、头晕、恶心、呕吐、口干、疲劳等，可引起癫痫。

2. 静脉注射过快可有颜面潮红、一过性心动过速。

3. 成瘾性。

【药物相互作用】

1. 抗癫痫药卡马西平可降低其血药浓度，减弱其镇痛作用。

2. 安定类药可增强其镇痛作用，合用时应调整剂量。

二、布桂嗪

【药理作用】镇痛效力约为吗啡的 1/3。

【临床应用】多用于偏头痛、三叉神经痛、炎症性及外伤性疼痛、关节痛、痛经及晚期癌疼痛。

【不良反应】偶有恶心、头晕、困倦等神经系统反应，停药后即消失。有一定的成瘾性。

三、延胡索乙素及罗通定

【药理作用】镇静、安定、镇痛和中枢性肌肉松弛作用。

【临床应用】

1. 可用于治疗胃肠及肝胆系统等引起的钝痛、一般性头痛以及脑震荡后头痛。

2. 用于痛经及分娩止痛。

第四节 阿片受体拮抗药

纳洛酮

【药理作用】对各型阿片受体都有竞争性拮抗作用，作用强度依次为 $\mu > \kappa > \delta$ 受体。

【体内过程】口服易吸收，首过消除明显，故常静脉给药。

【药物相互作用】

与巴比妥类药物合用或长期饮酒诱导肝微粒体酶，可缩短血浆半衰期。

【临床应用】

1. 阿片类药急性中毒。

2. 解救呼吸抑制及其他中枢抑制症状。

3. 阿片类药物成瘾者的鉴别诊断。

4. 对急性酒精中毒、休克、脊髓损伤、中风以及脑外伤等也有一定的疗效。

小结速览

镇痛药
- 阿片受体激动药
  - 吗啡
    - 药理作用
      - 中枢神经系统：镇痛、镇静、致欢快、抑制呼吸、镇咳、缩瞳
      - 平滑肌：抑制胃肠道蠕动、消化液分泌；引起胆道奥迪括约肌痉挛性收缩
      - 扩张血管，降低外周阻力
      - 抑制免疫系统
    - 临床应用：镇痛、心源性哮喘、腹泻
  - 可待因：用于中等程度疼痛和剧烈干咳
  - 哌替啶
    - 药理作用：镇静、呼吸抑制、致欣快和扩血管作用
    - 临床应用：镇痛、心源性哮喘、麻醉前给药及人工冬眠
- 阿片受体部分激动药
  - 喷他佐辛：适用于各种慢性疼痛
  - 布托啡诺：缓解中、重度疼痛
- 其他镇痛药
  - 曲马多：适用于中度以上的急、慢性疼痛
  - 布桂嗪：多用于偏头痛、三叉神经痛、痛经及晚期癌疼痛
- 阿片受体拮抗药：纳洛酮
  - 药理作用：对各型阿片受体都有竞争性拮抗作用
  - 临床应用：阿片类药急性中毒、解救呼吸抑制及其他中枢抑制症状

第二十章　解热镇痛抗炎药

- ● **重点**　阿司匹林的药理作用。
- ○ **难点**　非选择性环氧化酶抑制药的临床应用及不良反应。
- ★ **考点**　阿司匹林的不良反应。

第一节　概　　述

解热镇痛抗炎药

1. 又称为非甾体抗炎药（NSAIDs），具有解热、镇痛、抗炎、抗风湿的作用。阿司匹林是该类药物的代表药。

2. NSAIDs 主要的共同作用机制是抑制体内前列腺素（PG）的生物合成。

3. 作用机制

（1）抗炎作用：作用机制是抑制体内环氧酶（COX）的生物合成。COX 有 COX-1 和 COX-2 两种同工酶。

1）COX-1 为结构型，主要存在于血管、胃、肾等组织中，参与血管舒缩、血小板聚集、胃黏膜血流、胃黏液分泌及肾功能等的调节，其功能与保护胃肠黏膜、调节血小板聚集、调节外周血管阻力和调节肾血流量分布有关。

2）COX-2 为诱导型，各种化学、物理性损伤和生物因子激活磷脂酶水解细胞膜磷脂，生成花生四烯酸（AA）；经 COX-2 催化加氧生成前列腺素（PGs）。

（2）镇痛作用

1）中等程度的镇痛作用。

2）对临床常见的慢性钝痛如头痛、牙痛、神经痛、肌肉或关节痛、痛经等有良好镇痛效果。

3）不产生欣快感与成瘾性。

（3）解热作用

1）当体温升高时，能促使升高的体温恢复到正常水平。

2）对正常的体温没有明显的影响。

4. 常见不良反应

（1）胃肠道反应：胃肠功能紊乱是最常见的应用 NSAIDs 的不良反应，表现为上腹不适、恶心、呕吐、出血和溃疡等症状。

（2）皮肤反应。

（3）肝、肾损害，心血管系统不良反应、抑制血小板聚集、中枢神经系统反应。

第二节　非选择性环氧化酶抑制药

一、水杨酸类

水杨酸类药物包括阿司匹林和水杨酸钠。本类药物最常见的是阿司匹林。

（一）阿司匹林

阿司匹林又称乙酰水杨酸。

【体内过程】口服后迅速被胃肠道黏膜吸收，大部分在小肠中吸收。血浆蛋白结合率高达 80% ~ 90%。

【药理作用及临床应用】

1. 解热镇痛及抗风湿

（1）有较强的解热、镇痛作用。

（2）能减轻炎症引起的红、肿、热、痛等症状，迅速缓解风湿性关节炎的症状，可作为急性风湿热的鉴别诊断依据。

2. 影响血小板的功能

低浓度	使 PG 合成酶（COX）活性中心的丝氨酸乙酰化失活，不可逆地抑制血小板环氧酶，减少血小板中血栓素 A_2（TXA_2）的生成，而影响血小板的聚集及抗血栓形成，达到抗凝作用
高浓度	直接抑制血管壁中 PG 合成酶，减少了前列环素合成。PGI_2 是 TXA_2 的生理对抗剂，它的合成减少可能促进血栓形成
临床上采用小剂量（50 ~ 100mg）	阿司匹林用于防止血栓形成，以治疗缺血性心脏病和脑缺血病患者

3. 儿科用药　用于皮肤黏膜淋巴综合征（川崎病）的治疗。

【不良反应】

1. 胃肠道反应

（1）最常见。口服可直接刺激胃黏膜，引起上腹不适、恶心、呕吐。

（2）血药浓度高则刺激延髓催吐化学感应区（CTZ），也可致恶心及呕吐。

（3）较大剂量口服（抗风湿治疗）可引起胃溃疡及无痛性胃出血，原有溃疡病者，症状加重。

2. 加重出血倾向

（1）能不可逆抑制环氧酶，对血小板合成血栓素 A_2 有强大而持久抑制作用，血管内皮有合成环氧酶的能力，对前列环素的合成抑制弱而短暂。结果血液中 TXA_2/PGI_2 比率下降，血小板凝集受到抑制，使血液不易凝固，出血时间延长。

（2）大剂量可以抑制凝血酶原的形成，引起凝血障碍，加重出血倾向，维生素 K 可以预防。

（3）严重肝病，有出血倾向的疾病如血友病患者、产妇和孕妇禁用。如需手术患者，术前 1 周应停用阿司匹林。

3. 水杨酸反应

（1）剂量过大（5g/d）时，可出现头痛、眩晕、恶心、呕吐、耳鸣、视、听力减退，总称为水杨酸反应，是水杨酸类中毒的表现。

（2）严重者可出现过度呼吸、高热、脱水、酸碱平衡失调，甚至精神错乱。

（3）解救：严重中毒者应立即停药，静脉滴入碳酸氢钠溶液以碱化尿液，加速水杨酸盐自尿液排泄。

4. 过敏反应

（1）少数患者可出现荨麻疹、血管神经性水肿和过敏性休克。

（2）某些哮喘患者服用阿司匹林或其他解热镇痛药后可**诱发哮喘**，称为"阿司匹林哮喘"。

（3）肾上腺素治疗"阿司匹林哮喘"无效，可用抗组胺药和糖皮质激素治疗。

（4）哮喘、鼻息肉及慢性荨麻疹患者禁用阿司匹林。

5. 瑞夷综合征

（1）在儿童感染病毒性疾病如流感、水痘、麻疹、流行性腮腺炎等使用阿司匹林退热时，偶可引起急性肝脂肪变性 – 脑病综合征（瑞夷综合征），以肝衰竭合并脑病为突出表现，少见，预后恶劣。

（2）病毒感染患儿不宜用阿司匹林，可用对乙酰氨基酚代替。

6. 对肾脏的影响

（1）对正常肾功能无明显影响。

（2）老年人，伴有心、肝、肾功能损害的患者，可引起水肿、多尿等肾小管功能受损的症状。

【药物相互作用】

1. 与口服抗凝血药双香豆素合用时易引起出血。

2. 与肾上腺皮质激素合用，易诱发溃疡及出血。

3. 与磺酰脲类口服降糖药合用引起低血糖反应。

4. 与丙戊酸、呋塞米等弱碱性药物合用时，增加各自的游离血药浓度。

（二）双水杨酯

本品属非乙酰化水杨酸。抗炎镇痛作用类似阿司匹林，但不具有抑制血小板聚集的作用。可用于缓解各类疼痛，包括头痛、牙痛及神经痛等中等度疼痛，对各类急、慢性关节炎和软组织风湿具有一定的疗效。

二、苯胺类

对乙酰氨基酚

【药理作用】又名扑热息痛，其解热镇痛作用与阿司匹林相似，但无明显的抗炎作用。

【体内过程和临床应用】口服易吸收，主要用于退热和镇痛。

【不良反应】短期不良反应轻，常见恶心和呕吐，偶见皮疹、药物热和黏膜损害等过敏反应。

三、吲哚类

吲哚美辛

【体内过程】口服吸收迅速而完全，吸收后90%与血浆蛋白结合，主要在肝代谢。

【药理作用及临床应用】

1. 是最强的 PG 合成酶抑制药之一，抗炎作用比阿司匹林强 10～40 倍。

2. 有显著抗炎及解热作用，对炎性疼痛有明显镇痛效果。

3. 仅用于其他药物不能耐受或疗效不显著的病例。

4. 对急性风湿性及类风湿性关节炎，约 2/3 患者可得到明显改善。

5. 对关节强直性脊椎炎、骨关节炎有效。

6. 对癌性发热及其他不易控制的发热常能见效。

【不良反应】

1. 胃肠反应　食欲减退、恶心、腹痛、上消化道溃疡；偶可穿孔、出血、腹泻；还可引起急性胰腺炎。

2. 中枢神经系统　25%～50% 患者有前额头痛、眩晕，偶有精神失常。

3. 造血系统　可引起粒细胞减少、血小板减少、再生障碍性贫血等。

4. 过敏反应　常见为皮疹，严重者可诱发哮喘。"阿司匹林哮喘"者禁用本药。

四、芳基乙酸类

双氯芬酸

【药理作用】　为环氧化酶抑制药。解热、镇痛、抗炎效应强于吲哚美辛、萘普生等。

【体内过程】　口服吸收迅速，有首过消除，口服生物利用度约 50%，血浆蛋白结合率 99%。

【临床应用】　常用于类风湿性关节炎、粘连性脊椎炎、非炎性关节痛、椎关节炎等引起的疼痛。

【不良反应】　与阿司匹林相同，偶见肝功能异常，白细胞减少。

五、芳基丙酸类

布洛芬

【药理作用】本类药物为非选择性 COX 抑制剂。有明显的抗炎、解热、镇痛作用。

【作用机制】通过抑制环氧化酶，抑制 PG 的产生。

【临床应用】主要用于风湿性关节炎、骨关节炎、强直性关节炎、急性肌腱炎等，也可用于痛经的治疗。

【不良反应】胃肠道反应是最常见的，主要有恶心、上腹部不适，长期使用可引起胃出血，以及头痛、耳鸣、眩晕等中枢神经系统症状。

六、烯醇酸类

	吡罗昔康	美洛昔康	氯诺昔康
体内过程	口服吸收完全	血浆蛋白结合率 99%	食物能明显延缓和减少吸收
药理作用与应用	主要用于治疗风湿性及类风湿关节炎，效力与吲哚美辛相似	对 COX-2 的选择性抑制作用比 COX-1 高 10 倍，其适应证与吡罗昔康相同	镇痛作用强大，可用于缓解术后疼痛、剧烈坐骨神经痛及强直性脊柱炎的慢性疼痛
不良反应	偶见头晕、水肿、胃部不适、腹泻或便秘、粒细胞减少、再生障碍性贫血等，长期服用可引起胃溃疡及大出血	较低治疗量时胃肠道不良反应少，剂量过大或长期服用可致消化道出血、溃疡	

七、吡唑酮类

保泰松

【药理作用】具有很强的抗炎、抗风湿作用,而解热作用较弱。

【体内过程】口服保泰松吸收完全迅速,蛋白结合率达90%。主要经肝脏代谢。

【临床应用】治疗风湿性及类风湿性关节炎,强直性脊柱炎。

八、烷酮类

萘丁美酮

【体内过程】该药吸收后被迅速代谢成主要活性物质 6 - MNA,80% 经肾脏排泄,10% 从粪便排出。

【临床应用】治疗类风湿关节炎,疗效较好,不良反应较轻。

九、异丁芬酸类

舒林酸

【药理作用】在体内转化为磺基代谢物才有解热、镇痛、抗炎活性,效应强度不及吲哚美辛,但强于阿司匹林。

【适应证】与吲哚美辛相似。

【不良反应】胃肠反应发生率较低,肾毒性和中枢神经系统不良反应发生率也低于吲哚美辛。

第三节　选择性环氧化酶 - 2 抑制药

一、塞来昔布

【药理作用】具有抗炎、镇痛和解热作用。塞来昔布抑制 COX - 2 的作用较 COX - 1 高 375 倍,是选择性的 COX - 2 抑制药。

【体内过程】口服易吸收，血浆蛋白结合率高，主要在肝脏通过 CYP2C9 代谢。

【临床应用】用于风湿性、类风湿性关节炎和骨关节炎的治疗，也可用于手术后镇痛、牙痛、痛经。

【不良反应】胃肠道不良反应、出血和溃疡发生率均较其他非选择性非甾体抗炎药低，可能有其他非甾体抗炎药引起的水肿、多尿和肾损害；心血管系统不良反应较为严重。

【禁忌证】对有血栓形成倾向的患者需慎用，磺胺类过敏的患者禁用。

二、罗非昔布

【药理作用】对 COX－2 有高度的选择性抑制作用，具有解热、镇痛和抗炎作用，但不抑制血小板聚集。

【体内过程】治疗剂量时口服吸收良好，血浆蛋白结合率仅为 87%。

【临床应用】主要用于治疗骨关节炎。

三、尼美舒利

【药理作用】是一种新型非甾体抗炎药。具有抗炎、镇痛和解热作用，对 COX－2 的选择性抑制作用较强。

【体内过程】口服后吸收迅速完全，其蛋白结合率高达 99%，生物利用度高。

【临床应用】常用于类风湿性关节炎和骨关节炎、腰腿痛、牙痛、痛经的治疗。

小结速览

解热镇痛抗炎药
- 非选择性环氧化酶抑制药
  - 水杨酸类：阿司匹林
    - 药理作用：解热镇痛及抗风湿、影响血小板的功能
    - 临床应用：急性风湿热的鉴别诊断、防止血栓形成、川崎病的治疗
    - 不良反应：胃肠道反应、加重出血倾向、水杨酸反应、过敏反应
  - 苯胺类：对乙酰氨基酚
    - 药理作用：解热镇痛、无明显抗炎作用
    - 临床应用：退热和镇痛
  - 吲哚类：吲哚美辛
    - 药理作用：抑制 PG 的生物合成
    - 临床应用：解热抗炎、急性风湿热
- 选择性环氧化酶-2抑制药
  - 塞来昔布
    - 药理作用：抑制 COX-2 的作用
    - 临床应用：风湿性、类风湿性关节炎和骨关节炎的治疗
  - 尼美舒利
    - 药理作用：选择性抑制 COX-2
    - 临床应用：治疗类风湿性关节炎和骨关节炎、腰腿痛

第二十一章　离子通道概论及钙通道阻滞药

第一节　离子通道概论

一、离子通道的分类

1. 按激活方式分

（1）电压门控离子通道。

（2）配体门控离子通道。

（3）机械门控离子通道。

2. 按离子选择性分　钠通道、钙通道、钾通道和氯通道四大类。

（一）钠通道

钠通道是选择性允许 Na^+ 跨膜通过的离子通道。为电压门控离子通道，主要功能是维持细胞膜兴奋性及其传导。根据对钠通道阻滞剂河豚毒素（TTX）和芋螺毒素（μCTX）的敏感性分类如下。

神经类	对 TTX 敏感性高，而对 μCTX 敏感性低
骨骼肌类	对 TTX 和 μCTX 敏感性均高
心肌类	对 TTX 和 μCTX 敏感性均低

（二）钙通道

钙通道分类：电压门控钙通道和配体门控钙通道。

1. 电压门控钙通道　目前已克隆出 L、N、T、P、Q 和 R 六种亚型的电压依赖性钙通道。

亚型	存在部位	钙电流特性	阻滞剂
L	心脏，神经	作用持续时间长，激活电压高，电导较大	维拉帕米，二氢吡啶类，Cd^{2+}
T	心脏，神经	作用持续时间短，电导小，激活电压低且迅速失活	氟桂利嗪，合成的蜘蛛毒素，Ni^{2+}
N	神经	作用持续时间短，激活电压高	ω－CTX－GVIA，Cd^{2+}
P	小脑浦氏细胞	作用持续时间长，激活电压高	ω－CTX－MYIIC，ω－Aga－IVA
Q	小脑颗粒细胞		
R	神经		

注：ω－CTX，ω－芋螺毒素；Aga－IVA，一种蜘蛛毒素。

2. 配体门控钙通道　存在于细胞器如肌质网（SR）和内质网（ER）膜上，是内钙释放进入胞质的途径。

主要的两种钙释放通道如下。

（1）Ryanodine 受体钙释放通道分布在骨骼肌、心肌、平滑肌、脑、内分泌细胞、肝和成纤维细胞等。

（2）IP$_3$作用于细胞器如 ER 或 SR 膜上的 IP$_3$受体引起储 Ca^{2+}释放，称为 IP$_3$受体（IP$_3$Rs）通道。

（三）钾通道

选择性允许 K$^+$跨膜通过的离子通道。是目前发现的亚型最多、作用最复杂的一类离子通道。广泛分布于骨骼肌、神经、心脏、血管、气管、胃肠道、血液及腺体等细胞。按其电生理特性不同分为电压依赖性钾通道、钙依赖性钾通道和内向整流钾通道。

1. 电压依赖性钾通道

（1）外向延迟整流钾通道：与膜的复极化有关。

（2）瞬时外向钾通道：参与动作电位 1 期的复极过程。该通道激活迅速、失活快。

（3）起搏电流（I$_f$）：是窦房结、房室结和希 - 浦系统的起搏电流之一。

2. 钙依赖性钾通道 根据其电导大小分为高（BK）、中（IK）和低（SK）电导钙依赖性钾通道 3 个亚型。

3. 内向整流钾通道

（1）内向整流钾通道。

（2）ATP 敏感的钾通道。

（3）乙酰胆碱激活的钾通道。

（四）氯通道

1. 氯通道包括电压依赖性氯通道、囊性纤维化跨膜转导调节的氯通道、容量调节性氯通道和钙激活的氯通道。

2. 氯通道的生理作用是：在兴奋性细胞稳定膜电位和抑制动作电位的产生；在肥大细胞等非兴奋性细胞维持其负的膜电位，为膜外 Ca^{2+}进入细胞内提供驱动力；该通道还在调节细胞体积、维持细胞内环境稳定起重要作用。

二、离子通道的生理功能

1. 决定细胞的兴奋性、不应性和传导性。
2. 介导兴奋－收缩偶联和兴奋－分泌偶联。
3. 调节血管平滑肌的舒缩活动。
4. 参与细胞跨膜信号转导过程。
5. 维持细胞正常形态和功能完整性。

第二节 作用于离子通道的药物

1. 作用于钠通道的药物 作用于钠通道的药物临床常用的有局部麻醉药、抗癫痫药和 I 类抗心律失常药。

2. 作用于钾通道的药物 作用于钾通道的药物常被称为钾通道调控剂，包括钾通道阻滞药和钾通道开放药。钾通道开放时，K^+ 外流，膜超极化，动作电位时程缩短，继而降低钠通道和钙通道的开放几率，降低膜的兴奋性。钾通道阻滞时，K^+ 外流受到抑制，动作电位时程和有效不应期延长。

（1）钾通道阻滞药：是一类可抑制 K^+ 通过膜通道的药物，种类很多，有无机离子、有机化合物和多种毒素等。

（2）钾通道开放药（PCOs）：是选择性作用于钾通道，增加细胞膜对钾离子的通透性，促进钾离子外流的一类药物。目前合成的钾通道开放药都是作用于 K_{ATP} 通道的。

第三节 钙通道阻滞药

钙离子作为生物细胞的重要信使，参与细胞多种重要功能的调节。**钙通道阻滞药又称钙拮抗药，是一类选择性阻滞钙通道，抑制细胞外 Ca^{2+} 内流，降低细胞内 Ca^{2+} 浓度的药物。**

一、钙通道阻滞药分类

1. 选择性作用于 L 型钙通道的药物

（1）二氢吡啶类 硝苯地平、尼卡地平、尼群地平、氨氯地平、尼莫地平等。

（2）苯并噻氮䓬类 地尔硫䓬、克仑硫䓬、二氯呋利等。

（3）苯烷胺类 维拉帕米、加洛帕米、噻帕米等。

2. 非选择性钙通道阻滞药 主要有普尼拉明、苄普地尔、卡罗维林和氟桂利嗪等。

二、钙通道阻滞药的药动学特性

	口服生物利用度	起效时间	$t_{1/2}$	分布	消除
维拉帕米	20% ~ 35%	<1.5 分钟（静注）30 分钟（口服）	6 小时	90% 与血浆蛋白结合	70% 由肾脏排出；15% 胃肠道消除
硝苯地平	45% ~ 70%	< 1 分钟（静注）5 ~ 20 分钟（口服，舌下）	4 小时	90% 与血浆蛋白结合	肝脏代谢；80% 原药及代谢产物由尿排出
地尔硫䓬	40% ~ 65%	< 3 分钟（静注）> 30 分钟（口服）	3 ~ 4 小时	70% ~ 80% 与血浆蛋白结合	肝脏灭活后由粪便排出

三、钙通道阻滞药的作用机制

1. 维拉帕米 从细胞膜内侧阻滞钙通道，作用于开放状态的通道，具有频率依赖性和使用依赖性。

2. 硝苯地平 从细胞膜外侧阻滞钙通道，抑制失活状态的通道，频率依赖性较弱。

四、钙通道阻滞药的药理作用及临床应用

【药理作用】

1. 对心肌的作用

（1）负性肌力作用

1）钙通道阻滞药使心肌细胞内 Ca^{2+} 量减少，因而呈现负性肌力作用。明显降低心肌收缩性，使心肌兴奋收缩脱偶联，降低心肌耗氧量。

2）钙通道阻滞药还能舒张血管平滑肌降低血压，使交感神经活性反射性增高，抵消部分负性肌力作用。

（2）负性频率和负性传导作用

1）窦房结和房室结等慢反应细胞的 0 相除极和 4 相缓慢除极均是由 Ca^{2+} 内流所引起，它们的传导速度和自律性由 Ca^{2+} 内流所决定，因而钙通道阻滞药能减慢房室结的传导速度，降低窦房结自律性，而减慢心率。

2）对心脏的负性频率和负性传导作用以维拉帕米和地尔硫䓬的作用最强；而硝苯地平可因其扩张血管作用强，对窦房结和房室结的作用弱，还能反射性加快心率。

2. 对平滑肌的作用

（1）血管平滑肌

1）血管收缩时所需要的 Ca^{2+} 主要来自细胞外，故血管平滑肌对钙通道阻滞药的作用很敏感。

2）该类药物能明显舒张血管，主要舒张动脉，对静脉影响较小。动脉中又以冠状血管较为敏感，能舒张大的输送血管和小的阻力血管，增加冠脉流量及侧支循环量，治疗心绞痛有效。

3）脑血管也较敏感，尼莫地平舒张脑血管作用较强，能增加脑血流量。

4）钙通道阻滞药也舒张外周血管，解除其痉挛，可用于治疗外周血管痉挛性疾病。

（2）其他平滑肌：钙通道阻滞药对支气管平滑肌的松弛作用较为明显，较大剂量也能松弛胃肠道、输尿管及子宫平滑肌。

3. 抗动脉粥样硬化作用

（1）减少钙内流，减轻了 Ca^{2+} 超载所造成的动脉壁损害。

（2）抑制平滑肌增殖和动脉基质蛋白质合成，增加血管壁顺应性。

（3）抑制脂质过氧化，保护内皮细胞。

（4）硝苯地平可因增加细胞内 cAMP 含量，提高溶酶体酶及胆固醇酯的水解活性，有助于动脉壁脂蛋白的代谢，从而降低细胞内胆固醇水平。

4. 对红细胞和血小板结构与功能的影响

（1）对红细胞影响：钙通道阻滞药抑制 Ca^{2+} 内流，减轻 Ca^{2+} 超负荷对红细胞的损伤。

（2）对血小板活化的抑制作用：地尔硫䓬能抑制血栓素（TXA_2）的产生和由 ADP、肾上腺素以及 5 – HT 等所引起的血小板聚集。

5. 对肾脏功能的影响

（1）钙通道阻滞药的舒张血管和降低血压的作用，与已知的舒张血管药物不同，不伴有水、钠潴留作用。

（2）在高血压患者，二氢吡啶类药物，如尼卡地平和非洛地平在降低血压的同时，能明显增加肾血流量，但对肾小球滤过作用影响小。

（3）钙通道阻滞药有排钠利尿作用。

【临床应用】

1. 高血压

（1）二氢吡啶类药物如硝苯地平、尼卡地平、尼莫地平等扩张外周血管作用较强，用于控制严重高血压患者，后一作用特别适合于并发心源性哮喘的高血压危象患者。

（2）对兼有冠心病的患者，以选用硝苯地平为宜；伴有脑血管病的当用尼莫地平；伴有快速型心律失常者最好选用维拉帕米。

（3）也可以与其他药物合用，如与 β 受体阻断药普萘洛尔合用，以消除硝苯地平因扩血管作用所产生的反射性心动过速。也可与利尿药合用以消除扩血管药可能引起的水钠潴留，并加强其降压效果。

2. 心绞痛　钙通道阻滞药对各型心绞痛都有不同程度的疗效。

变异型心绞痛	常在休息时如夜间或早晨发作，由冠状动脉痉挛所引起。硝苯地平疗效最佳
稳定型（劳累型）心绞痛	常见于冠状动脉粥样硬化患者，钙通道阻滞药通过舒张冠脉，减慢心率，降低血压及心收缩性而发挥治疗效果
不稳定型心绞痛	维拉帕米和地尔硫䓬疗效较好，硝苯地平宜与 β 受体阻断药合用

3. 心律失常

（1）治疗室上性心动过速及后除极触发活动所致的心律失常有良好效果。

（2）维拉帕米和地尔硫䓬减慢心率作用较明显。硝苯地平较差，甚至反射性加速心率，因而不用于治疗心律失常。

4. 脑血管疾病　尼莫地平、氟桂利嗪等可预防由蛛网膜下隙出血引起的脑血管痉挛及脑栓塞。

5. 其他 可用于外周血管痉挛性疾病，预防动脉粥样硬化的发生。也可用于支气管哮喘、偏头痛等。

五、钙通道阻滞药的不良反应及相互作用

1. 钙通道阻滞药常见的不良反应有颜面潮红、头痛、眩晕、恶心、便秘等。维拉帕米与地尔硫䓬严重不良反应有低血压及心功能抑制等。

2. 钙通道阻滞药与血浆蛋白结合率高，用药应注意药物间的相互作用。

小结速览

离子通道概论及钙通道阻滞药

├ 作用于离子通道的药物
│　├ 作用于钠通道的药物：局部麻醉药，抗癫痫药和Ⅰ类抗心律失常药
│　└ 作用于钾通道的药物
│　　├ 钾通道阻滞药
│　　└ 钾通道开放药
│
└ 钙通道阻滞药
　├ 分类
　│　├ 二氢吡啶类
　│　├ 苯并噻氮䓬类
　│　└ 苯烷胺类
　├ 药理作用
　│　├ 对心肌的作用
　│　├ 对平滑肌的作用
　│　├ 抗动脉粥样硬化作用
　│　├ 对红细胞和血小板结构与功能的影响
　│　└ 对肾脏功能的影响
　├ 临床应用：高血压、心绞痛、心律失常、脑血管疾病
　└ 不良反应：颜面潮红、头痛、眩晕、恶心、便秘

第二十二章 抗心律失常药

- ● **重点** 奎尼丁的不良反应。
- ○ **难点** 抗心律失常药的分类。
- ★ **考点** 利多卡因、普萘洛尔、胺碘酮的临床应用。

第一节 心律失常的电生理学基础

一、正常心脏电生理特性

1. 快反应细胞 包括心房肌细胞、心室肌细胞和希－浦细胞。其动作电位 0 相除极由钠电流介导，除极速度快、振幅大。多种内向和外向电流参与快反应细胞的动作电位整个过程。

2. 慢反应细胞 包括窦房结和房室结细胞，其动作电位 0 相除极由 L 型钙电流介导，速度慢、振幅小。静息膜电位不稳定、易除极，因此自律性高。

二、心律失常的发生机制

1. 折返 是指一次冲动下传后，又可顺着另一环形通路折回再次兴奋原已兴奋过的心肌，是引发快速型心律失常的重要机制之一。

2. 自律性升高 交感神经活性增高、低血钾、心肌细胞受到机械牵张时，动作电位 4 相斜率增加，自律性升高。非自律性心肌细胞，如心室肌细胞，在缺血缺氧条件下也会出现异常自律性，这种异常自律性向周围组织扩布也会发生心律失常。

3. 后除极 某些情况下，心肌细胞在一个动作电位后产生一个提前的除极化，称为后除极，后除极的扩布即会触发异常节律，发生心律失常。后除极有两种类型

（1）早后除极（EAD）：是一种发生在完全复极之前的后除极，常发生于复极 2 期或 3 期，动作电位过度延长时易于发生。早后除极所触发的心律失常以尖端扭转型室性心动过速常见。

（2）迟后除极（DAD）：是细胞内钙超载时发生在动作电位完全或接近完全复极时的一种短暂的振荡性除极。诱发迟后除极的因素有强心苷中毒、心肌缺血、细胞外高钙等。

第二节 抗心律失常药的基本作用机制和分类

一、抗心律失常药的基本作用机制

1. 降低自律性 通过降低动作电位 4 相斜率（β 肾上腺素受体拮抗药）、提高动作电位的发生阈值（钠通道或钙通道阻滞药）、增加静息膜电位绝对值（腺苷和乙酰胆碱）、延长动作电位时程（钾通道阻滞药）等方式降低自律性。

2. 减少后除极 钠通道或钙通道阻滞药（如奎尼丁或维拉帕米）可减少迟后除极的发生，缩短动作电位时程的药物可减少早后除极的发生。

3. 延长有效不应期（ERP） 钙通道阻滞药和 β 肾上腺素受体阻断药可减慢房室结的传导，从而抑制传导性而消除房室结折返所致的室上性心动过速。钠通道阻滞药和钾通道阻滞药可延长快反应细胞的 ERP。钙通道阻滞药（维拉帕米）可延长慢反应细胞的 ERP。

二、抗心律失常药的分类

分类	药物
Ⅰ类钠通道阻滞药	Ⅰa类：奎宁丁、普鲁卡因胺
	Ⅰb类：利多卡因、苯妥英钠
	Ⅰc类：普罗帕酮、氟卡尼
Ⅱ类 β 肾上腺素受体阻断药	普萘洛尔
Ⅲ类延长动作电位时程药	胺碘酮
Ⅳ类钙通道阻滞药	维拉帕米、地尔硫草

第三节　常用抗心律失常药

一、Ⅰ类钠通道阻滞药

（一）Ⅰa类

1. 奎尼丁

【药理作用】

（1）低浓度（1μmol/L）：可阻滞 I_{Na}、I_{kr}。

（2）较高浓度：阻滞 I_{ks}、I_{kl}、I_{to} 及 $I_{Ca(L)}$ 作用。

（3）具有明显的抗胆碱作用和阻断外周血管 α 受体作用。

（4）阻滞激活状态的钠通道，并使通道复活减慢，显著抑制异位起搏活动和除极化组织的传导性、兴奋性，并延长除极化组织的不应期。

（5）阻滞钠通道、延长动作电位时程（APD）的作用也使大部分心肌组织的不应期延长。

（6）具有负性肌力作用。

【体内过程】口服后几乎全部被胃肠道吸收，生物利用度为 70% ~ 80%。血浆蛋白结合率约 80%，主要经过 CYP_{450} 氧化代谢。

【临床应用】为广谱抗心律失常药，适用于心房纤颤、心房扑动、室上性和室性心动过速的转复和预防，以及频发室上性和室性期前收缩的治疗。

【不良反应】

（1）用药初期，常见胃肠道反应，恶心、呕吐、腹泻等。

（2）长时间用药，可出现"金鸡纳反应"，表现为头痛、头晕、耳鸣、腹泻、恶心、视力模糊等症状。

（3）心脏毒性较为严重，中毒浓度可致房室及室内传导阻滞。应用奎尼丁的患者 2% ~ 8% 可出现 Q-T 间期延长和尖端扭转型心动过速。

（4）奎尼丁的 α 受体拮抗作用使血管扩张、心肌收缩力减弱、血压下降。

（5）奎尼丁拮抗胆碱作用可增加窦性频率，加快房室传导，治疗心房扑动时能加快心室率。

【药物相互作用】

（1）给予钙通道阻滞药、β 肾上腺素受体阻断药或地高辛以减慢房室传导，降低心室率。

（2）奎尼丁与地高辛合用，使后者肾清除率降低而增加其血药浓度。

（3）与双香豆素、华法林合用，可竞争与血浆蛋白的结合，使后者抗凝血作用增强。

（4）肝药酶诱导剂苯巴比妥能加速奎尼丁在肝中的代谢。

2. 普鲁卡因胺

【药理作用】

（1）对心肌的直接作用与奎尼丁相似，无明显拮抗胆碱及

α肾上腺素受体作用。

（2）降低自律性，减慢传导，延长大部分心脏组织的 APD 和 ERP。

【体内过程】 口服吸收迅速而完全。生物利用度约 80%。

【临床应用】

（1）对房性、室性心律失常均有效。

（2）静脉注射或静脉滴注用于抢救危急病例，但对于急性心肌梗死所致的持续性室性心律失常，普鲁卡因胺不作为首选。

【不良反应】

（1）口服可有胃肠道反应。

（2）静脉给药可引起低血压和传导减慢。

（3）大剂量有心脏抑制作用。

（4）过敏反应较常见，如出现皮疹、药物热、白细胞减少、肌痛等。

（5）中枢不良反应为幻觉、精神失常等。长期应用，少数患者出现红斑狼疮综合征。

（二）Ⅰb类

1. 利多卡因

【药理作用】

（1）对激活和失活状态的钠通道都有阻滞作用，当通道恢复至静息态时，阻滞作用迅速解除。对除极化组织（如缺血区）作用强。对缺血或强心苷中毒所致的除极化型心律失常有较强抑制作用。

（2）抑制参与动作电位复极 2 期的少量钠内流，缩短或不影响浦肯耶纤维和心室肌的 APD，使静息期延长。

（3）能减小动作电位 4 相除极斜率，提高兴奋阈值，降低自律性。

【体内过程】

（1）首过消除明显，生物利用度低，只能非肠道用药。

（2）血浆蛋白结合率约为70%，体内分布广泛。几乎全部在肝中代谢。

【临床应用】 心脏毒性低，主要用于室性心律失常，如心脏手术、心导管术、急性心肌梗死或强心苷中毒所致的室性心动过速或心室纤颤。

【不良反应与注意事项】

（1）肝功不良患者静脉注射过快，可出现头昏、嗜睡或激动不安、感觉异常等。

（2）剂量过大可引起心率减慢、房室传导阻滞和低血压。

（3）Ⅱ、Ⅲ度房室传导阻滞患者禁用。

（4）心衰、肝功能不全者长期滴注后可产生药物蓄积，儿童或老年人应减量。

2. 苯妥英钠

【药理作用】

（1）抑制失活状态的钠通道，减小部分除极的浦肯野纤维4相自发除极速率，降低其自律性。

（2）与强心苷竞争 Na^+，$K^+ - ATP$ 酶，抑制强心苷中毒所致的迟后除极。

【临床应用】

（1）主要用于治疗室性心律失常，特别对强心苷中毒引起的室性心律失常有效。

（2）可用于心肌梗死、心脏手术、心导管术等所引发的室性心律失常。

【不良反应】

（1）快速静注容易引起低血压，高浓度可引起心动过缓。

（2）常见中枢不良反应有头昏、眩晕、震颤、共济失调等，严重者出现呼吸抑制。

【禁忌证】

（1）低血压时慎用，窦性心动过缓及Ⅱ、Ⅲ度房室传导阻滞者禁用。

（2）孕妇用药可致胎儿畸形，禁用。

3. 美西律

【体内过程】 口服吸收迅速、完全，生物利用度为90%。

【临床应用】 用于室性心律失常，特别对心肌梗死后急性室性心律失常有效。

【不良反应】 与剂量相关，早期可见胃肠道不适，长期口服可出现神经症状，如震颤、共济失调、复视、精神失常等。

【禁忌证】 房室传导阻滞、窦房结功能不全、心室内传导阻滞、有癫痫史、低血压或肝病者慎用。

（三）Ⅰc类

普罗帕酮

【药理作用】 具有弱的β肾上腺素受体拮抗作用。能减慢心房、心室和浦肯野纤维的传导，延长心肌细胞APD和ERP。

【体内过程】 口服吸收良好。

【临床应用】 适用于维持室上性心动过速（包括心房颤动）的窦性心率，也用于治疗室性心律失常。

【不良反应】

1. 消化道不良反应 常见恶心、呕吐、味觉改变等。

2. 心血管系统不良反应 常见折返性室性心动过速、充血性心衰加重。

【注意事项】

1. 肝、肾功能不全时应减量。心电图QRS延长超过20%以上或Q-T间期明显延长者，宜减量或停药。

2. 一般不宜与其他抗心律失常药合用，以避免心脏抑制。

二、Ⅱ类β肾上腺素受体阻断药

用于抗心律失常的主要有普萘洛尔、美托洛尔、阿替洛尔、纳多洛尔、醋丁洛尔、噻吗洛尔、阿普洛尔、艾司洛尔等。

（一）普萘洛尔

【药理作用】

1. 能降低窦房结、心房和浦肯野纤维自律性，在运动及情绪激动时作用明显。

2. 减少儿茶酚胺所致的迟后除极发生，减慢房室结传导，延长房室交界细胞的 ERP。

【体内过程】

1. 口服吸收完全，首过效应强，生物利用度为 30%，血浆蛋白结合率达 93%。

2. 本药主要在肝脏代谢。

【临床应用】

1. 主要用于室上性心律失常，对于交感神经兴奋性过高、甲状腺功能亢进及嗜铬细胞瘤等引起的窦性心动过速效果良好。

2. 与强心苷或地尔硫䓬合用，控制心房扑动、心房颤动及阵发性室上性心动过速时的心室率过快效果较好。

3. 心肌梗死患者应用，可降低死亡率。

4. 用于运动或情绪变动所引发的室性心律失常，减少肥厚型心肌病所致的心律失常。

【不良反应】

1. 可致窦性心动过缓、房室传导阻滞，并可能诱发心力衰竭和哮喘、低血压、精神压抑、记忆力减退等。

2. 长期应用对脂质代谢和糖代谢有不良影响，故高脂血症、糖尿病患者应慎用。

3. 突然停药可产生反跳现象。

（二）阿替洛尔

【药理作用】长效 β_1 肾上腺素受体阻断药，心脏选择性强，抑制窦房结及房室结自律性，减慢房室结传导，对希 - 浦系统也有抑制作用。

【临床应用】

1. 可用于室上性心律失常的治疗，减慢心房颤动和心房扑动时的心室率。

2. 对室性心律失常亦有效。

3. 可用于糖尿病和哮喘患者。

【不良反应】与普萘洛尔相似。

（三）艾司洛尔

【药理作用】为短效 β_1 肾上腺素受体阻断药，具有心脏选择性，抑制窦房结及房室结的自律性、传导性。

【临床应用】主要用于室上性心律失常，减慢心房扑动、心房颤动时的心室率。

【不良反应】低血压、轻度抑制心肌收缩。

三、Ⅲ类延长动作电位时程药

（一）胺碘酮

【药理作用】

1. 对心脏多种离子通道均有抑制作用，降低窦房结、浦肯野纤维的自律性和传导性，明显延长 APD 和 ERP，延长 Q - T 间期和 QRS 波。

2. 延长 APD 的作用不依赖于心率的快慢，无翻转使用依赖性。

3. 有非竞争性拮抗 α、β 肾上腺素受体作用和舒张血管平滑肌作用，能扩张冠状动脉，增加冠脉流量，降低心肌耗氧量。

【体内过程】

1. 口服、静脉注射给药均可。

2. 生物利用度为 35% ~65%。

3. 主要在肝脏代谢。

【临床应用】 为广谱抗心律失常药，对心房扑动、心房颤动、室上性心动过速和室性心动过速都有效。

【不良反应】

1. 常见心血管反应如窦性心动过缓、房室传导阻滞及 Q－T 间期延长，偶见尖端扭转型室性心动过速。有房室传导阻滞及 Q－T 间期延长者禁用本品。

2. 长期应用可见角膜褐色微粒沉着，不影响视力，停药后微粒可逐渐消失。

3. 少数患者发生甲状腺功能亢进或减退及肝坏死。个别患者出现间质性肺炎或肺纤维化。

（二）索他洛尔

【药理作用】

1. 能阻断 β 受体，降低自律性，减慢房室结传导。

2. 能阻滞 I_k，延长心房、心室及浦肯野纤维的 APD 和 ERP。

【体内过程】

1. 口服吸收快，无首过消除，生物利用度达 90% ~100%。

2. 与血浆蛋白结合少，在心、肝、肾浓度高。

【临床应用】

1. 用于各种严重室性心律失常。

2. 可治疗阵发性室上性心动过速及心房颤动。

【不良反应】 较少，少数 Q－T 间期延长者偶可出现尖端扭转型室性心动过速。

（三）多非利特

【药理作用】是特异性 I_{Kr} 钾通道阻滞药。延长动作电位时程的作用具有翻转使用依赖性。

【临床应用】长期口服可有效维持心房颤动或心房扑动复律后的窦性心律。

【不良反应】诱发尖端扭转型室性心动过速。

四、Ⅳ类钙通道阻滞药

维拉帕米

【药理作用】

对激活态和失活态的 L 型钙通道均有抑制作用，对 I_{Kr} 钾通道亦有抑制作用。

1. 降低窦房结自律性，降低缺血时心房、心室和浦肯野纤维的异常自律性，减少或取消后除极所引发的触发活动。

2. 减慢房室结传导性，可终止房室结折返，也能防止心房扑动、心房颤动引起的心室率加快。

3. 延长窦房结、房室结的 ERP。

【体内过程】口服吸收迅速而完全。首过效应明显，生物利用度仅 10%~30%。

【临床应用】治疗室上性和房室结折返引起的心律失常效果好，为阵发性室上性心动过速首选药。

【不良反应】

1. 口服安全，可出现便秘、腹胀、腹泻、头痛、瘙痒等。

2. 静脉给药可引起血压降低、暂时窦性停搏。

3. Ⅱ、Ⅲ度房室传导阻滞、心功能不全、心源性休克患者禁用此药，老年人、肾功能低下者慎用。

五、其他类

腺苷

【药理作用】

1. 为内源性嘌呤核苷酸，作用于 G 蛋白偶联的腺苷受体，激活心房、房室结、窦房结的乙酰胆碱敏感性钾通道，缩短APD，降低自律性。

2. 抑制 L 型钙电流，延长房室结的 ERP，抑制交感神经兴奋所致的迟后除极。

【临床应用】主要用于迅速终止折返性室上性心律失常。

【不良反应】静脉注射速度过快可致短暂心脏停搏。治疗剂量时多数患者会出现胸闷、呼吸困难。

小结速览

抗心律失常药
├ 心律的电生理学基础
│　├ 正常心脏电生理特性——快反应细胞、慢反应细胞
│　└ 心律失常的发生机制
│　　├ 折返、自律性升高
│　　└ 后除极：早后除极、迟后除极
└ 常用抗心律失常药
　　└ I 类钠通道阻滞药
　　　└ Ia 类——奎尼丁
　　　　├ 临床应用：适用于心房纤颤、心房扑动、室上性和室性心动过速的转复和预防，以及频发室上性和室性期前收缩的治疗
　　　　└ 不良反应
　　　　　├ 胃肠道反应、金鸡纳反应、使血管扩张、心肌收缩力减弱、血压下降
　　　　　└ 增加窦性频率，加快房室传导，治疗心房扑动时能加快心室率

抗心律失常药 {
  常用抗心律失常药 {

  Ⅰ类钠通道阻滞药 {
    Ib类——利多卡因 {
      临床应用：主要用于室性心律失常
      不良反应 {
        肝功不良重者静脉注射过快，可出现头昏、嗜睡或激动不安、感觉异常等
        剂量过大可起心率减慢、房室传导阻滞和低血压，Ⅱ、Ⅲ度房室传导阻滞患者禁用，心衰、肝功不全者长期滴注后可产生药物蓄积，儿童或老年人应减量
      }
    }
    Ic类——普罗帕酮 {
      临床应用：适用于维持室上性心动过速（包括心房颤动）的窦心率，也用于治疗室性心性律失常
      不良反应：消化道不良反应、心血管系统不良反应
    }
  }

  Ⅱ类β肾上腺素受体阻断药——普萘洛尔 {
    临床应用：主要用于室上性心律失常、与强心苷或地尔硫䓬合用、心肌梗死患者、运动或情绪变动所引发的室性心律失常
    不良反应：可致窦性心动过缓、房室传导阻滞、高脂血症，糖尿病患者应慎用，突然停药可产生反跳现象
  }

  Ⅲ类延长动作电位时程药——胺碘酮 {
    临床应用：心房扑动、心房颤动、室上性心动过速和室性心动过速
    不良反应：窦性心动过缓、房室传导阻滞及Q-T间期延长、角膜褐色微粒沉着
  }

  Ⅳ类钙通道阻滞药——维拉帕米 {
    临床应用：室上性和房室结折返引起的心律失常
    不良反应 {
      便秘、腹胀、腹泻、头痛、瘙痒、静脉给药可引起血压降低、暂时窦性停搏
      Ⅱ、Ⅲ度房室传导阻滞、心功能不全、心源性休克者禁用。老年人、肾功能低下者慎用
    }
  }

  其他类——腺苷 {
    临床应用：用于迅速终止折返性室上性心律失常
    不良反应：静脉注射速度过快可致短暂心脏停搏、胸闷、呼吸困眶
  }
  }
}

第二十三章 作用于肾素－血管紧张素系统的药物

- ● **重点** 血管紧张素转化酶抑制药的不良反应。
- ○ **难点** 氯沙坦、缬沙坦的药理作用。
- ★ **考点** 血管紧张素转化酶抑制药的临床应用与常用药。

第一节 肾素－血管紧张素系统

一、概念

肾素－血管紧张素系统（RAS）是由肾素、血管紧张素及其受体构成的重要体液系统，在调节心血管系统的正常生理功能与高血压、心肌肥大、充血性心力衰竭等的病理过程中具有重要作用。

二、血管紧张素产生过程

血管紧张素原在肾素的作用下转化成 10 肽的血管紧张素Ⅰ（Ang Ⅰ），后者在血管紧张素转化酶（ACE）的作用下切去两个氨基酸转化为血管紧张素Ⅱ（Ang Ⅱ）。

三、Ang Ⅱ的药理作用

（一）作用于血管紧张素受体（AT）亚型 1

产生收缩血管、促进肾上腺皮质释放醛固酮、增加血容量、升高血压等作用，而且有生长激素样作用，促进心肌肥大与纤维化、血管增生及动脉粥样硬化等病理过程。

（二）作用于血管紧张素受体亚型 2（AT$_2$）

激活缓激肽 B$_2$ 受体与一氧化氮（NO）合酶，产生 NO，舒张血管，降低血压，促进细胞凋亡，能部分拮抗 AT$_1$ 受体的作用。

1. 肾素　影响肾素的合成和释放的因素如下。

（1）交感神经张力：球旁细胞受交感神经支配，效应器上的受体为 β$_1$ 受体。交感神经兴奋时，激动 β$_1$ 受体，肾素释放增加。β 受体阻断药能减少肾素释放。

（2）肾内压力感受器：当肾动脉灌注压低于 85mmHg 时或 NO 释放增加导致肾内压力降低时，球旁细胞的压力感受器被激活，肾素释放增加。

（3）致密斑机制：远曲小管中的 Na$^+$ 浓度降低时（如利尿药引起），致密斑被激活，肾素分泌增加。

（4）化学与药物因素：ACE 抑制药能通过减少 Ang Ⅱ 而促进肾素释放。扩血管作用的前列腺素与 NO，以及多巴胺、心房肽、缓激肽等均促进肾素释放。

（5）细胞内 cAMP 机制：细胞内 cAMP 浓度升高时，肾素分泌增加，例如 Ang Ⅱ、加压素、钙离子导入剂及其他缩血管因素等均能抑制肾素释放，钙通道阻滞药则增加肾素释放。

2. 血管紧张素转化酶　血管紧张素转化酶（ACE），又称激肽酶 Ⅱ，降解缓激肽、P 物质与内啡肽，使之失活。

3. 血管紧张素及其受体

（1）Ang Ⅰ 是 Ang Ⅱ 的前体，Ang Ⅱ 是 RAS 的主要活性肽，其受体有 1 型（AT$_1$）与 2 型（AT$_2$）两种。

（2）AT$_1$ 受体被激活时，其升压机制如下。

1）兴奋血管平滑肌的 AT$_1$ 受体，直接收缩血管。

2）兴奋肾上腺髓质的 AT_1 受体，促进儿茶酚胺的释放。

3）激活肾上腺皮质的 AT_1 受体，促进醛固酮的释放，增加水钠潴留与血容量。

4）兴奋交感神经末梢突触前膜 AT_1 受体，促进去甲肾上腺素释放。

（3）Ang Ⅱ通过 AT_1 受体对肾脏的血流动力学与肾小球滤过发挥重要的调节作用。

（4）AT_2 受体广泛分布于胎儿组织，出生后其表达迅速衰减，与胎儿发育有关。它能激活缓激肽 B_2 受体与 NO 合酶，促进 NO 合成、舒张血管、降低血压。它也参与促细胞凋亡，对抗 AT_1 受体的促心血管增殖与重构作用。

第二节　肾素抑制药

阿利吉仑是一种可口服、非蛋白、低分子量的肾素抑制药，口服给药后 1~3 小时达到血药浓度峰值，食物对药效学影响极小。静脉给药后，稳态平均分布容积约为 135L，提示阿利吉仑广泛分布于血管以外的组织中。阿利吉仑主要以原形经粪便清除。

第三节　血管紧张素转化酶抑制药

一、化学结构与分类

1. ACE 抑制药的化学结构和构效关系　ACE 的活性部位有两个结合点，其中含 Zn^{2+} 的是 ACE 抑制药有效基团的必须结合部位。一旦结合，ACE 的活性消失。现将 ACE 抑制药与 Zn^{2+} 结合的基团分类如下。

（1）含有巯基（—SH）：如卡托普利。

（2）含有羧基（—COOH）：如依那普利、雷米普利、培哚普利、贝那普利等。

（3）含有磷酸基（POO—）：如福辛普利。

ACE 抑制药与 Zn^{2+} 结合的亲和力及与"附加结合点"结合的数目决定 ACE 抑制药的作用强度和作用持续时间。

2. 活性药与前药 许多 ACE 抑制药为前药，如依那普利含有—$COOC_2H_5$，它必须在体内转化为—COOH，成为依那普利酸，才能与 Zn^{2+} 结合起作用。故利用 ACE 抑制药进行体外试验必须用活性型。

二、药理作用与应用

1. 基本药理作用

（1）抑制 Ang Ⅱ 的生成：ACE 抑制药抑制 Ang Ⅱ 的生成，从而减弱 Ang Ⅱ 收缩血管、刺激醛固酮释放、增加血容量、升高血压与促心血管肥大增生等作用，有利于高血压、心力衰竭与心血管重构的防治。

（2）保存缓激肽的活性：ACE 抑制药在抑制 Ang Ⅱ 生成的同时也抑制了缓激肽的降解。

（3）保护血管内皮细胞功能：ACE 抑制药保护血管内皮细胞的作用，能减轻高血压、心力衰竭、动脉硬化与高血脂引起的内皮细胞功能损伤，改善内皮细胞依赖性的血管舒张作用。

（4）保护心肌细胞功能：ACE 抑制药有抗心肌缺血与梗死作用，能减轻心肌缺血再灌注损伤，拮抗自由基对心肌的损伤效应。

（5）增敏胰岛素受体：卡托普利及其他多种 ACE 抑制药能增加糖尿病与高血压患者对胰岛素的敏感性。

2. 临床应用

（1）治疗高血压：ACE 抑制药治疗高血压疗效好。

（2）治疗充血性心力衰竭与心肌梗死：ACE 抑制药能降低心衰患者死亡率，改善充血性心力衰竭预后，延长寿命。

（3）治疗糖尿病肾病和其他肾病。

三、不良反应

（一）偶有不良反应

恶心、腹泻等消化道反应或头昏、头痛、疲倦等中枢神经系统反应。

（二）主要的不良反应

1. 首剂低血压　口服吸收快、生物利用度高的 ACE 抑制药，首剂低血压副作用多见。

2. 咳嗽

（1）无痰干咳是 ACE 抑制药较常见的不良反应。

（2）偶尔有支气管痉挛性呼吸困难，可不伴有咳嗽。

3. 高血钾　减少 Ang Ⅱ 生成，依赖 Ang Ⅱ 排钾的醛固酮减少，血钾可以升高。

4. 低血糖　由于 ACE 抑制药特别是卡托普利能增强机体对胰岛素的敏感性，因此常伴有降低血糖的作用。在 1 型与 2 型糖尿病患者均可有此作用。

5. 肾功能损伤

（1）对于肾动脉阻塞或肾动脉硬化造成的双侧肾血管病患者，ACE 抑制药能加重肾功能损伤，甚至产生氮质血症。

（2）降低肾灌注压，导致肾滤过率与肾功能降低。偶有不可逆性肾功能减退发展为持续性肾功能衰竭者，应予注意。

6. 对妊娠与哺乳的影响

（1）可引起胎儿畸形、胎儿发育不良甚至死胎。

（2）亲脂性强的 ACE 抑制药如雷米普利与福辛普利从乳汁

中分泌，故哺乳妇女忌服。

7. 血管神经性水肿 可发生于嘴唇、舌头、口腔、鼻部与面部其他部位。偶可发生于喉头，威胁生命。

8. 含-SH结构的ACE抑制药的不良反应 含有-SH基团的卡托普利可产生味觉障碍、皮疹与白细胞缺乏等与其他含-SH的药物（如青霉胺）相似的反应。

四、常用血管紧张素转化酶抑制药

药物	药理作用	体内过程	临床应用	不良反应	禁忌证
卡托普利	含有-SH基团，有直接抑制ACE的作用	口服吸收快，生物利用度为75%	高血压、充血性心力衰竭、心肌梗死、糖尿病肾病	咳嗽、青霉胺样反应、中性粒细胞减少	双侧肾动脉狭窄患者和孕妇
依那普利	对ACE的抑制作用比卡托普利强约10倍	口服后4~6小时作用达高峰	用于治疗高血压及慢性心功能不全	干咳、低血压、血管神经性水肿、高血钾、急性肾功能衰竭等	同卡托普利
赖诺普利	与ACE结合牢固，作用持久	口服不受食物影响，生物利用度为25%	治疗高血压、充血性心力衰竭	与其他ACE抑制药相似	
贝那普利	能增加肾血流、改善肾功能	口服吸收快	对高血压与心力衰竭有效；对多种慢性肾功能衰竭有效		

药物	药理作用	体内过程	临床应用	不良反应	禁忌证
福辛普利	由肝、肾双通道排泄	生物利用度36%	用于轻、中、重度高血压及心力衰竭	头晕、咳嗽、上呼吸道症状、胃肠道症状、心悸或胸痛、皮疹或瘙痒、骨骼肌疼痛或感觉异常、疲劳和味觉障碍	哺乳期妇女忌用

第四节 血管紧张素 Ⅱ 受体 （AT_1 受体）阻断药

一、基本药理作用与应用

1. AT_1 受体被阻断后，Ang Ⅱ 收缩血管与刺激肾上腺皮质释放醛固酮的作用受到抑制，导致血压降低，有与 ACE 抑制药相似的抗高血压作用。

2. 能通过减轻心脏的后负荷，治疗充血性心力衰竭。

3. 抑制 Ang Ⅱ 的促心血管细胞增殖肥大作用，能防治心血管的重构，有利于提高抗高血压与心力衰竭的治疗效果。

4. 血浆中升高的 Ang Ⅱ 通过激活 AT_2 受体，进而激活缓激肽 – NO 途径，产生舒张血管、降低血压、抑制心血管重构等效应，有益于高血压与心力衰竭的治疗。

5. AT_1 受体被阻滞后醛固酮产生减少，水钠潴留随之减轻，但对血钾影响甚微。

二、常用 AT_1 受体阻断药

（一）氯沙坦

【药理作用】

1. 氯沙坦对 AT_1 受体有选择性阻断作用，其对 AT_1 受体的亲和力比对 AT_2 受体的亲和力高。

2. 能拮抗 Ang Ⅱ 对肾脏入球小动脉与出球小动脉的收缩作用。

（1）对高血压、糖尿病合并肾功能不全患者也有保护作用。

（2）对肾脏还有促进尿酸的排泄作用，减轻高血压患者应用利尿药后可能引起的高尿酸血症。

3. 长期用药能抑制左室心肌肥厚和血管壁增厚。

【体内过程】 口服易吸收，吸收率为 33%，不易透过血 - 脑屏障。大部分药物在体内被肝脏细胞色素 P_{450} 系统代谢。

【临床应用】 用于高血压的治疗。

【不良反应】 少数患者用药后可出现眩晕。

【禁忌证】

1. 禁用于孕妇、哺乳妇女及肾动脉狭窄者。

2. 低血压及严重肾功能不全、肝病患者慎用。

【注意事项】 应避免与补钾或留钾利尿药合用。

（二）缬沙坦

【体内过程】 原发性高血压患者口服 80mg，在给药后 4 ~ 6 小时获最大降压效果，降压作用可持续 24 小时。

【药理作用】 长期给药能减轻左室肥厚和血管壁增厚。

【临床应用】 可单用或与其他抗高血压药物合用治疗高

血压。

【不良反应】

1. 不良反应发生率较低，主要有头痛、头晕、疲乏等。

2. 低钠或血容量不足、肾动脉狭窄、严重肾功能不全、胆汁性肝硬化或胆道梗阻患者，服用有引起低血压的危险。

【注意事项】 用药期应慎用留钾利尿药与补钾药。

【禁忌证】 孕妇与哺乳妇女禁用。

（二）厄贝沙坦

【药理作用】 是一种强效、长效的 AT_1 受体阻断药。对 AT_1 受体的选择性比 AT_2 受体高 8500～10000 倍。能扩张肾血管，但不降低肾小球滤过率。

【体内过程】 口服易吸收，生物利用度为 60%～80%，血浆蛋白结合率为 90%。

【临床应用】

1. 原发性高血压。

2. 用于高血压合并糖尿病肾病患者。

（四）坎地沙坦

【药理作用】 强效、长效、选择性较高。

【体内过程】 口服生物利用度为 42%，血浆蛋白结合率为 99.5%。

【临床应用】 可用于高血压的治疗。长期治疗能减轻左室肥厚，对肾脏也有保护作用。

【禁忌证】 同其他 AT_1 受体阻断药。

小结速览

肾素 – 血管紧张素系统药理

肾素 – 血管紧张素系统—Ang II 的药理作用
- 作用于血管紧张素受体（AT）亚型 1
- 作用于血管紧张素受体亚型 2：肾素；血管紧张素转化酶；血管紧张素及其受体

肾素抑制药—阿利吉仑：主要以原型经粪便清除

血管紧张素转化酶抑制药
- 卡托普利
  - 临床应用：高血压、充血性心力衰竭、心肌梗死、糖尿病肾病
  - 不良反应：咳嗽、青霉胺样反应、中性粒细胞减少
- 依那普利
  - 临床应用：用于治疗高血压及慢性心功能不全
  - 不良反应：干咳、低血压、血管神经性水肿、高血钾、急性肾功能衰竭等

血管紧张素 II 受体（AT₁ 受体）阻断药
- 氯沙坦
  - 临床应用：高血压
  - 不良反应：少数患者用药后可出现眩晕
- 缬沙坦
  - 临床应用：高血压
  - 不良反应：不良反应发生率较低

第二十四章　利尿药

● **重点**　袢利尿药的临床应用及不良反应。
○ **难点**　利尿药作用的生理学基础。
★ **考点**　噻嗪类利尿药、保钾利尿药的临床应用。

利尿药作用于肾脏，临床上主要用于治疗各种原因引起的水肿，也可用于某些非水肿性疾病，如高血压、肾结石、高血钙症等的治疗。

常用利尿药按作用部位分类如下。

分类	作用部位	代表药
袢利尿药	高效能利尿药，主要作用于髓袢升支粗段	呋塞米
噻嗪类及类噻嗪类利尿药	中效能利尿药，主要作用于远曲小管近端	氢氯噻嗪
保钾利尿药	低效能利尿药，主要作用于远曲小管远端和集合管	螺内酯、氨苯蝶啶
碳酸酐酶抑制药	主要作用于近曲小管	乙酰唑胺
渗透性利尿药	主要作用于髓袢及肾小管其他部位	甘露醇

第一节 利尿药作用的生理学基础

尿液的生成是通过肾小球滤过、肾小管和集合管的重吸收及分泌而实现的，利尿药通过作用于肾单位的不同部位而产生利尿作用。

（一）肾小球滤过

1. 血液中的成分除蛋白质和血细胞外，均可经肾小球滤过而形成原尿。

2. 原尿量的多少取决于肾血流量及有效滤过压。

3. 正常人每日原尿量可达 180L，但排出的终尿仅为 1 ~ 2L，说明约 99% 的原尿在肾小管被重吸收。

4. 有些药物如强心苷、氨茶碱、多巴胺等，可以通过加强心肌收缩力、扩张肾血管、增加肾血流量和肾小球滤过率，使原尿生成增加。

（二）肾小管重吸收

1. 近曲小管

（1）原尿中约 85% $NaHCO_3$、40% NaCl、葡萄糖、氨基酸和其他所有可滤过的有机溶质通过近曲小管特定的转运系统被重吸收，60% 的水被动重吸收以维持近曲小管液体渗透压的稳定。

（2）与利尿药作用关系最密切的是 $NaHCO_3$、NaCl 的重吸收。

（3）目前应用的利尿药中，只有碳酸酐酶抑制药在近曲小管中起作用。

（4）近曲小管重吸收 $NaHCO_3$ 是通过 $Na^+ - H^+$ 交换。

2. 髓袢降支细段

（1）降支细段只吸收水。由于此段髓质高渗，水被渗透压驱动而重吸收。

（2）近曲小管和髓袢降支细段上皮细胞顶质膜存在水通道蛋白或称水孔蛋白（AQP），对水的通透性大。

3. 髓袢升支粗段髓质和皮质部

（1）原尿中约35%的Na^+在此段被重吸收。

（2）机制：$Na^+ - K^+ - 2Cl^-$共同转运子。

（3）此段不通透水，该段在尿液的稀释和浓缩机制中有重要意义。

（4）袢利尿药抑制NaCl的重吸收，一方面降低了肾的稀释功能，另一方面由于髓质的高渗无法维持而降低了肾的浓缩功能，排出大量接近于等渗的尿液，产生强大的利尿作用。

4. 远曲小管

（1）滤液中约10%的NaCl在远曲小管被重吸收。

（2）机制：主要通过$Na^+ - Cl^-$共同转运子。

（3）与升支粗段一样远曲小管相对不通透水，NaCl的重吸收进一步稀释了小管液。

（4）噻嗪类利尿药通过阻断$Na^+ - Cl^-$共同转运子而产生作用。

5. 集合管

（1）重吸收原尿中2%~5%的NaCl，重吸收的机制与其他节段不同。

（2）机制：通过$Na^+，K^+ - ATP$酶转运。

（3）醛固酮拮抗药螺内酯以及氨苯蝶啶等药物作用于此部位，它们又称为保钾利尿药。

第二节　常用利尿药

一、袢利尿药

【作用部位】髓袢升支粗段。

【体内过程】本类药物能被迅速吸收。

【药理作用】

1. 利尿作用

（1）抑制 NaCl 的重吸收，降低肾的稀释与浓缩功能，排出大量接近于等渗的尿液。

（2）尿中 Na^+、K^+、Cl^-、Mg^{2+}、Ca^{2+} 排出增多。

2. 扩张血管 通过对血管的调节作用影响血流动力学。

（1）对心力衰竭的患者，呋塞米和依他尼酸能迅速增加全身静脉血容量，降低左室充盈压，减轻肺淤血。

（2）呋塞米还能增加肾血流量，改变肾皮质内血流分布。

【临床应用】

1. 急性肺水肿和脑水肿

（1）急性肺水肿：静脉注射呋塞米能迅速扩张容量血管，使回心血量减少，在利尿作用发生之前即可缓解急性肺水肿。

（2）脑水肿：由于利尿，使血液浓缩，血浆渗透压增高，也有利于消除脑水肿，对脑水肿合并心衰者尤为适用。

2. 其他严重水肿 可治疗心、肝、肾性水肿等各类水肿。主要用于其他利尿药无效的严重水肿患者。

3. 急、慢性肾衰竭 大剂量呋塞米可以治疗慢性肾衰竭，增加尿量。

4. 高钙血症 可以抑制 Ca^{2+} 的重吸收，降低血钙。

5. 加速某些毒物的排泄 主要用于某些经肾排泄药物的中毒抢救。

【不良反应】

1. 水与电解质紊乱

（1）常为过度利尿所引起，表现为低血容量、低血钾、低血钠、低氯性碱血症，长期应用还可引起低镁血症。

（2）低血钾可增强强心苷对心脏的毒性，低血钾对肝硬化的患者可能诱发肝昏迷。故应注意及时补充钾盐或加服保钾利尿药。

（3）长期应用还可引起低血镁，由于 Na^+，K^+ - ATP 酶的激活需要 Mg^{2+}，当低血钾和低血镁同时存在时，如不纠正低血镁，即使补充 K^+ 也不易纠正低钾血症。

2. 耳毒性

（1）表现为耳鸣、听力减退或暂时性耳聋，呈剂量依赖性。

（2）肾功能不全或同时使用其他耳毒性药物，如并用氨基糖苷类抗生素时较易发生耳毒性。

（3）依他尼酸最易引起，且可能发生永久性耳聋。布美他尼的耳毒性最小，对听力有缺陷及急性肾衰者宜选用布美他尼。

3. 高尿酸血症　可能造成高尿酸血症，并诱发痛风。长期用药时多数患者可出现高尿酸血症。

4. 其他

（1）可有恶心、呕吐，大剂量时尚可出现胃肠出血。

（2）少数患者可发生白细胞、血小板减少。

（3）可发生过敏反应，表现为皮疹、嗜酸细胞增多、偶有间质性肾炎等，停药后可以迅速恢复。

二、噻嗪类及类噻嗪类

【作用部位】　主要在远曲小管近端。

【体内过程】　口服吸收迅速而完全，口服后 1～2 小时起效，4～6 小时血药浓度达高峰。

【药理作用】

1. 利尿作用

（1）噻嗪类增强 NaCl 和水的排出，产生温和持久的利尿作用。

（2）作用机制：抑制远曲小管近端 Na^+ – Cl^- 共同转运子，抑制 NaCl 的重吸收。

（3）长期服用可引起低血钾。

2. 抗利尿作用　明显减少尿崩症患者的尿量及口渴症状，主要因排 Na^+ 使血浆渗透压降低而减轻口渴感。

3. 降压作用　噻嗪类利尿药是常用的降压药，用药早期通过利尿、减少血容量而降压，长期用药则通过扩张外周血管而产生降压作用。

【临床应用】

1. 水肿

（1）可用于各种原因引起的水肿。

（2）对轻、中度心源性水肿疗效较好。

（3）对肾性水肿的疗效与肾功能损害程度有关，受损较轻者效果较好。

（4）肝性水肿在应用时要注意防止低血钾诱发肝性昏迷。

2. 高血压病　是治疗高血压的基础药物之一，多与其他降压药合用，可减少后者的剂量，减少副作用。

3. 其他

（1）可用于肾性尿崩症及加压素无效的垂体性尿崩症。

（2）可用于高尿钙伴有肾结石者，以抑制高尿钙引起的肾结石的形成。

【不良反应】

1. 电解质紊乱　可导致低血钾、低血钠、低血镁、低氯血症、代谢性碱中毒等，合用保钾利尿药可防治。

2. 高尿酸血症　痛风者慎用。

3. 代谢变化　可导致高血糖、高脂血症。糖尿病、高脂血症患者慎用。

4. 过敏反应

（1）为磺胺类药物，与磺胺类有交叉过敏反应。可见皮疹、皮炎（包括光敏性皮炎）等。

（2）偶见严重的过敏反应，如溶血性贫血、血小板减少、坏死性胰腺炎等。

三、保钾利尿药

1. 醛固酮受体拮抗药

（1）螺内酯

【药理作用】

1）是醛固酮的竞争性拮抗药，产生拮抗醛固酮的作用。

2）抑制 Na^+ 的重吸收和减少 K^+ 的分泌，表现为排钠保钾的利尿作用。

【临床应用】

1）治疗与醛固酮升高有关的顽固性水肿，对肝硬化和肾病综合征水肿患者较为有效。

2）充血性心力衰竭。

【不良反应】

1）可引起头痛、困倦与精神紊乱等。

2）久用可引起高血钾，尤其当肾功能不良时，故肾功能不全者禁用。

3）可引起男子乳房女性化和性功能障碍、妇女多毛症等。

（2）依普利酮

【药理作用】 选择性醛固酮受体拮抗剂。

【临床应用】 对高血压、心力衰竭等的疗效较好。

【不良反应】 副作用较小。

2. 肾小管上皮细胞钠离子通道抑制药

氨苯蝶啶和阿米洛利

【药理作用】

（1）阻滞 Na^+ 通道，减少 Na^+ 再吸收。

（2）排钠保钾、利尿作用。

【临床应用】临床上常与排钾利尿药合用治疗顽固性水肿。

【不良反应】

（1）长期服用可致高钾血症，严重肝、肾功能不全以及有高钾血症倾向者禁用。

（2）偶见嗜睡、恶心、呕吐、腹泻等消化道症状。

（3）氨苯蝶啶和吲哚美辛合用可引起急性肾功能衰竭。

四、碳酸酐酶抑制药

乙酰唑胺

【药理作用与机制】抑制碳酸酐酶的活性而抑制 HCO_3^- 的重吸收。

【临床应用】

1. 治疗青光眼　减少房水的生成，降低眼内压，对多种类型的青光眼有效，是乙酰唑胺应用最广的适应证。

2. 急性高山病　减少脑脊液的生成和降低脑脊液及脑组织的 pH，减轻症状，改善机体功能。在开始登山前 24 小时口服乙酰唑胺可起到预防作用。

3. 碱化尿液　可促进尿酸、胱氨酸和弱酸性物质（如阿司匹林）的排泄。只在使用初期有效，长时间服用要注意补充给予碳酸氢盐。

4. 纠正代谢性碱中毒

（1）心衰的患者在使用过多利尿剂造成代谢性碱中毒。

（2）纠正呼吸性酸中毒继发的代谢性碱中毒。

5. 其他　用于癫痫的辅助治疗、伴有低钾血症的周期性麻痹，也可用于严重高磷酸盐血症，以增加磷酸盐的尿排泄。

【不良反应】

1. 过敏反应 作为磺胺的衍生物，可能会造成骨髓抑制、皮肤毒性、磺胺样肾损害，对磺胺过敏的患者易对本药产生过敏反应。

2. 代谢性酸中毒 长时间用药后，体内贮存的 HCO_3^- 减少可导致高氯性酸中毒。

3. 尿结石

（1）减少 HCO_3^- 的作用会导致磷酸盐尿和高钙尿症。

（2）长期用药会引起肾脏排泄可溶性物质（如枸橼酸盐）的能力下降，易形成肾结石。

4. 失钾 给予 KCl 补充可以纠正。

5. 其他毒性

（1）较大剂量常引起嗜睡和感觉异常。

（2）中枢神经系统毒性：肾衰患者可引起。

（3）过敏反应：发热、皮疹、骨髓抑制、间质性肾炎等。

五、渗透性利尿药

脱水药又称渗透性利尿药，包括甘露醇、山梨醇、高渗葡萄糖、尿素等。该药的一般特点：①静脉注射后不易通过毛细血管进入组织；②易经肾小球滤过；③不易被肾小管再吸收。

（一）甘露醇

【药理作用和临床应用】

1. 脱水作用

（1）可降低颅内压和眼内压。

（2）口服造成渗透性腹泻，可用于从胃肠道消除毒性物质。

（3）甘露醇是治疗脑水肿、降低颅内压安全而有效的首选药物。

（4）可用于青光眼急性发作和患者术前应用以降低眼内压。

2. 利尿作用

（1）血浆渗透压升高，血容量增加，血液黏滞度降低，并通过稀释血液而增加循环血容量及肾小球滤过率。

（2）在肾小球滤过后不易被重吸收，使水在近曲小管和髓袢升支的重吸收减少，导致肾排水增加。

（3）排尿速率的增加，减少了尿液与肾小管上皮细胞接触的时间，使电解质的重吸收也减少。

（4）可用于预防急性肾功能衰竭。

（5）在少尿时，及时应用，通过脱水作用，可减轻肾间质水肿。

（6）改善急性肾衰早期的血流动力学变化，对肾功能衰竭伴有低血压者效果较好。

【不良反应】

1. 注射过快时可引起一过性头痛、眩晕、畏寒和视力模糊。

2. 可增加循环血量而增加心脏负荷，慢性心功能不全者禁用。

3. 活动性颅内出血者禁用。

（二）山梨醇

作用与临床应用同甘露醇，大部分在肝内转化为果糖，故作用较弱。易溶于水，一般可制成25%的高渗液使用。

（三）高渗葡萄糖

【药理作用】 50%的高渗葡萄糖也有脱水及渗透性利尿作用。

【临床应用】主要用于脑水肿和急性肺水肿,一般与甘露醇合用。

【不良反应】停药后,可出现颅内压回升而引起反跳。

小结速览

利尿药
　　袢利尿药
　　　作用部位:髓袢升支粗段
　　　临床应用:急性肺水肿和脑水肿,其他严重水肿,急、慢性肾衰竭,高钙血症,加速某些毒物的排泄
　　　不良反应:水与电解质紊乱、耳毒性、高尿酸血症

　　噻嗪类及类噻嗪类
　　　作用部位:主要在远曲小管近端
　　　临床应用:水肿、高血压病、肾性尿崩症及加压素无效的垂体性尿崩症、高尿钙伴有肾结石者
　　　不良反应:电解质紊乱、高尿酸血症、代谢变化、过敏反应

　　保钾利尿药
　　　醛固酮受体拮抗药—螺内酯
　　　　临床应用:与醛固酮升高有关的顽固性水肿、肝硬化和肾病综合征水肿患者、充血性心力衰竭
　　　　不良反应:头痛、困倦与精神紊乱,久用可引起高血钾、男子乳房女性化和性功能障碍、妇女多毛症

　　　肾小管上皮细胞钠离子通道抑制药—氨苯蝶啶和阿米洛利
　　　　临床应用:常与排钾利尿药合用治疗顽固性水肿
　　　　不良反应:长期服用可致高钾血症,偶见嗜睡、恶心、呕吐、腹泻,氨苯蝶啶和吲哚美辛合用可引起急性肾功能衰竭

利尿药
{

碳酸酐酶抑制药—乙酰唑胺
{
临床应用：治疗青光眼、急性高山病、碱化尿液，纠正代谢性碱中毒

不良反应：过敏反应、代谢性酸中毒、尿结石、失钾
}

渗透性利尿药
{

甘露醇
{
脱水作用：可降低颅内压和眼内压，用于从胃肠道消除毒性物质，治疗脑水肿，降低颅内压，青光眼急性发作

利尿作用
{
增加循环血容量及肾小球滤过率、肾排水增加，预防急性肾功能衰竭

少尿时可减轻经肾间质水肿、改善急性肾衰早期的血流动力学变化
}

不良反应：注射过快时可引起一过性头痛、眩晕、畏寒和视力模糊，可增加循环血量而增加心脏负荷，活动性颅内出血者禁用
}

山梨醇—临床应用同甘露醇

高渗葡萄糖
{
临床应用：主要用于脑水肿和急性肺水肿，一般与甘露醇合用

不良反应：停药后，可出现颅内压回升而引起反跳
}
}
}

第二十五章　抗高血压药

- ● **重点**　常用抗高血压药物的药理作用。
- ○ **难点**　抗高血压药物的分类。
- ★ **考点**　常用高血压药物的临床应用和不良反应。

高血压：正常人血压应低于 140/90mmHg。高于上述标准，即为高血压。

分类：①原发性高血压或高血压病。②继发性高血压或症状性高血压。

第一节　抗高血压药物分类

一、形成动脉血压的基本因素

心输出量和外周血管阻力。前者受心脏功能、回心血量和血容量的影响，后者主要受小动脉紧张度的影响。交感神经系统和 RAS 调节着上述两种因素，使血压维持在一定的范围内。

二、抗高血压药物的分类

1. 利尿药　如氢氯噻嗪等。

2. 交感神经抑制药

分类	代表药
中枢性降压药	可乐定、利美尼定等

续表

分类	代表药
神经节阻断药	樟磺咪芬等
去甲肾上腺素能神经末梢阻断药	利血平、胍乙啶
肾上腺素受体阻断药	普萘洛尔等

3. 肾素－血管紧张素系统抑制药

（1）血管紧张素转化酶（ACE）抑制药：如卡托普利等。

（2）血管紧张素 I 型受体阻断药：如氯沙坦等。

（3）肾素抑制药：如阿利吉仑等。

4. 钙通道阻滞药 如硝苯地平等。

5. 血管扩张药 如肼屈嗪和硝普钠等。

三、第一线抗高血压药物

目前，国内外应用广泛或称为第一线抗高血压药物是利尿药、钙通道阻滞药、β受体阻断药和 ACE 抑制药，统称为常用抗高血压药物。

第二节 常用抗高血压药物

一、利尿药

1. 各类利尿药单用即有降压作用，并可增强其他降压药的作用。

2. 用药初期，利尿药可减少细胞外液容量及心输出量。

3. 长期使用可降低血管阻力，持续地降低体内 Na^+ 浓度及降低细胞外液容量。

4. 噻嗪类利尿药是利尿降压药中最常用的一类。可降低高血压并发症如脑卒中和心力衰竭的发病率和死亡率。

二、钙通道阻滞药

血管平滑肌细胞的收缩有赖于细胞内游离钙，若抑制了钙离子的跨膜转运，则可使细胞内游离钙浓度下降。钙通道阻滞药通过减少细胞内钙离子含量而松弛血管平滑肌，进而降低血压。从化学结构上分类如下。

分类	作用
二氢吡啶类	对血管平滑肌具有选择性，较少影响心脏。有硝苯地平、尼群地平和氨氯地平等
非二氢吡啶类	包括维拉帕米等，对心脏和血管均有作用

（一）硝苯地平

【药理作用】

1. 作用于细胞膜 L 型钙通道，抑制钙离子从细胞外进入细胞内，使细胞内钙离子浓度降低，导致小动脉扩张，总外周血管阻力下降而降低血压。

2. 由于周围血管扩张，可引起交感神经活性反射性增强而引起心率加快。

【临床应用】

1. 对轻、中、重度高血压均有降压作用。

2. 适用于合并有心绞痛或肾脏疾病、糖尿病、哮喘、高脂血症及恶性高血压患者。

【不良反应及药物相互作用】 见第二十一章。

（二）尼群地平

【药理作用】 与硝苯地平相似，但血管松弛作用较硝苯地平强，降压作用温和而持久。

【临床应用】 适用于各型高血压。

【不良反应】 与硝苯地平相似，肝功能不良者宜慎用或减量，可增加地高辛血药浓度。

（三）拉西地平

【药理作用】 血管选择性强，具有抗动脉粥样硬化作用。

【临床应用】 用于轻、中度高血压。

【不良反应】 心悸、头痛、面红、水肿等。

（四）氨氯地平

【药理作用】 与硝苯地平相似，但降压作用较硝苯地平平缓，持续时间较硝苯地平显著延长。

【不良反应】 心悸、头痛、面红、水肿等。

三、β 肾上腺素受体阻断药

（一）普萘洛尔

【药理作用】

1. 为非选择性 β 受体阻断药。

2. 降压机制 减少心输出量、抑制肾素释放、在不同水平抑制交感神经系统活性（中枢部位、压力感受性反射及外周神经水平）和增加前列环素的合成等。

【体内过程】 为高度亲脂性化合物，口服吸收完全，肝脏首过消除显著。

【临床应用】

1. 用于各种程度的原发性高血压。

2. 可作为抗高血压的首选药单独应用，也可与其他抗高血压药合用。

3. 对心输出量及肾素活性偏高者疗效较好，高血压伴有心绞痛、偏头痛、焦虑症等选用 β 受体阻断药较为合适。

【不良反应及药物相互作用】 见第十一章。

（二）阿替洛尔

1. 降压机制与普萘洛尔相同，但对心脏的 β_1 受体有较人的选择性，而对血管及支气管的 β_2 受体的影响较小。

2. 较人剂量时对血管及支气管平滑肌的 β_2 受体也有作用。

3. 无膜稳定作用，无内在拟交感活性。

4. 口服用于治疗各种程度高血压。

（三）拉贝洛尔

【药理作用】 在阻断 β 受体的同时也阻断 α 受体。

【临床应用】

1. 适用于各种程度的高血压及高血压急症、妊娠期高血压、嗜铬细胞瘤、麻醉或手术时高血压。

2. 静注或静滴用于高血压急症，如妊娠高血压综合征。

【不良反应】 大剂量可致直立性低血压，少数患者用药后可引起疲乏、眩晕、上腹部不适等症状。

（四）卡维地洛

【药理作用】 α、β 受体阻断药，阻断 β 受体的同时具有舒张血管作用。

【体内过程】 口服首过消除显著，生物利用度 22%。

【不良反应】 与普萘洛尔相似。

【临床应用】 用于治疗轻度及中度高血压或伴有肾功能不全、糖尿病的高血压患者。

四、血管紧张素转化酶抑制药

该类药物不仅具有良好的降压效果，而且具有器官保护作用，对高血压患者的并发症及一些伴发疾病有良好治疗效果。

（一）卡托普利

【药理作用】

1. 具有轻至中等强度的降压作用，可降低外周血管阻力，增加肾血流量，不伴反射性心率加快。

2. 降压机制 抑制 ACE，使 Ang Ⅰ 变为 Ang Ⅱ 减少，从而产生血管舒张；同时减少醛固酮分泌，以利于排钠；特异性肾血管扩张亦加强排钠作用。

3. 抑制缓激肽的水解，使缓激肽增多；卡托普利亦可抑制交感神经系统活性。

【临床应用】

1. 各型高血压。

2. 适用于合并有糖尿病及胰岛素抵抗、左心室肥厚、心力衰竭、急性心肌梗死的高血压患者。

3. 卡托普利与利尿药及 β 受体阻断药合用于重型或顽固性高血压疗效较好。

【不良反应及药物相互作用】 见第二十三章。

（二）依那普利

【药理作用】 外周血管阻力，增加肾血流量。降压作用强而持久。

【临床应用】 临床主要用于高血压的治疗。

【不良反应】 咳嗽较多，合并有心衰时低血压亦较多见。

五、AT₁ 受体阻断药

氯沙坦

【药理作用】竞争性阻断 AT₁ 受体，产生降压作用。

【临床应用】可用于各型高血压。

【不良反应及药物相互作用】见第二十三章。

第三节 其他抗高血压药物

一、中枢性降压药

（一）可乐定

【药理作用】

1. 降压作用 中等偏强，并可抑制胃肠分泌及运动，对中枢神经系统有明显的抑制作用。

（1）以往认为是通过兴奋延髓背侧孤束核突触后膜的 α_2 受体，抑制交感神经中枢的传出冲动，使外周血管扩张，血压下降。

（2）作用于延髓嘴端腹外侧区的咪唑啉 I_1 受体，使交感神经张力下降，外周血管阻力降低，从而产生降压作用。

2. 过大剂量的可乐定可兴奋外周血管平滑肌上的 α 受体，引起血管收缩，使降压作用减弱。

【体内过程】本品口服易吸收，口服生物利用度为 71% ~ 82%。能透过血 - 脑屏障。

【临床应用】

1. 适于治疗中度高血压，常用于其他药无效时，降压作用中等偏强，可用于高血压的长期治疗。

2. 与利尿药合用有协同作用，可用于重度高血压。

3. 口服用于预防偏头痛或作为治疗吗啡类镇痛药成瘾者的戒毒药。

4. 溶液剂滴眼用于治疗开角型青光眼。

【不良反应】

1. 常见的不良反应是口干和便秘。

2. 伴有嗜睡、抑郁、眩晕、血管性水肿、腮腺肿痛、恶心、心动过缓、食欲不振等。

3. 不宜用于高空作业或驾驶机动车辆的人员，以免因精力不集中、嗜睡而导致事故发生。

【药物相互作用】

1. 能加强其他中枢神经系统抑制药的作用，合用时应慎重。

2. 三环类化合物如丙米嗪等药物在中枢可与可乐定发生竞争产生拮抗，取消可乐定的降压作用，不宜合用。

（二）莫索尼定

1. 为中枢性降压药，作用与可乐定相似，但对咪唑啉 I_1 受体的选择性比可乐定高。降压效能略低于可乐定。

2. 选择性较高，莫索尼定的不良反应少，无显著的镇静作用，亦无停药反跳现象。长期用药也有良好的降压效果，并能逆转高血压患者的心肌肥厚。

二、血管平滑肌扩张药

血管平滑肌扩张药通过直接扩张血管而产生降压作用，由于直接扩张血管平滑肌的药物不良反应较多，一般不单独用于治疗高血压，仅在利尿药、β 受体阻断药或其他降压药无效时才加用该类药物。

硝普钠

【药理作用】 直接松弛小动脉和静脉平滑肌，属硝基扩张血管药。属于非选择性血管扩张药，很少影响局部血流分布。

【体内过程】口服不吸收，静脉滴注给药起效快。

【临床应用】

1. 适用于高血压急症的治疗和手术麻醉时的控制性低血压。

2. 可用于高血压合并心衰或嗜铬细胞瘤发作引起的血压升高。

【不良反应】

1. 静滴时可出现恶心、呕吐、精神不安、肌肉痉挛、头痛、皮疹、出汗、发热等。

2. 大剂量或连续使用（特别在肝、肾功能损害的患者），可引起血浆氰化物或硫氰化物浓度升高而中毒，可导致甲状腺功能减退。用药时须严密监测血浆氰化物浓度。

三、神经节阻断药

本类药物由于副作用较多，降压作用过强过快，现仅限用于一些特殊情况，如高血压危象、主动脉夹层动脉瘤、外科手术中的控制性低血压等。代表药物有樟磺咪芬、美卡拉明、六甲溴铵等。

四、α_1 肾上腺素受体阻断药

本类药物可用于各种程度的高血压治疗，但其对轻、中度高血压有明确疗效，与利尿药及 β 受体阻断药合用可增强其降压作用。主要不良反应为首剂现象（低血压），一般服用数次后这种首剂现象即可消失。代表药物有哌唑嗪、特拉唑嗪、多沙唑嗪。

五、去甲肾上腺素能神经末梢阻断药

去甲肾上腺素能神经末梢阻断药主要通过影响儿茶酚胺的贮存及释放产生降压作用。主要用于重症高血压。

六、钾通道开放药（钾外流促进药）

【药理作用】

1. 血管平滑肌舒张，血压下降。

2. 血管扩张作用具有选择性，见于冠状动脉、胃肠道血管和脑血管，而不扩张肾和皮肤血管。

【代表药物】 米诺地尔、吡那地尔、尼可地尔等。

【不良反应】 降压时常伴有反射性心动过速和心输出量增加。

【药物相互作用】 与利尿药和（或）β受体阻断药合用，则可纠正其水钠潴留和（或）反射性心动过速的副作用。

七、肾素抑制药

阿利吉仑

【体内过程】 口服吸收快，生物利用度低。

【药理作用】 可选择性抑制人的肾素活性，剂量依赖性地降低血管紧张素Ⅱ水平。

【临床应用】 适用于各型高血压。

【不良反应】 可出现腹泻，但无干咳、血管神经性水肿不良反应。

八、其他

尚有作用机制与上述药物不同，但具有明显抗高血压作用的其他药物，如沙克太宁、酮色林和波生坦等。

第四节 高血压药物治疗的新概念

一、有效治疗与终生治疗

1. 确实有效的降压治疗可大幅度地减少并发症的发生率

（1）一般认为，经不同日的数次测压，血压仍 ≥ 150/95mmHg 即需治疗。

（2）如有以下危险因素中的 1 ~ 2 条，血压 ≥ 140/90mmHg 就要治疗。危险因素包括老年、吸烟、肥胖、血脂异常、缺少体力活动、糖尿病等。

（3）有效的治疗是将血压控制在 140/90mmHg 以下。

2. 高血压病病因不明，无法根治，需终生治疗

（1）患者经一段时间的治疗后血压接近正常，不能自动停药。

（2）患者的靶器官损伤是否继续进展也需考虑和顾及，因血压升高只是高血压病的临床表现之一。

二、保护靶器官

高血压的靶器官损伤包括心肌肥厚、肾小球硬化和小动脉重构等。在抗高血压治疗中必须考虑逆转或阻止靶器官损伤。

三、平稳降压

研究证明血压不稳定可导致器官损伤。血压在 24 小时内存在自发性波动，这种自发性波动被称为血压波动性（BPV）。在血压水平相同的高血压患者中，BPV 高者，靶器官损伤严重。

四、联合用药

抗高血压药物的联合应用常常是有益的。目前常用的抗高血压药物如利尿药、β受体阻断药、二氢吡啶类钙通道阻滞药和RAS抑制药中，任何两类药物的联用都是可行的。其中以β受体阻断药加二氢吡啶类钙通道阻滞药和RAS抑制药加钙通道阻滞药的联用效果较好。

小结速览

抗高血压药
└─ 常用抗高血压药物
- 利尿药：氢氯噻嗪
- 钙拮抗药
  - 硝苯地平：轻、中、重度高血压，合并有心绞痛或肾脏疾病、糖尿病、哮喘、高脂血症及恶性高血压患者
  - 尼群地平
    - 临床应用：适用于各型高血压
    - 不良反应：肝功能不良者宜慎用或减量
- β肾上腺素受体阻断药
  - 普萘洛尔：各种程度的原发性高血压、心输出量及肾素活性偏高者
  - 拉贝洛尔
    - 临床应用：各种程度的高血压及高血压急症、妊娠期高血压、嗜铬细胞瘤、麻醉或手术时高血压
    - 不良反应：大剂量可致直立性低血压
- 血管紧张素Ⅰ转化酶抑制药：卡托普利
  - 各型高血压、与利尿药及β受体阻断药合用于重型或顽固性高血压
  - 合并有糖尿病及胰岛素抵抗、左心室肥厚、心力衰竭、急性心肌梗死的高血压
- AT$_1$受体阻断药：氯沙坦

抗高血压药
├─ 其他经典抗高血压药物
│　├─ 中枢性降压药：可乐定
│　│　├─ 临床应用于中度高血压、与利尿药合用可用于重度高血压、预防偏头痛、戒毒药、开角型青光眼
│　│　└─ 不良反应：口干和便秘、嗜睡、抑郁、眩晕、血管性水肿、腮腺肿痛、恶心、心动过缓、食欲不振，不宜用于高空作业或驾驶机动车辆的人员
│　├─ 血管平滑肌扩张药：硝普钠
│　│　├─ 临床应用：高血压急症、手术麻醉时的控制性低血压、高血压合并心衰、嗜铬细胞瘤发作引起的血压升高
│　│　└─ 不良反应：恶心、呕吐、精神不安、肌肉痉挛、头痛、皮疹、出汗、发热、甲状腺功能减退
│　├─ 神经节阻断药：樟磺咪芬、美卡拉明、六甲溴铵
│　├─ α₁ 受体阻断药：哌唑嗪、特拉唑嗪、多沙唑嗪
│　├─ 去甲肾上腺素能神经末梢阻滞药：利血平
│　├─ 钾通道开放药（钾外流促进药）
│　│　├─ 米诺地尔、吡那地尔、尼可地尔
│　│　└─ 不良反应：降压时常伴有反射性心动过速和心输出量增加
│　└─ 肾素抑制药：阿利吉仑
└─ 高血压药物治疗的新概念：有效治疗与终生治疗、保护靶器官、平稳降压、联合用药

第二十六章　治疗心力衰竭的药物

- ● **重点**　治疗心力衰竭药物的分类。
- ○ **难点**　肾素–血管紧张素–醛固酮系统抑制药的临床应用。
- ★ **考点**　正性肌力药和扩血管药的临床应用。

充血性心力衰竭（CHF）

1. 又称慢性心功能不全，是一种多病因、多症状的慢性综合征。

2. 是指在有充分的静脉回流的前提下，心脏排出血量绝对或相对减少，不能满足全身组织器官代谢需要的一种病理状态。

3. 临床上以组织血液灌流不足及体循环和（或）肺循环淤血为主要特征。

第一节　心力衰竭的病理生理学及治疗心力衰竭药物的分类

一、心力衰竭的病理生理学

（一）心力衰竭时心肌功能及结构变化

1. 心肌功能变化　心力衰竭是由于心肌受损，心肌细胞对能量的利用发生障碍，导致心肌收缩力减弱，心率加快，前、后负荷及心肌耗氧量增加，出现收缩和（或）舒张功能障碍。

收缩性心力衰竭	心肌收缩力减弱，心输出量减少，射血分数明显下降，组织器官灌流不足
舒张功能障碍	心室的充盈异常，心室舒张受限和不协调，心室顺应性降低，心输出量减少，心室舒张末期压增高

2. 心脏结构变化 心力衰竭时，心肌缺血、缺氧、心肌细胞能量生成障碍，心肌过度牵张，心肌细胞内 Ca^{2+} 超载等病理生理改变引发心肌细胞凋亡。胶原量增加，胶原网受到破坏，心肌组织纤维化等，导致心肌组织发生重构。

（二）心力衰竭时神经内分泌变化

心衰时全身性、局部性神经 – 体液调节的变化，主要表现如下。

1. 交感神经系统激活 心力衰竭时，心肌收缩力减弱、心输出量下降，交感神经系统活性会反射性增高。促进心肌肥厚，诱发心律失常甚至猝死。

2. 肾素 – 血管紧张素 – 醛固酮系统激活

（1）心力衰竭时，肾血流量减少，RAAS 被激活。

（2）长期的 RAAS 激活，使全身小动脉强烈收缩，促进肾上腺皮质释放醛固酮而致水钠潴留、低钾，增加心脏的负荷而加重心力衰竭。

3. 精氨酸加压素（AVP）增多 心力衰竭时患者血中 AVP 含量增加。收缩血管，增加心脏负荷。

4. 血液及心肌组织中内皮素（ET）增多

（1）心力衰竭时，血液及心肌组织中 ET 含量增加。

（2）内皮素增加，产生强烈收缩血管作用和正性肌力作用。

（3）有明显的促生长作用而引起心室重构。

5. 心房钠尿肽（ANP）和脑钠肽（BNP）、肾上腺髓质素分泌增多 具有舒血管、减少水钠潴留等作用，因而对改善心衰的病理变化有益。

（三）心力衰竭时心肌肾上腺素 β 受体信号转导的变化

心力衰竭时最早且最常见的变化是交感神经系统的激活，交感神经长期激活可致心肌 β 受体信号转导发生下列变化。

（1）β_1 受体下调：心力衰竭时 β_1 受体密度降低，数目减少，以减轻去甲肾上腺素对心肌的损害。

（2）β_1 受体与兴奋性 Gs 蛋白脱偶联或减敏。

（3）G 蛋白偶联受体激酶（GRKs）活性增加。

二、治疗充血性心力衰竭药物的分类

根据药物的作用及作用机制，治疗心力衰竭的药物可分类如下。

分类	代表药
肾素–血管紧张素–醛固酮系统抑制药	①血管紧张素转化酶抑制药：如卡托普利等 ②血管紧张素 II 受体（AT_1）拮抗药：如氯沙坦等 ③醛固酮拮抗药：如螺内酯
利尿药	氢氯噻嗪、呋塞米等
β 受体阻断药	美托洛尔、卡维地洛等
其他治疗 CHF 的药物	①扩血管药：如硝普钠、硝酸异山梨酯、肼屈嗪、哌唑嗪等 ②钙通道阻滞药：如氨氯地平等 ③非苷类正性肌力药：如米力农、维司力农等

第二节　肾素 – 血管紧张素 – 醛固酮系统抑制药

一、血管紧张素转化酶抑制药

临床常用的有卡托普利、依那普利、西拉普利、贝那普利、培哚普利、雷米普利及福辛普利等。

【治疗 CHF 的作用机制】

1. 降低外周血管阻力，降低心脏后负荷

（1）抑制体循环及局部组织中 Ang I 向 Ang II 的转化。

（2）抑制缓激肽的降解，使血中缓激肽含量增加，缓激肽可促进 NO 和 PGI_2 生成，发挥扩血管、降负荷作用。

2. 减少醛固酮生成　减轻水钠潴留，降低心脏前负荷。

3. 抑制心肌及血管重构　血管紧张素 II 及醛固酮具有显著的促进心肌纤维化的作用。防止和逆转心肌与血管重构，改善心功能。

4. 对血流动力学的影响

（1）降低全身血管阻力，使心输出量增加，心率略减，并能降低左室充盈压、左室舒张末压及肾血管阻力，增加肾血流量。

（2）降低室壁张力，改善心脏的舒张功能。

5. 抑制交感神经活性作用　ACE 抑制药通过其抗交感作用进一步改善心功能。

【临床应用】

1. ACE 抑制药既能消除或缓解 CHF 症状、提高运动耐力、改进生活质量，又能防止和逆转心肌肥厚、降低病死率。

2. 广泛用于临床，常与利尿药、地高辛合用，作为治疗

CHF 的基础药物。

二、血管紧张素Ⅱ受体（AT₁）阻断药

1. 常用药物 包括氯沙坦、缬沙坦及厄贝沙坦等。

2. 对 CHF 的作用与 ACE 抑制药相似，不良反应较少，不易引起咳嗽、血管神经性水肿等。

三、抗醛固酮药

1. 在常规治疗的基础上，加用螺内酯可明显降低 CHF 病死率，防止左室肥厚时心肌间质纤维化，改善血流动力学和临床症状。

2. 与 ACE 抑制药合用则可同时降低 AngⅡ及醛固酮水平，既能进一步减少患者的病死率，又能降低室性心律失常的发生率，效果更佳。

第三节 利 尿 药

【作用机制】减少血容量，降低心脏前负荷，消除或缓解静脉淤血及其所引发的肺水肿和外周水肿。

【临床应用】

1. 对 CHF 伴有水肿或有明显淤血者尤为适用。

2. 对轻度 CHF，单独应用噻嗪类利尿药效果良好。

3. 对中、重度 CHF 或单用噻嗪类疗效不佳者，可用袢利尿药或与噻嗪类和保钾利尿药合用。

4. 对严重 CHF、慢性 CHF 急性发作、急性肺水肿或全身浮肿者，噻嗪类药物常无效，宜静脉注射呋塞米。

【不良反应】

1. 大剂量利尿药可减少血容量而导致反射性交感神经兴

奋，减少肾血流量，加重组织器官灌流不足，加重肝肾功能障碍，导致心力衰竭恶化。

2. 引起的电解质平衡紊乱，尤其是排钾利尿药引起的低钾血症，是 CHF 时诱发心律失常的常见原因之一，必要时应补充钾盐或合用保钾利尿药。

3. 长期大量应用可致糖代谢紊乱、高脂血症。

第四节　β 肾上腺素受体阻断约

【治疗 CHF 的作用机制】

（1）拮抗交感活性。

①交感神经系统与 RAAS 的激活是 CHF 时最重要的神经 – 体液变化。

②通过阻断心脏 β 受体、拮抗过量儿茶酚胺对心脏的毒性作用，避免心肌细胞坏死，改善心肌重构。

③抑制 RAAS，防止过高浓度 Ang II 对心脏的损伤。

（2）抗心律失常与抗心肌缺血作用。

【临床应用】　主要用于扩张型心肌病。

1. 对扩张型心肌病及缺血性 CHF，可阻止临床症状恶化、改善心功能、降低猝死及心律失常的发生率。

2. 应用时宜从小剂量开始，并与强心苷合用应用，以消除其负性肌力作用。

【注意事项】

1. 观察的时间应比较长，一般心功能改善的平均奏效时间为 3 个月，心功能改善与治疗时间呈正相关。

2. 应从小剂量开始，逐渐增加至患者既能够耐受又不加重病情的剂量，如开始时剂量偏大必然导致病情的加重。

3. 应合并使用其他抗 CHF 药，CHF 时应合并应用利尿药、

ACE 抑制药和地高辛，以此作为基础治疗措施。

4. 选择正确的适应证，以扩张型心肌病 CHF 的疗效最好。

5. 对严重心动过缓、严重左室功能减退、明显房室传导阻滞、低血压及支气管哮喘者慎用或禁用。

第五节 正性肌力药物

一、强心苷类

强心苷常用的有地高辛，其他尚有洋地黄毒苷、毛花苷丙和毒毛花苷 K。

【体内过程】

长效强心苷	洋地黄毒苷脂溶性高、吸收好，半衰期长达 5～7 天，作用维持时间也较长
中效类	地高辛口服生物利用度个体差异大，临床应用时应注意调整剂量。半衰期 33～36 小时，肾功能不良者应适当减量
短效类	毛花苷丙及毒毛花苷 K 口服吸收甚少，需静脉用药，显效快，作用维持时间短

【药理作用】

（一）对心脏的作用

1. 正性肌力作用

（1）强心苷对心脏具有高度的选择性，能显著加强衰竭心脏的收缩力，增加心输出量，从而解除心衰的症状。

（2）强心苷的正性肌力作用特点

①加快心肌纤维缩短速度，使心肌收缩敏捷，因此舒张期相对延长。

②加强衰竭心肌收缩力，增加心输出量的同时，并不增加心肌耗氧量，甚至使心肌耗氧量有所降低。

（3）正性肌力作用的机制

①强心苷与心肌细胞膜上的强心苷受体 Na^+，K^+ – ATP 酶结合并抑制其活性，导致钠泵失灵。

②细胞内 Na^+ 量增多后，又通过 Na^+ – Ca^{2+} 双向交换机制或使 Na^+ 内流减少，Ca^{2+} 外流减少或使 Na^+ 外流增加，Ca^{2+} 内流增加，最终导致细胞内 Na^+ 减少，Ca^{2+} 增加，肌浆网摄取 Ca^{2+} 也增加，储存 Ca^{2+} 增多。

2. 减慢心率作用（负性频率）　治疗量的强心苷对正常心率影响小，但对心率加快及伴有房颤的心功能不全者则可显著减慢心率。

3. 对传导组织和心肌电生理特性的影响

（1）强心苷可因兴奋迷走神经，促进 K^+ 外流，使心房肌细胞静息电位加大而使心房的传导速度加快；

（2）缩短心房的有效不应期则是其治疗房扑时转为房颤的原因。

（3）强心苷中毒时出现室性心动过速或室颤。

（二）对神经和内分泌系统的作用

1. 中毒剂量可兴奋延髓极后区催吐化学感受区而引起呕吐。

2. 兴奋交感神经中枢，增加交感神经冲动发放，引起快速型心律失常。

3. 减慢心率和抑制房室传导。

4. 降低 CHF 患者血浆肾素活性，进而减少血管紧张素 II 及醛固酮含量，对心功不全时过度激活的 RAAS 产生抑制作用。

（三）利尿作用

强心苷对心功能不全患者有明显的利尿作用，<u>主要原因是心功能改善后增加了肾血流量和肾小球的滤过功能</u>。

（四）对血管的作用

CHF 患者用药后，交感神经活性降低的作用超过直接收缩血管的效应，血管阻力下降、心排血量及组织灌流增加、动脉压不变或略升。

【临床应用】

1. 治疗心力衰竭

（1）对伴有心房纤颤伴心室率快的心功能不全疗效最佳。

（2）对瓣膜病、风湿性心脏病、冠状动脉粥样硬化性心脏病和高血压性心脏病所导致的心功不全疗效较好。

（3）对扩张型心肌病、心肌肥厚、舒张性心力衰竭不宜应用强心苷，首选 β 受体阻断药、ACE 抑制药。

（4）对肺源性心脏病、活动性心肌炎（如风湿活动期）或严重心肌损伤，疗效也较差，且容易发生中毒。

2. 治疗某些心律失常

（1）心房纤颤：强心苷主要是通过兴奋迷走神经或对房室结的直接作用减慢房室传导、增加房室结中隐匿性传导、减慢心室率、增加心排血量，从而改善循环障碍，但对多数患者并不能终止心房纤颤。

（2）心房扑动：强心苷是治疗心房扑动最常用的药物，强心苷可不均一地缩短心房的有效不应期，使扑动变为颤动，再按房颤治疗。

（3）阵发性室上性心动过速：增强迷走神经功能，降低心房的兴奋性而终止阵发性室上性心动过速的发作。

【不良反应及防治】

1. 心脏反应 是强心苷<u>最严重、最危险的不良反应</u>。

（1）常见类型：快速型心律失常、房室传导阻滞、窦性心动过缓。

（2）**防治**

氯化钾	治疗由强心苷中毒所致的快速性心律失常的有效药物
苯妥英钠	治疗心律失常严重者
利多卡因	治疗强心苷中毒所引起的室性心动过速和心室纤颤
阿托品	治疗强心苷中毒所引起的心动过缓和房室传导阻滞等缓慢型心律失常

2. 胃肠道反应　是最常见的早期中毒症状。主要表现为厌食、恶心、呕吐及腹泻等。剧烈呕吐可导致失钾而加重强心苷中毒，所以应注意补钾或考虑停药。

3. 中枢神经系统反应　主要表现有眩晕、头痛、失眠、疲倦和谵妄等症状及视觉障碍，如黄视、绿视症及视物模糊等。视觉异常通常是强心苷中毒的先兆，可作为停药的指征。

【药物相互作用】

1. 奎尼丁能使地高辛的血药浓度增加一倍，两药合用时，应减少地高辛用量的 30% ~ 50%，否则易发生中毒，尤其是心脏毒性。

2. 其他抗心律失常药胺碘酮、钙通道阻滞药、普罗帕酮等能提高地高辛血药浓度。

3. 苯妥英钠能增加地高辛的清除而降低地高辛血药浓度。

4. 拟肾上腺素药可提高心肌自律性，导致强心苷中毒。

5. 排钾利尿药可致低血钾而加重强心苷的毒性。

二、非苷类正性肌力药

(一)儿茶酚胺类

药物	作用
多巴胺	增加外周血管阻力,加强心肌收缩性,增加心输出量
多巴酚丁胺	增强心肌收缩性,降低血管阻力,提高衰竭心脏的心脏指数,增加心排血量
异布帕明	加强心肌收缩性,减低外周血管阻力,增加心排血量,有显著的利尿、改善肾功能的作用

(二)磷酸二酯酶抑制药

药物	临床应用
氨力农和米力农	短期静脉给药治疗急性心力衰竭
维司力农	可缓解心衰患者的症状,提高生活质量
匹莫苯	增加患者运动耐力,减轻心力衰竭症状,减少发作次数,对中度和重度心力衰竭患者有效

第六节　扩血管药

一、扩血管药

扩血管药治疗心功不全的机制

扩张静脉	使静脉回心血量减少,降低心脏的前负荷,进而降低肺楔压、左心室舒张末压(LVEDP)等,缓解肺部淤血症状

扩张小动脉	降低外周阻力，降低心脏的后负荷，增加心排出量，增加动脉供血，缓解组织缺血症状，并可弥补或抵消因小动脉扩张而可能发生的血压下降和冠状动脉供血不足等不利影响

（一）硝酸酯类

1. 硝酸甘油和硝酸异山梨酯的主要作用是扩张静脉，使静脉容量增加、右房压力降低，减轻淤血及呼吸困难。

2. 选择性地舒张心外膜的冠状血管，在缺血性心肌病时增加冠脉血流而提高其心室的收缩和舒张功能，解除心衰症状。

（二）肼屈嗪

1. 能扩张小动脉，降低后负荷，增加心输出量，也较明显增加肾血流量。

2. 主要用于肾功能不全或对 ACE 抑制药不能耐受的 CHF 者。

（三）硝普钠

1. 能扩张小静脉和小动脉，降低前、后负荷。作用快，快速控制危急的 CHF。

2. 适用于需迅速降低血压和肺楔压的急性肺水肿、高血压危象等危重病例。仅用于静脉滴注给药。

（四）哌唑嗪

选择性的 α_1 受体阻断药，能扩张动、静脉，降低心脏前、后负荷，增加心输出量。

（五）奈西立肽

该制剂除有利尿作用外，还能与血管平滑肌细胞、血管内皮细胞表面的鸟苷酸环化酶受体结合，进而使细胞内钙减少，血管平滑肌松弛，降低动、静脉张力，抑制去甲肾上腺素释放，拮抗醛固酮等作用。

（六）波生坦

波生坦是竞争性的内皮素受体阻断药，口服有效，临床现用于肺动脉高压的治疗。

第七节　钙增敏药及钙通道阻滞药

一、钙增敏药

【作用机制】

1. 钙增敏药可通过多种机制调节肌丝对 Ca^{2+} 的反应。

2. 钙增敏药激活 ATP 敏感的钾通道，使血管扩张，改善心脏的供血供氧，减轻心脏负荷，降低心肌耗氧量，可增加 CHF 患者的运动耐量并改善 CHF 症状。

【不良反应】 可降低 CHF 患者的生存率。

二、钙通道阻滞药

【药理作用】 钙通道阻滞药虽可扩张血管，降低心脏后负荷。

【临床应用】

1. 最佳适应证是继发于冠心病、高血压病以及舒张功能障碍的心衰，尤其是用其他药物无效的病例。

2. 对于心衰伴有房室传导阻滞、低血压、左室功能低下伴后负荷低以及有严重收缩功能障碍的患者，不宜使用钙通道阻滞药。

小结速览

治疗心力衰竭的药物

- 肾素－血管紧张素－醛固酮系统抑制药
  - 血管紧张素转化酶抑制药
    - 消除或缓解 CHF 症状、提高运动耐力、改进生活质量
    - 防止和逆转心肌肥厚、降低病死率
    - 常与利尿药、地高辛合用，作为治疗 CHF 的基础药物
  - 血管紧张素 II 受体（AT_1）阻断药：氯沙坦、缬沙坦及厄贝沙坦
  - 抗醛固酮药

- 利尿药
  - 临床应用：CHF 伴有水肿或有明显淤血者，轻、中、重 CHF
  - 不良反应：导致心力衰竭恶化、电解质平衡紊乱、长期大量应用可致糖代谢紊乱、高脂血症

- 肾上腺素受体阻断药：主要用于扩张型心肌病

- 正性肌力药物
  - 强心苷类
    - 临床应用：治疗心力衰竭、心房纤颤、心房扑动、阵发性室上性心动过速
    - 不良反应
      - 心脏反应：快速型心律失常、房室传导阻滞、窦性心动过缓
      - 胃肠道反应：厌食、恶心、呕吐及腹泻
      - 中枢神经系统反应：眩晕、头痛、失眠、疲倦和谵妄、视觉障碍

治疗心力衰竭的药物

- 正性肌力药物
  - 非苷类正性肌力药
    - 儿茶酚胺类—多巴胺、多巴酚丁胺、异布帕明
    - 磷酸二酯酶抑制药—氨力农和米力农、维司力农、匹莫苯
- 扩血管药—硝酸酯类、肼屈嗪、硝普钠、扩张静脉、哌唑嗪
- 钙增敏药及钙通道阻滞药
  - 钙增敏药：不良反应：可降低 CHF 患者的生存率
  - 钙通道阻滞药
    - 继发于冠心病、高血压病以及舒张功能障碍的心衰
    - 心衰伴有房室传导阻滞、低血压、左室功能低下伴后负荷低以及有严重收缩功能障碍的患者，不宜使用

第二十七章　调血脂药与抗动脉粥样硬化药

- ● **重点**　调血脂药的作用机制及临床应用。
- ○ **难点**　抗氧化剂的临床应用及不良反应。
- ★ **考点**　多烯脂肪酸的临床应用。

第一节　调血脂药

一、主要降低总胆固醇（TC）和 LDL 的药物

（一）他汀类

【药理作用及机制】

1. 调血脂作用及作用机制

（1）他汀类有明显的调血脂作用。

（2）在治疗剂量下，对 LDL－C 的降低作用最强，TC 次之，降 TG 作用很弱，而 HDL－C 略有升高。调血脂作用呈剂量依赖性，用药 2 周出现明显疗效，4~6 周达高峰。

2. 非调血脂作用

（1）改善血管内皮功能，提高血管内皮对扩血管物质的反应性。

（2）抑制血管平滑肌细胞（VSMCs）的增殖和迁移，促进 VSMCs 凋亡。

（3）减少动脉壁巨噬细胞及泡沫细胞的形成，使动脉粥样硬化斑块稳定和缩小。

（4）降低血浆 C 反应蛋白，减轻动脉粥样硬化过程的炎性反应。

（5）抑制单核细胞 – 巨噬细胞的黏附和分泌功能。

（6）抑制血小板聚集和提高纤溶活性等，有助于抗动脉粥样硬化。

（7）抗氧化作用。

3. 肾保护作用 他汀类不仅有依赖降低胆固醇的肾保护作用，同时可以减轻肾损害的程度，从而保护肾功能。

【临床应用】

1. 主要用于杂合子家族性和非家族性Ⅱa、Ⅱb 和Ⅲ型高脂蛋白血症，也可用于 2 型糖尿病和肾病综合征引起的高 Ch 血症。

2. 对病情较严重者可与其他调脂类合用。

3. 可用于肾病综合征、血管成形术后再狭窄、预防心脑血管急性事件及缓解器官移植后的排异反应和治疗骨质疏松症等。

【不良反应及注意事项】

1. 大剂量应用时患者偶可出现胃肠反应、皮肤潮红、头痛等暂时性反应。

2. 偶见有无症状性转氨酶升高停药后即恢复正常。

3. 偶有横纹肌溶解症，以辛伐他汀和西立伐他汀（拜斯亭）引起肌病的发病率高，极少数发展成为横纹肌溶解症。

4. 孕妇及有活动性肝病（或转氨酶持续升高）者禁用。原有肝病史者慎用。

【药物相互作用】

1. 与胆汁酸结合树脂类联合应用，可增强降低血清 TC 及 LDL – C 的效应。

2. 与贝特类或烟酸联合应用可增强降低 TG 的效应。但也能提高肌病的发生率。

3. 与环孢素或大环内酯类抗生素等合用，也能增加肌病的危险性。

4. 与香豆素类抗凝药同时应用，有可能使凝血酶原时间延长，应注意检测凝血酶原时间，及时调整抗凝血药的剂量。

【体内过程】

洛伐他汀	口服吸收后在体内水解成开环羟酸型呈现活性。对肝有高度选择性。调血脂作用稳定可靠
辛伐他汀	调血脂作用较洛伐他汀强一倍。长期应用辛伐他汀在有效的调血脂的同时，显著延缓动脉粥样硬化（AS）病变进展和病情恶化，减少心脏事件和不稳定心绞痛的发生
普伐他汀	降脂作用，抑制单核–巨噬细胞向内皮的黏附和聚集，抗炎作用
氟伐他汀	抑制 MVA 生成胆固醇（Ch）发挥调血脂作用。并抑制血小板聚集和改善胰岛素抵抗

（二）胆固醇吸收抑制剂

1. 胆汁酸结合树脂

考来烯胺和考来替泊

【药理作用】降低 TC 和 LDL – C。

【作用机制】考来烯胺在肠道通过离子交换与胆汁酸结合后发生下列作用。

（1）被结合的胆汁酸失去活性，减少食物中脂类（包括 Ch）的吸收。

（2）阻滞胆汁酸在肠道的重吸收。

（3）大量胆汁酸丢失，肝内 Ch 经 7 – α 羟化酶的作用转化为胆汁酸。

（4）肝细胞中 Ch 减少，导致肝细胞表面 LDL 受体增加或活性增强。

（5）DL – C 经受体进入肝细胞，使血浆 TC 和 LDL – C 水平降低。

（6）HMG – CoA 还原酶可有继发活性增加，但不能补偿 Ch 的减少，若与他汀类联合应用，有协同作用。

【临床应用】

（1）适用于Ⅱa 及Ⅱb 及家族性杂合子高脂蛋白血症，对纯合子家族性高 Ch 血症无效。

（2）对Ⅱb 型高脂蛋白血症者，应与降 TG 和 VLDL 的药物配合应用。

【不良反应】

（1）少数人用后可能有便秘、腹胀、嗳气和食欲减退等，一般在两周后可消失，若便秘过久，应停药。

（2）偶可出现短时的转氨酶升高、高氯酸血症或脂肪痢等。

【药物相互作用】 在肠腔内与他汀类、氯噻嗪、保泰松、苯巴比妥、洋地黄毒苷、甲状腺素、口服抗凝药、脂溶性维生素（A、D、E、K）、叶酸及铁剂等结合，影响这些药物的吸收，应尽量避免伍用。

2. 胆固醇吸收抑制药

依折麦布

【药理作用及临床应用】 依折麦布抑制饮食及胆汁中胆固醇的吸收，而不影响胆汁酸和其他物质的吸收。与他汀类合用显示良好的调血脂作用，可克服他汀类剂量增加而效果不显著增强的缺陷。在他汀类药物基础上使用依折麦布，能够进一步降低心血管事件发生率。

3. 酰基辅酶 A 胆固醇酰基转移酶抑制药

甲亚油酰胺

【药理作用及临床应用】抑制酰基辅酶 A 胆固醇酰基转移酶，减少外源性胆固醇的吸收，并且阻滞外周组织胆固醇酯的蓄积和泡沫细胞的形成，有利于胆固醇的逆向转运，使血浆及组织胆固醇降低。适用于 Ⅱ 型高脂蛋白血症。

（三）前蛋白转化酶枯草溶菌素 9（PCSK9）抑制药

前蛋白转化酶枯草溶菌素 9 是由肝脏合成的分泌性丝氨酸蛋白酶，释放入血后与 LDL 受体结合，促进其进入肝细胞后至溶酶体降解，从而减少肝细胞表面的 LDL 受体数量，使血浆 LDL – C 水平升高。

二、主要降低 TG 及 VLDL 的药物

（一）贝特类

【体内过程】口服吸收快而完全，在血液中与血浆蛋白结合，不易分布到外周组织。最后大部在肝与葡萄糖醛酸结合。

【药理作用】

调血脂作用	能降低血浆 TG、VLDL – C、TC、LDL – C；能升高 HDL – C。但是各种贝特类的作用强度不同，吉非贝齐、非诺贝特和苯扎贝特的较强
非调脂作用	抗凝血、抗血栓和抗炎性作用等

【调血脂作用机制】作用机制尚未完全阐明，可能与核受体 – 过氧化物酶体增殖激活受体有关。

【临床应用】

（1）用于原发性高 TG 血症，对 Ⅲ 型高脂蛋白血症和混合

型高脂蛋白血症有较好的疗效。

（2）可用于 2 型糖尿病的高脂蛋白血症。

【不良反应】

（1）主要为消化道反应，如食欲不振、恶心、腹胀等。

（2）有乏力、头痛、失眠、皮疹、阳痿等。偶有肌痛、尿素氮增加、转氨酶升高，停药后可恢复。

【禁忌证】患肝胆疾病、孕妇、儿童及肾功不全者禁用。

【药物相互作用】增强口服抗凝药的抗凝活性；与他汀类药联合应用，可能增加肌病的发生。

1. 吉非贝齐

（1）口服吸收迅速而完全，降低血浆 TG 和 VLDL 起效快、稳定。

（2）对血浆 TG 明显增高和伴有 HDL 降低或 LDL 升高类型的高脂血症疗效最好。

（3）长期应用可明显降低冠心病的死亡率。

2. 非诺贝特

（1）口服吸收快，50% ~ 75% 被吸收，血浆蛋白结合率 99%。

（2）肾功不全者慎用。

（3）有调血脂作用，能明显地降低血浆纤维蛋白原和血尿酸水平，降低血浆黏稠度改善血流动力学，冠脉造影证明能阻止冠脉腔的缩小。

3. 苯扎贝特

（1）口服易吸收，肾功不全者应慎用。

（2）作用及应用同吉非罗齐，调血脂，降低空腹血糖。并降低血浆 FFA、纤维蛋白原和糖化血红蛋白，抑制血小板聚集。

（3）用于伴有血脂升高的 2 型糖尿病。

（二）烟酸

【体内过程】口服吸收迅速而完全，生物利用度 95%。血浆蛋白结合率低。

【药理作用】

1. 大剂量能降低血浆 TG 和 VLDL。烟酸升高血浆 HDL。

2. 与胆汁酸结合树脂伍用，使作用增强，再加他汀类作用还可加强。

【作用机制】

1. 降低细胞 cAMP 的水平，使激素敏感脂肪酶的活性降低，减少 VLDL 的合成和释放，也使 LDL 来源减少。

2. 烟酸升高 HDL，HDL 的增加有利于 Ch 的逆向转运，阻滞动脉粥样硬化病变的发展。

3. 抑制 TXA_2 的生成，增加 PGI_2 的生成，发挥抑制血小板聚集和扩张血管的作用。

【临床应用】

1. 广谱调血脂药，对Ⅱb 和Ⅳ型高血脂作用最好。

2. 适用于混合型高脂血症、高 TG 血症、低 HDL 血症及高 Lp（a）血症。

3. 与他汀类或贝特类伍用，可提高疗效。

【不良反应及注意事项】

1. 最常见皮肤潮红及瘙痒等，其他有肝脏损害、高尿酸血症、高血糖、棘皮症等。若与阿司匹林伍用，可使反应减轻。

2. 刺激胃黏膜，加重或引起消化道溃疡，餐时或餐后服用可以减轻。

3. 溃疡病、糖尿病及肝功异常者禁用。

阿昔莫司

【体内过程】口服吸收快而完全，不与血浆蛋白结合。

【药理作用】

1. 明显降低血浆 TG，HDL 升高，与胆汁酸结合树脂伍用可加强其降 LDL－C 作用，作用较强而持久。

2. 降低血浆纤维蛋白和全血黏度。

【临床应用】

1. 用于Ⅱb、Ⅲ和Ⅳ型高脂血症。

2. 适用高 LP（a）血症及 2 型糖尿病伴有高脂血症患者。

三、降低 LP（a）的药物

血浆 LP（a）升高是动脉粥样硬化的独立危险因素，也是经皮穿刺腔内冠状动脉成形术后再狭窄的危险因素。降低血浆 LP（a）水平，可防治动脉粥样硬化。现已证实烟酸、烟酸戊四醇酯、烟酸生育酚酯、阿昔莫司、新霉素及多沙唑嗪等可降低血浆 LP（a）水平。

第二节　抗氧化剂

一、普罗布考

【作用机制】

1. 疏水性抗氧化剂，抗氧化作用强，进入体内分布于各脂蛋白，减缓动脉粥样硬化病变的一系列过程。

2. 抑制 HMG－CoA 还原酶，使 Ch 合成减少，通过受体及非受体途径增加 LDL 的清除，血浆 LDL－C 水平降低。

【药理作用】

抗氧化作用	能抑制 ox－LDL 的生成及其引起的一系列病变过程

续表

调血脂作用	可使血浆 TC 和 LDL－C 下降；与他汀类或胆汁酸结合树脂伍用，可增强调血脂作用
对动脉粥样硬化病变的影响	较长期应用可使冠心病发病率降低，已形成的动脉粥样硬化病变停止发展或消退，黄色瘤明显缩小或消除

【临床应用】

1. 用于各型高 Ch 血症，包括纯合子和杂合子家族性高 Ch 血症。

2. 对继发于肾病综合征或糖尿病的 II 型高脂蛋白血症有效。

【不良反应】

1. 以胃肠道反应为主，如腹泻、腹胀、腹痛、恶心等。

2. 偶有嗜酸性粒细胞增多、肝功能异常、高尿酸血症、高血糖、血小板减少、肌病、感觉异常等。

3. 用药期间注意心电图的变化，Q－T 间期延长者慎用，不宜与延长 Q－T 间期的药物同用。

4. 近期有心肌损伤者禁用。孕妇及小儿禁用。

二、维生素 E

维生素 E 有很强的抗氧化作用。能防止脂蛋白的氧化修饰及其所引起的一系列 AS 病变过程，从而发挥抗 AS 的效应。

第三节　多烯脂肪酸

一、n－3 型多烯脂肪酸

包括二十碳五烯酸（EPA）和二十二碳六烯酸（DHA）。

【药理作用与机制】

调血脂作用	EPA 和 DHA 有明显的调血脂作用，降低 TG 及 VLDL – FG 的作用较强，升高 HDL – C
非调血脂作用	①较强的抗血小板聚集、抗血栓形成和扩张血管的作用 ②抗血小板，抑制 PDGF 的释放，从而抑制 VSMCs 的增殖和迁移 ③红细胞膜上的 EPA 和 DHA 可增加红细胞的可塑性，改善微循环 ④抑制黏附分子的活性

【临床应用】

1. 适用于高 TG 性高脂血症。

2. 对心肌梗死患者的预后有明显改善。

3. 可用于糖尿病并发高脂血症等。

【不良反应】 长期或大剂量应用，可使出血时间延长，免疫反应降低。

二、n – 6 型多烯脂肪酸

n – 6 型多烯脂肪酸主要来源于植物油，目前认为其降脂作用较弱，临床疗效不确切，现已少用。

第四节　黏多糖和多糖类

1. **黏多糖的典型代表药物肝素。**

2. **肝素的作用**

（1）降低 TC、LDL、TG、VLDL，升高 HDL。

（2）对动脉内皮有高度亲和性，中和多种血管活性物质，保护动脉内皮。

（3）抑制白细胞向血管内皮黏附及其向内皮下转移的抗炎性反应。

（4）阻滞 VSMCs 的增殖迁移。

（5）加强酸性成纤维细胞生长因子（aFGF）的促微血管生成。

（6）抗血栓形成等作用，发挥抗动脉粥样硬化效应。

一、低分子量肝素（LMWH）

低分子量肝素分子量低，生物利用度较高。与血浆、血小板、血管壁蛋白结合的亲和力较低，抗凝血因子 Xa 活力大于抗凝血因子 Ⅱa 活力。主要用于不稳定型心绞痛、急性心肌梗死及 PTCA 后再狭窄等。

二、天然类肝素

【特点】有抗凝血因子 Ⅱa，作用弱，抗凝血因子 Xa 作用强和半衰期长。

【药理作用】有调血脂、降低心肌耗氧量、抗血小板、保护血管内皮和阻滞动脉粥样硬化斑块形成等作用。

【临床应用】用于心及脑缺血性病症。

三、海洋酸性糖酯类

藻酸双酯钠

【药理作用】具有肝素样的药理特性，能调血脂、抗血栓形成、保护动脉内皮及阻滞动脉粥样硬化病变的发展等。

【临床应用】用于缺血性心脑血管疾病。

小结速览

调血脂药与抗动脉粥样硬化药
├ 调血脂药
│ ├ 主要降低总胆固醇（TC）和LDL的药物
│ │ ├ 他汀类
│ │ │ ├ 杂合子家族性和非家族性Ⅱa、Ⅱb和Ⅲ型高脂蛋白血症
│ │ │ ├ 2型糖尿病和肾病综合征引起的高Ch血症、病情较严重者可与其他调脂类合用
│ │ │ └ 肾病综合征、血管成形术后再狭窄预防心脑血管急性事件、缓解器官移植后的排异反应、治疗骨质疏松症
│ │ ├ 胆固醇吸收抑制剂
│ │ │ ├ 胆汁酸结合树脂
│ │ │ ├ 胆固醇吸收抑制药
│ │ │ └ 酰基辅酶A胆固醇酰基转移酶抑制药
│ │ └ 前蛋白转化酶枯草溶菌素9（PCSK9）抑制药
│ └ 主要降低TG及VLDL的药物
│   ├ 贝特类
│   │ ├ 临床应用
│   │ │ ├ 原发性高TG血症，Ⅲ型高脂蛋白血症和混合型高脂蛋白血症
│   │ │ └ 2型糖尿病的高脂蛋白血症
│   │ ├ 不良反应：消化道反应、乏力、头痛、失眠、皮疹、阳痿
│   │ └ 吉非贝齐、非诺贝特、苯扎贝特
│   ├ 烟酸
│   │ ├ 临床应用
│   │ │ ├ 对Ⅱb和Ⅳ型高血脂作用最好、与他汀类或贝特类合用，可提高疗效
│   │ │ └ 混合型高脂血症、高TG血症、低HDL血症及高Lp(a)血症
│   │ └ 不良反应：皮肤潮红及瘙痒、加重或引起消化道溃疡、皮肤干燥、色素沉着或棘皮症
│   ├ 阿昔莫司：用于Ⅱb、Ⅲ和Ⅳ型高脂血症、高LP(a)血症及2型糖尿病伴有高脂血症
└ 降低LP(a)的药物：可防治动脉粥样硬化

调血脂药与抗动脉粥样硬化药
├─ 抗氧化剂
│ ├─ 普罗布考
│ │ ├─ 临床应用：各型高 Ch 血症、继发于肾病综合征或糖尿病的 Ⅱ 型高脂蛋白血症
│ │ └─ 不良反应：胃肠道反应为主
│ └─ 维生素 E
├─ 多烯脂肪酸
│ ├─ n-3 型多烯脂肪酸
│ │ ├─ 临床应用：高 TG 性高脂血症、心肌梗死、糖尿病并发高脂血症
│ │ └─ 不良反应：长期或大剂量应用，可使出血时间延长，免疫反应降低
│ └─ n-6 型多烯脂肪酸
└─ 黏多糖和多糖类
   ├─ 黏多糖的典型代表为：肝素
   └─ 海洋酸性糖酯类：藻酸双酯钠（用于缺血性心脑血管疾病）

第二十八章　抗心绞痛药

- ● **重点**　心绞痛的主要病理生理基础。
- ○ **难点**　常用抗心绞痛药的药理作用。
- ★ **考点**　硝酸甘油的临床应用及不良反应。

一、心绞痛

是因冠状动脉供血不足引起的心肌急剧的、暂时的缺血与缺氧综合征，其典型临床表现为阵发性的胸骨后压榨性疼痛并向左上肢放射。

二、心绞痛的主要病理生理机制

心肌需氧与供氧的平衡失调，致心肌暂时性缺血缺氧，代谢产物（乳酸、丙酮酸、组胺、类似激肽样多肽、K^+ 等）聚积心肌组织，刺激心肌自主神经传入纤维末梢引起疼痛。

三、分类

临床上心绞痛的分类如下。

分类	特点	分型
劳累型心绞痛	由劳累、情绪波动或其他增加心肌耗氧量的因素所诱发，休息或舌下含服硝酸甘油可缓解	稳定型心绞痛、初发型心绞痛及恶化型心绞痛

分类	特点	分型
自发性心绞痛	心绞痛发作与心肌耗氧量无明显关系，多发生于安静状态，发作时症状重、持续时间长，且不易被硝酸甘油缓解	卧位型（休息或熟睡时发生）、变异型（为冠脉痉挛所诱发）、中间综合征和梗死后心绞痛
混合型心绞痛	在心肌需氧量增加或无明显增加时都可能发生	临床常将初发型、恶化型及自发性心绞痛称为不稳定型心绞痛

四、心绞痛的主要病理生理基础

1. 心绞痛的主要病理生理基础是冠状血管病变，尤其是动脉粥样硬化，引起的心肌组织供血障碍，导致氧的供需失衡。

2. 决定心肌耗氧量的主要因素是心室壁张力、心率和心室收缩力。

第一节 常用的抗心绞痛药物

一、硝酸酯类

（一）硝酸甘油

【药理作用】

1. 降低心肌耗氧量

（1）最小有效量的硝酸甘油可明显扩张静脉血管，降低了心脏的前负荷，心腔容积缩小，心室内压减小，心室壁张力降低，射血时间缩短，心肌耗氧量减少。

（2）稍大剂量的硝酸甘油可显著舒张动脉血管，动脉血管的舒张降低了心脏的射血阻力，从而降低了左室内压和心室壁张力，降低心肌耗氧量。

2. 扩张冠状动脉，增加缺血区血液灌注 选择性扩张较大的心外膜血管、输送血管及侧支血管，尤其在冠状动脉痉挛时更为明显，而对阻力血管的舒张作用较弱。

3. 降低左室充盈压，增加心内膜供血，改善左室顺应性 硝酸甘油扩张静脉血管，减少回心血量，降低心室内压；扩张动脉血管，降低心室壁张力。

4. 保护缺血的心肌细胞减轻缺血损伤 保护心肌，减轻缺血损伤，缩小心肌梗死范围，改善左室重构，消除折返，改善房室传导等，减少心肌缺血合并症。

【作用机制】

1. 硝酸甘油作为一氧化氮（NO）供体，在平滑肌细胞内经谷胱甘肽转移酶的催化释放出 NO。

2. 硝酸甘油通过与内源性血管内皮舒张因子（EDRF，即 NO）相同的作用机制松弛平滑肌而又不依赖于血管内皮细胞。在内皮有病变的血管仍可发挥作用。

3. 硝酸甘油通过产生 NO 而抑制血小板聚集、黏附，有利于冠心病的治疗。

【临床应用】

1. 舌下含服硝酸甘油能迅速缓解各种类型心绞痛。

2. 在预计可能发作前用药也可预防发作。

3. 对急性心肌梗死者，多静脉给药，不仅能降低心肌耗氧量、增加缺血区供血，还可抑制血小板聚集和黏附，从而缩小梗死范围。

4. 硝酸甘油可降低心脏前、后负荷，也用于心衰的治疗。

5. 舒张肺血管、降低肺血管阻力，改善肺通气，用于急性呼吸衰竭及肺动脉高压的患者。

【不良反应及注意事项】

1. 多数由其血管舒张作用所引起，如面颊部皮肤潮红，脑膜血管舒张引起搏动性头痛，眼内血管扩张则可升高眼内压等。

2. 剂量过大可出现直立性低血压及晕厥。

3. 超剂量时引起高铁血红蛋白血症，表现为呕吐、发绀等。

4. 连续应用2周左右可出现耐受性，用药剂量大或反复应用过频易产生耐受性。

（二）硝酸异山梨酯和单硝酸异山梨酯

1. 硝酸异山梨酯

【作用机制】 与硝酸甘油相似，但作用较弱，起效较慢，作用维持时间较长。

【药理作用】 具有扩张血管及抗心绞痛作用。

【不良反应】 剂量大时易致头痛及低血压等副作用。

【临床应用】 主要口服用于心绞痛的预防和心肌梗死后心衰的长期治疗。

2. 单硝酸异山梨酯 作用及应用与硝酸异山梨酯相似。

二、β 肾上腺素受体阻断药

【抗心绞痛作用】

1. 降低心肌耗氧量

（1）心肌缺血者在心绞痛发作时，心肌局部和血中儿茶酚胺含量均显著增加，使心肌收缩力增强、血管收缩，从而使心肌耗氧量增加。

（2）β 受体阻断药通过拮抗 β 受体使心肌收缩力减弱、心肌纤维缩短速度减慢、心率减慢及血压降低，可明显减少心肌耗氧量。但它抑制心肌收缩力又可增加心室前负荷，同时因收缩力减弱心室射血时间延长，导致心肌耗氧增加，总效应是减少心肌耗氧量。

2. 改善心肌缺血区供血

（1）降低心肌耗氧量，扩张冠脉血管，促使血液流向已代偿性扩张的缺血区，从而增加缺血区血流量。

（2）由于减慢心率，心舒张期相对延长，有利于血液从心外膜血管流向易缺血的心内膜区。

（3）可增加缺血区侧支循环，增加缺血区血液灌注量。

3. 增加组织供氧

（1）拮抗 β 受体，可抑制脂肪分解酶活性，减少心肌游离脂肪酸含量。

（2）改善心肌缺血区对葡萄糖的摄取和利用，改善糖代谢，减少耗氧。

（3）促进氧合血红蛋白结合氧的解离而增加组织供氧。

【临床应用】

1. 对硝酸酯类不敏感或疗效差的稳定型心绞痛，可使发作次数减少；对伴有心律失常及高血压者尤为适用。

2. 对冠状动脉痉挛诱发的变异型心绞痛不宜应用，因其 β 受体被阻断，α 受体相对占优势，易致冠状动脉收缩。

3. 对心肌梗死也有效，能缩小梗死区范围，但因抑制心肌收缩力，故应慎用。

【药物联合应用】β 受体拮抗药和硝酸酯类合用，宜选用作用时间相近的药物。

1. 优点

（1）两药能协同降低耗氧量。

（2）β 受体拮抗药能对抗硝酸酯类所引起的反射性心率加快和心肌收缩力增强。

（3）硝酸酯类可缩小 β 受体拮抗药所致的心室前负荷增大和心室射血时间延长。

（4）两药合用可互相取长补短，合用时用量减少，副作用也减少。

2. 注意事项

（1）β 受体阻断药和硝酸酯类合用，能协同降低心肌耗氧量，对抗硝酸酯类所引起的反射性心率加快和心肌收缩力增强，可缩小 β 受体阻断药所致的心室前负荷增大和心室射血时间延长，互相取长补短，合用时用量减少，副作用也相应减少。由于两类药都可降压，如血压下降过多，冠脉流量减少，对心绞痛不利。

（2）一般宜口服给药，因剂量的个体差异大，应从小量开始逐渐增加剂量。

（3）停用 β 受体拮抗药时应逐渐减量，如突然停用可导致心绞痛加剧或诱发心肌梗死。

（4）对心功能不全、支气管哮喘、哮喘既往史及心动过缓者不宜应用。长期应用后对血脂也有影响，本类药物禁用于血脂异常的患者。

三、钙通道阻滞药

【作用机制】钙通道阻滞药通过阻滞 Ca^{2+} 通道，抑制 Ca^{2+} 内流。

【抗心绞痛作用】

1. 降低心肌耗氧量 使心肌收缩力减弱，心率减慢，血管平滑肌松弛，血压下降，心脏负荷减轻，从而使心肌耗氧减少。

2. 舒张冠状血管

（1）对冠脉中较大的输送血管及小阻力血管有扩张作用，特别是对处于痉挛状态的血管有显著的解除痉挛作用，从而增加缺血区的血液灌注。

（2）可增加侧支循环，改善缺血区的供血和供氧。

3. 保护缺血心肌细胞

（1）心肌缺血时，可增加细胞膜对 Ca^{2+} 的通透性，增加外钙内流或干扰细胞内 Ca^{2+} 向细胞外转运，使胞内 Ca^{2+} 积聚，特别是线粒体内 Ca^{2+} 超负荷，从而失去氧化磷酸化的能力，促使细胞死亡。

（2）Ca^{2+} 通道阻滞药通过抑制外钙内流，减轻缺血心肌细胞的 Ca^{2+} 超负荷而保护心肌细胞，对急性心肌梗死者，能缩小梗死范围。

4. 抑制血小板聚集

（1）大多数急性心肌梗死也是由动脉粥样硬化斑块破裂，局部形成血栓突然阻塞冠状动脉所致。

（2）钙通道阻滞药阻滞 Ca^{2+} 内流，降低血小板内 Ca^{2+} 浓度，抑制血小板聚集。

【临床应用】

1. 钙通道阻滞药治疗心绞痛的优点

（1）钙通道阻滞药因有松弛支气管平滑肌作用，故更适合心肌缺血伴支气管哮喘者。

（2）钙通道阻滞药有强大的扩张冠状动脉作用，变异型心绞痛是最佳适应证。

（3）钙通道阻滞药抑制心肌作用较弱，特别是硝苯地平还具有较强的扩张外周血管、降低外周阻力作用且血压下降后反射性加强心肌收缩力，可部分抵消对心肌的抑制作用，因而较少诱发心衰。

（4）心肌缺血伴外周血管痉挛性疾病患者禁用 β 受体拮抗药，而钙通道阻滞剂因扩张外周血管恰好适用于此类患者的治疗。

2. 适应证

（1）显著解除冠状动脉痉挛的作用，对变异型心绞痛疗效显著。

（2）对稳定型心绞痛及急性心肌梗死等也有效。

（一）硝苯地平

【药理作用】 扩张冠状动脉和外周小动脉作用强，抑制血管痉挛效果显著。

【临床应用】 对变异型心绞痛最有效，对伴高血压患者尤为适用。对稳定型心绞痛也有效，对急性心肌梗死患者能促进侧支循环，缩小梗死区范围。

【药物相互作用】 与 β 受体拮抗药合用，增加疗效。

【注意事项】 可增加发生心肌梗死的危险，应引起重视。

（二）维拉帕米

【药理作用】 扩张冠状动脉作用较弱。

【临床应用】 对稳定型心绞痛有效，疗效近似普萘洛尔。

【注意事项】 抑制心肌收缩力、抑制窦房结和房室结的传导，对伴心衰、窦房结或明显房室传导阻滞的心绞痛患者应禁用。

（三）地尔硫䓬

【临床应用】 对变异型、稳定型和不稳定型心绞痛都可应用。

【药理作用】 扩张冠状动脉作用较强，对周围血管扩张作用较弱，降压作用小。

【注意事项】 对伴房室传导阻滞或窦性心动过缓者应慎用，又因其抑制心肌收缩力，对心衰患者也应慎用。

（四）钙通道阻滞药与 β 受体拮抗药联合用药

1. 联合应用可以治疗心绞痛，特别是硝苯地平与 β 受体拮抗药合用更为安全。

2. 二者合用对降低心肌耗氧量起协同作用，β 受体拮抗可消除钙通道阻滞药引起的反射性心动过速，后者可抵消前者收缩血管作用。

3. 对心绞痛伴高血压及运动时心率显著加快者最适宜。

第二节　其他抗心绞痛药物

一、卡维地洛

因其既能阻断 β_1、β_2 和 α 受体，又具有一定的抗氧化作用，故可用于心绞痛、心功能不全和高血压的治疗。

二、尼可地尔

1. 新型的血管扩张药，释放 NO，激活血管平滑肌细胞膜 K^+ 通道，促进 K^+ 外流，使细胞膜超极化，抑制 Ca^{2+} 内流。

2. 使血管平滑肌松弛，冠状动脉供血增加，减轻 Ca^{2+} 超载对缺血心肌细胞的损害。

3. 主要适用于变异型心绞痛和慢性稳定型心绞痛。

三、吗多明

1. 释放 NO，扩张容量血管及阻力血管，降低心肌耗氧量，改善侧支循环，改善心肌供血。

2. 舌下含服或喷雾吸入用于稳定型心绞痛或心肌梗死伴高充盈压者疗效较好。

四、雷诺嗪

1. 抗心绞痛作用机制尚不清楚，可能与抑制脂肪酸氧化，调节代谢和增加心肌供能有关。

2. 使用时必须与氨氯地平、β 受体阻断药或硝酸酯类药物联合应用。

小结速览

抗心绞痛药
- 常用的抗心绞痛药物
  - 硝酸酯类——硝酸甘油
    - 临床应用
      - 舌下含服能迅速缓解各种类型心绞痛
      - 预计可能发作前用药也可预防发作
      - 急性心肌梗死、心衰
      - 急性呼吸衰竭及肺动脉高压
    - 不良反应：面颊部皮肤潮红、搏动性头痛、升高眼内压；剂量过大可出现直立性低血压及晕厥；超剂量时引起高铁血红蛋白血症；连续应用2周左右可出现耐受性
  - β肾上腺素受体阻断药
    - 临床应用
      - 硝酸酯类不敏感或疗效差的稳定型心绞痛
      - 伴有心律失常及高血压者、心肌梗死
    - 注意事项
      - 一般宜口服给药，从小剂量开始逐渐增加剂量
      - 停用β受体阻断药时应逐渐减量
      - 对心功能不全、支气管哮喘、哮喘既往史及心动过缓者不宜应用
      - 禁用于血脂异常的患者
  - 钙通道阻滞药
    - 临床应用：变异型心绞痛、稳定型心绞痛及急性心肌梗死
    - 硝苯地平、维拉帕米、地尔硫䓬，与受体拮抗药联合用药
- 其他抗心绞痛药物
  - 卡维地洛：心绞痛、心功能不全和高血压
  - 尼可地尔：变异型心绞痛和慢性稳定型心绞痛
  - 吗多明：舌下含服或喷雾吸入用于稳定型心绞痛或心肌梗死伴高充盈压者
  - 雷诺嗪：必须与氨氯地平、β受体阻断药或硝酸酯类药物联合应用

第二十九章　作用于血液及造血器官的药物

- ● **重点**　抗血小板药的药理作用、临床应用。
- ○ **难点**　血容量扩充药的临床应用。
- ★ **考点**　抗凝血药、抗贫血药的临床应用。

第一节　抗凝血药

一、凝血酶间接抑制药

（一）肝素

【体内过程】肝素是带大量阴电荷的大分子，不易通过生物膜，口服不被吸收，常静脉给药。

【药理作用】

1. 强大抗凝作用　体内、体外均有作用。

2. 抗凝作用机制

（1）增强抗凝血酶Ⅲ（AT-Ⅲ）的活性。AI-Ⅲ是凝血酶及因子Ⅻa、Ⅺa、Ⅸa、Xa等含丝氨酸残基蛋白酶的抑制剂。

（2）激活肝素辅助因子Ⅱ（HCⅡ）。

（3）促进纤溶系统激活。促进细胞内释放 t-PA 和 TFPI。

导致抗血栓作用。

3. 其他作用

（1）调血脂作用：使血管内皮释放脂蛋白酯酶，水解血中乳糜微粒和 VLDL 发挥调血脂作用。

（2）抗炎作用：抑制炎症介质活性和炎症细胞活动，呈现抗炎作用。

（3）抑制血管平滑肌细胞增生，抗血管内膜增生等作用。

（4）抑制血小板聚集。

【临床应用】

1. 血栓栓塞性疾病　主要用于防治血栓形成和扩大，如深静脉血栓、肺栓塞和周围动脉血栓栓塞等。

2. 弥散性血管内凝血（DIC）

（1）用于各种原因引起的 DIC，如脓毒血症、胎盘早期剥离、恶性肿瘤溶解等所致的 DIC。

（2）早期应用，可防止因纤维蛋白和凝血因子的消耗而引起的继发性出血。

3. 体外抗凝　心导管检查、体外循环及血液透析等。

【不良反应】

1. 出血　是肝素的主要不良反应，表现为各种黏膜出血、关节腔积血和伤口出血。

2. 血小板减少症　一般是肝素引起的一过性血小板聚集作用所致。

3. 其他　偶有过敏反应，如哮喘、荨麻疹、结膜炎和发热等。

【禁忌证】 对肝素过敏、有出血倾向、血友病、血小板功能不全和血小板减少症、紫癜、严重高血压、细菌性心内膜炎、肝肾功能不全、溃疡病、颅内出血、活动性肺结核、孕妇、先兆流产、产后、内脏肿瘤、外伤及术后等禁用。

【药物相互作用】 肝素为酸性药物，不能与碱性药物合用；与阿司匹林等非甾体类抗炎药、右旋糖酐、双嘧达莫等合用，可增加出血危险；与糖皮质激素类、依他尼酸合用，可致胃肠道出血等。

（二）低分子量肝素（LMWH）

【药理作用】

1. LMWH 具有选择性抗凝血因子 Ⅹa 活性，而对凝血酶及其他凝血因子影响较小。

2. LMWH 分子链较短，不能与 AT‐Ⅲ 和凝血酶同时结合形成复合物，因此主要对 Ⅹa 发挥作用。

3. LMWH 使抗血栓作用与致出血作用分离，保持了肝素的抗血栓作用而降低了出血的危险。

【不良反应】

1. 出血、血小板减少症、低醛固酮血症伴高钾血症、皮肤坏死、过敏反应和暂时性 ALT、转氨酶升高等。

2. LMWH 引起的出血，也可用硫酸鱼精蛋白来治疗。

【临床应用】 用于预防骨外科手术后深静脉血栓形成、急性心肌梗死、不稳定型心绞痛和血液透析、体外循环等。

（三）依诺肝素

【体内过程】 皮下注射后吸收迅速、完全。

【药理作用与临床应用】 依诺肝素具有强大而持久的抗血栓形成作用。临床主要用于深部静脉血栓、外科手术和整形外科（如膝、髋人工关节置换手术）后静脉血栓形成的防治，血液透析时防止体外循环发生凝血。

【不良反应】 较少出现出血，偶见血小板减少，严重出血。禁用于对本品过敏和严重肝、肾功能障碍患者。

（四）合成肝素衍生物

磺达肝癸钠是一种以抗凝血酶肝素结合位点结构为基础合

成的戊多糖。

二、凝血酶抑制药

（一）凝血酶直接抑制药

1. 水蛭素

【体内过程】口服不吸收，静脉注射后进入细胞间隙，不易透过血－脑屏障。

【药理作用与机制】水蛭素是强效、特异的凝血酶抑制剂，由于凝血酶是最强的血小板激活物，水蛭素也抑制凝血酶引起的血小板聚集和分泌，从而产生抗血栓作用。

【临床应用】用于预防术后血栓形成、经皮冠状动脉成形术后再狭窄、不稳定型心绞痛、急性心肌梗死后溶栓的辅助治疗、血液透析及体外循环等。

【用药注意事项】肾衰竭患者慎用。

2. 阿加曲班

（1）阿加曲班为合成的精氨酸衍生物，可抑制纤维蛋白的交联并促使纤维蛋白溶解。

（2）本品还可局部用于移植物上，以防血栓形成。

（二）维生素 K 拮抗药

具有拮抗维生素 K 作用的药物为香豆素类抗凝药，常用双香豆素、华法林（苄丙酮香豆素）和醋硝香豆素（新抗凝）等。

【体内过程】

1. 华法林

（1）口服后吸收快而完全，其钠盐的生物利用度几乎为100%，吸收后 99% 以上与血浆蛋白结合，表观分布容积小。

（2）可通过胎盘屏障。主要在肝中代谢，最后以代谢物形式由肾排出，半衰期约40小时。

2. 双香豆素

（1）口服吸收慢且不规则，吸收后几乎全部与血浆蛋白结合。

（2）与其他血浆蛋白结合率高的药物同服时，可增加双香豆素的游离药物浓度，使抗凝作用大大增强，甚至诱发出血。

（3）分布于肺、肝、脾及肾，经肝药酶羟基化失活后自尿中排出。

【药理作用及机制】

1. 香豆素类是维生素 K 拮抗剂，抑制维生素 K 在肝由环氧化物向氢醌型转化，从而阻止维生素 K 的反复利用。

2. 维生素 K 是 γ – 羧化酶的辅酶，其循环受阻则影响含有谷氨酸残基的凝血因子 Ⅱ、Ⅶ、Ⅸ、Ⅹ 的前体、抗凝血蛋白 C 和抗凝血蛋白 S 的 γ – 羧化作用，使这些因子停留于无凝血活性的前体阶段，从而影响凝血过程。

3. 对已经 γ – 羧化的上述因子无抑制作用。因此，香豆素类体外无效，在体内也须在原有的凝血因子 Ⅱ、Ⅶ、Ⅸ、Ⅹ、抗凝血蛋白 C 和 S 耗竭后才发挥抗凝作用。

【临床应用】

1. 主要口服用于防治血栓栓塞性疾病。

2. 防治静脉血栓和肺栓塞一般采用先用肝素后用香豆素类维持治疗的序贯疗法。

3. 与抗血小板药合用，可减少外科大手术、风湿性心脏病、人工瓣膜置换术后的静脉血栓发生率。

【不良反应】

1. 过量易致自发性出血，最严重者为颅内出血。

2. 华法林能通过胎盘屏障，可引起出血性疾病。而且华法林可影响胎儿骨骼和血液蛋白质的 γ-羧化作用，影响胎儿骨骼正常发育。

【药物相互作用】

1. 阿司匹林、保泰松等使血浆中游离香豆素类浓度升高，抗凝作用增强。

2. 降低维生素 K 生物利用度的药物或各种病理状态导致胆汁减少均可增强香豆素类的作用。

3. 广谱抗生素抑制肠道产生维生素 K 的菌群，减少维生素 K 的生成，增强香豆素类的作用。

4. 肝病时，因凝血因子合成减少也可增强其作用。

5. 肝药酶诱导剂苯巴比妥、苯妥英钠、利福平等能加速香豆素类的代谢，降低其抗凝作用。

（三）新型口服抗凝药

新型口服抗凝药是血栓栓塞性疾病治疗的新兴替代选择，主要包括 Ⅱa 因子抑制剂达比加群酯与 Ⅹa 因子抑制药利伐沙班等。

第二节 抗血小板药

抗血小板药：又称血小板抑制药，即抑制血小板黏附、聚集以及释放等功能的药物。根据作用机制分类如下。

1. 抑制血小板花生四烯酸代谢的药物。

2. 增加血小板内 cAMP 的药物。

3. 阻碍 ADP 介导的血小板活化的药物。

4. 凝血酶抑制药。

5. GP Ⅱb/Ⅲa 受体阻断药。

一、抑制血小板花生四烯酸代谢的药物

（一）环氧酶抑制药

阿司匹林

【药理作用】

1. 对胶原、ADP、抗原－抗体复合物以及某些病毒和细菌引起的血小板聚集都有明显的抑制作用，可防止血栓形成。

2. 阿司匹林能部分拮抗纤维蛋白原溶解导致的血小板激活，还可抑制 t－PA 的释放。

【临床应用】阿司匹林是临床应用最广泛的抗血小板药。小剂量用于冠状动脉硬化性疾病、心肌梗死、脑梗死、深静脉血栓形成和肺梗死等，作为溶栓疗法的辅助抗栓治疗，能减少缺血性心脏病发作和复发的危险。

（二）TXA_2 合成酶抑制药和 TXA_2 受体阻断药

TXA_2 合成酶抑制药可抑制 TXA_2 的形成，具有阻断 TXA_2 受体和抑制 TXA_2 合成酶双重作用。

利多格雷

【药理作用】

1. 强大的 TXA_2 合成酶抑制药并具中度的 TXA_2 受体拮抗作用。

2. 对血小板血栓和冠状动脉血栓的作用比水蛭素及阿司匹林更有效。

【临床应用】

1. 对急性心肌梗死患者的血管梗死率、复灌率及增强链激酶的纤溶作用等与阿司匹林相当。

2. 对降低再栓塞、反复心绞痛及缺血性中风等发生率利多格雷比阿司匹林作用强。

3. 对防止新的缺血病变利多格雷比阿司匹林更有效。

【不良反应】较轻，如轻度胃肠道反应，易耐受。

二、增加血小板内 cAMP 的药物

（一）依前列醇

【药理作用】具有强大的抗血小板聚集及松弛血管平滑肌作用。

【作用机制】通过激活血小板中腺苷酸环化酶，升高细胞内 cAMP 水平，促进胞质内 Ca^{2+} 再摄取进入 Ca^{2+} 库，胞质内游离 Ca^{2+} 浓度降低，血小板处于静止状态，对各种刺激物均不引起反应。

【临床应用】主要用于体外循环以防止血小板减少、血栓性血小板减少性紫癜、微血栓形成和出血倾向。

【不良反应】常见血压下降、心率加速、头痛、眩晕、潮红等现象，可减少剂量或暂停给药。

（二）双嘧达莫

【药理作用】有抑制血小板聚集作用，在体内外均有抗血栓作用。

【作用机制】

1. 抑制磷酸二酯酶活性，增加细胞内 cAMP 含量。

2. 增强 PGI_2 活性。

3. 激活腺苷活性，进而激活腺苷酸环化酶活性，使 cAMP 增多。

4. 轻度抑制血小板的环氧酶，使 TXA_2 合成减少。

5. 促进血管内皮细胞 PGI_2 的生成。

【临床应用】

1. 主要用于血栓栓塞性疾病、人工心脏瓣膜置换术后，防止血小板血栓形成。

2. 阻抑动脉粥样硬化早期的病变过程。

【不良反应】胃肠道刺激以及由于血管扩张引起的血压下降、头痛、眩晕、潮红、晕厥等。

（三）西洛他唑

【药理作用】具有抗血小板、扩张血管和抗血管增殖作用。

【临床应用】主要用于伴有间歇性跛行的外周血管病、慢性动脉闭塞性疾病。

【不良反应】头痛、腹泻、眩晕和心悸。

三、阻碍 ADP 介导的血小板活化的药物

（一）噻氯匹定

【药理作用】能选择性及特异性干扰 ADP 介导的血小板活化，不可逆地抑制血小板聚集和黏附。

【临床应用】主要用于预防脑中风、心肌梗死及外周动脉血栓性疾病的复发，疗效优于阿司匹林。

【不良反应】常见恶心、腹泻、中性粒细胞减少等。

（二）氯吡格雷

【药理作用】与噻氯吡啶相似，但作用较强。

【不良反应】不良反应少。肝肾功能不良者慎用。

四、血小板膜糖蛋白 II_b/III_a 受体阻断药

阿昔单抗

【药理作用】

1. 抑制血小板聚集作用明显。

2. 对血栓形成、溶栓治疗防血管再闭塞有明显治疗作用。

【临床应用】用于急性心肌梗死、溶栓治疗、不稳定型心绞痛和血管成形术后再梗死效果良好。

第三节　纤维蛋白溶解药

一、链激酶

【作用机制】与内源性纤维蛋白溶酶原结合成复合物，并促使纤维蛋白溶酶原转变为纤溶酶，纤溶酶迅速水解血栓中纤维蛋白，导致血栓溶解。

【注意事项】由于链激酶可水解栓子中纤维蛋白、降解纤维蛋白溶酶原和因子 V 及因子Ⅶ。不应与抗凝血药或抑制血小板聚集药合用。

【临床应用】主要用于治疗血栓栓塞性疾病。静脉注射治疗动静脉内新鲜血栓形成和栓塞，如急性肺栓塞和深部静脉血栓。冠脉注射可使阻塞冠脉再通，恢复血流灌注，用于心肌梗死的早期治疗。

【不良反应】引起出血，注射局部可出现血肿。也可见皮疹、药物热等过敏反应，静脉注射过快可致低血压。

【禁忌证】禁用于出血性疾病、新近创伤、消化道溃疡、伤口愈合中及严重高血压患者。严重出血可注射对羧基苄胺对抗。

二、尿激酶

1. 可直接激活纤维蛋白溶酶原转变为纤溶酶，发挥溶血栓作用。

2. 适应证和不良反应及禁忌证同链激酶。

3. 尿激酶无抗原性，不引起过敏反应，可用于对链激酶过敏者。

三、阿尼普酶

【药理作用】

1. 在体内被缓慢活化，可静脉注射。静脉注入可增加与纤维蛋白结合量，同时在血中不受 α_2-抗纤溶酶的抑制。

2. 与赖-纤溶酶原形成的复合物较易进入血凝块与纤维蛋白结合，而谷-纤溶酶原要降解为赖-纤溶酶原才能结合到纤维蛋白上。

【临床应用】

1. 用于急性心肌梗死，可改善症状，降低病死率。

2. 可用于其他血栓性疾病。

【不良反应】

1. 可导致长时间血液低凝状态。

2. 出血常发生在注射部位或胃肠道。

3. 可发生一过性低血压和与链激酶类似的过敏反应。

四、葡激酶

【临床应用】 用于治疗急性心肌梗死等血栓性疾病。

【不良反应】 与链激酶相似，但免疫原性比链激酶强。

五、阿替普酶

【作用机制】 溶栓机制是激活内源性纤溶酶原转变为纤溶酶。

【临床应用】 用于治疗肺栓塞和急性心肌梗死，使阻塞血管再通率比链激酶高。

六、瑞替普酶

【临床应用】 主要用于急性心肌梗死患者。

【不良反应】出血、血小板减少症，有出血倾向患者慎用。

第四节 促凝血药

一、维生素 K

【药理作用】维生素 K 主要参与肝合成凝血因子 II、VII、IX、X、抗凝血蛋白 C 和抗凝血蛋白 S。

【临床应用】

1. 主要用于梗阻性黄疸、胆瘘、慢性腹泻、早产儿、新生儿出血等患者及香豆素类、水杨酸类药物或其他原因导致凝血酶原过低而引起的出血者。

2. 可用于预防长期应用广谱抗菌药继发的维生素 K 缺乏症。

【不良反应】

1. 静脉注射维生素 K_1 速度快时，可产生面部潮红、出汗、血压下降，甚至发生虚脱。

2. 维生素 K_3 和维生素 K_4 常致胃肠道反应，引起恶心、呕吐等。

3. 较大剂量可致新生儿、早产儿溶血性贫血、高胆红素血症及黄疸。

4. 对红细胞缺乏葡萄糖－6－磷酸脱氢酶的特异质者也可诱发急性溶血性贫血。

二、凝血因子制剂

凝血因子制剂是由健康人体或动物血液中提取，经分离提纯、冻干后制备的制剂，主要用于凝血因子缺乏时的补充治疗。包括凝血酶原复合物、抗血友病球蛋白、纤维蛋白原和凝血酶。

三、纤维蛋白溶解抑制药

氨甲苯酸

【药理作用及机制】 能竞争性抑制纤维蛋白溶酶原激活因子，使纤维蛋白溶酶原不能转变为纤溶酶，从而抑制纤维蛋白的溶解，产生止血。

【临床应用】 主要用于纤维蛋白溶解症所致的出血。

【注意事项】 对癌症出血、创伤出血及非纤维蛋白溶解引起的出血无止血效果。

【不良反应】 较少，但应用过量可致血栓，并可能诱发心肌梗死。

第五节　抗贫血药及造血细胞生长因子

一、抗贫血药

循环血液中红细胞数和血红蛋白量低于正常称为贫血。根据病因及发病机制分为缺铁性贫血、巨幼红细胞性贫血和再生障碍性贫血。

（一）铁剂

【铁的吸收与贮存】

1. 吸收部位　主要在十二指肠及空肠上段。

2. 吸收形式　无机铁以 Fe^{2+} 形式吸收，Fe^{3+} 很难吸收，络合物的铁的吸收率大于无机铁。

3. 储存　与肠黏膜去铁蛋白结合以铁蛋白形式储存。

4. 铁的转运

（1）当体内铁丰富时，转铁蛋白受体的合成减少而铁蛋白的产生增加。

（2）铁缺乏时，转铁蛋白受体合成增加，铁蛋白产生减少，以此增加铁的摄取利用，减少贮存。

5. 铁的排出　主要通过肠黏膜细胞脱落以及胆汁、尿液、汗液而排出体外，每日约1mg。

【药理作用】

1. 铁是红细胞成熟阶段合成血红素必不可少的物质。

2. 吸收到骨髓的铁，吸附在有核红细胞膜上并进入细胞内的线粒体，与原卟啉结合，形成血红素。后者再与珠蛋白结合，形成血红蛋白。

【临床应用】

1. 治疗失血过多或需铁增加所致的缺铁性贫血，疗效极佳。

2. 对慢性失血（如月经过多、痔疮出血和子宫肌瘤等）、营养不良、妊娠、儿童生长发育所引起的贫血，用药后一般症状及食欲迅速改善。

【不良反应】

1. 铁制剂刺激胃肠道引起恶心、呕吐、上腹部不适、腹泻等，Fe^{3+}较Fe^{2+}多见。

2. 可引起便秘，Fe^{2+}与肠蠕动生理刺激物硫化氢结合后，减弱了肠蠕动所致。

3. 过量铁剂可引起急性中毒，表现为坏死性胃肠炎症状，可有呕吐、腹痛、血性腹泻，甚至休克、呼吸困难、死亡。

【解救措施】　急救措施以磷酸盐或碳酸盐溶液洗胃，并以特殊解毒剂去铁胺注入胃内以结合残存的铁。

（二）叶酸

【药理作用】　参与体内多种生化代谢。

1. 嘌呤核苷酸的从头合成。

2. 从尿嘧啶脱氧核苷酸（dUMP）合成胸腺嘧啶脱氧核苷酸（dTMP）。

3. 促进某些氨基酸的互变。

【临床应用】

1. 叶酸 用于治疗各种巨幼红细胞性贫血。

（1）对营养不良或婴儿期、妊娠期对叶酸的需要量增加所致的营养性巨幼红细胞性贫血，效果良好。

（2）对抗药甲氨蝶呤、乙胺嘧啶等所致的巨幼红细胞性贫血，用甲酰四氢叶酸钙治疗。

2. 对缺乏维生素 B_{12} 所致的"恶性贫血"，叶酸仅能纠正异常血象，而不能改善神经损害症状。治疗时应以维生素 B_{12} 为主，叶酸为辅。

3. 对缺铁性贫血则无效。

（三）维生素 B_{12}

【体内过程】

1. 维生素 B_{12} 必须与胃壁细胞分泌的糖蛋白即"内因子"结合才能免受胃液消化而进入空肠吸收。

2. 胃黏膜萎缩所致"内因子"缺乏可影响维生素 B_{12} 吸收，引起"恶性贫血"。

3. 吸收后有 90% 贮存于肝，少量经胆汁、胃液、胰液排入肠内，其中小部分吸收入血，主要经肾排出。

【药理作用】

1. 维生素 B_{12} 为细胞分裂和维持神经组织髓鞘完整所必需。

2. 体内维生素 B_{12} 主要参与的代谢过程。

（1）维生素 B_{12}（甲钴胺）是甲基转移酶的辅酶，后者为促使同型半胱氨酸转为甲硫氨酸和 5 - 甲基四氢叶酸转为四氢叶酸的反应中所必需的，同时使四氢叶酸循环利用。

（2）维生素 B_{12}（5′- 脱氧腺苷钴胺）是甲基丙二酰辅酶 A 变位酶的辅酶，可促使甲基丙二酰辅酶 A 转变为琥珀酰辅酶 A，后者可进入三羧酸循环。

【临床应用】

1. 维生素 B_{12} 主要用于恶性贫血和巨幼红细胞性贫血。

2. 可作为神经系统疾病（如神经炎、神经萎缩等）、肝脏疾病等辅助治疗。

【不良反应】 可致过敏反应，甚至过敏性休克，不宜滥用，不可静脉给药。

二、造血细胞生长因子

（一）促红素（EPO）

【临床应用】

1. 对多种原因引起的贫血有效，其最佳适应证为慢性肾衰竭所致的贫血。

2. 对骨髓造血功能低下，肿瘤化疗，艾滋病药物治疗引起的贫血也有效。

【不良反应】 主要是与红细胞快速增加，血黏滞度增高有关的高血压，血凝增强等。

（二）非格司亭

【化学成分】 是血管内皮细胞、单核细胞和成纤维细胞合成的糖蛋白。

【药理作用】

1. 刺激粒细胞集落形成单位（CFU－G），促进中性粒细胞成熟。

2. 刺激成熟的粒细胞从骨髓释出，增强中性粒细胞趋化及吞噬功能。

【临床应用】 用于自体骨髓移植及肿瘤化疗后严重中性粒细胞缺乏症。

【不良反应】 大剂量过久使用，可产生轻、中度骨痛，皮下注射可有局部反应。

（三）沙格司亭

【药理作用】

1. 可刺激粒细胞、单核细胞、巨噬细胞和巨核细胞的集落形成和增生。

2. 对成熟中性粒细胞可增加其吞噬功能和细胞毒性作用。

【临床应用】 主要用于骨髓移植、肿瘤化疗、某些脊髓造血不良、再生障碍性贫血及艾滋病有关的中性粒细胞缺乏症。

【不良反应】

1. 可引起骨痛、不适、发热、腹泻、呼吸困难、皮疹等不良反应。

2. 首次静脉滴注时可出现潮红、低血压、呕吐、呼吸急促等症状。

第六节 血容量扩充药

右旋糖酐

【药理作用】

1. 能提高血浆胶体渗透压，从而扩充血容量，维持血压。

2. 右旋糖酐具渗透性利尿作用。

【临床应用】 右旋糖酐主要用于低血容量性休克，包括急性失血、创伤和烧伤性休克。

【不良反应】

1. 偶见过敏反应如发热、荨麻疹等。

2. 偶见血压下降、呼吸困难等严重反应。

3. 连续应用时，制剂中的少量大分子右旋糖酐蓄积可致凝血障碍和出血。

【禁忌证】

1. 禁用于血小板减少症、出血性疾病、血浆中纤维酶原低下等。

2. 心功能不全和肺水肿及肾功能不佳者慎用。

小结速览

作用于血液及造血器官的药物
- 抗凝血药
  - 凝血酶间接抑制药
    - 肝素
      - 临床应用：血栓栓塞性疾病、弥散性血管内凝血（DIC）、体外抗凝
      - 不良反应：出血、血小板减少症
    - 低分子量肝素——用于预防骨外科手术后深静脉血栓形成、急性心肌梗死、不稳定型心绞痛、血液透析和体外循环
  - 凝血酶抑制药
    - 凝血酶直接抑制药——水蛭素
    - 维生素 K 拮抗药：口服用于防治血栓栓塞性疾病
- 抗血小板药
  - 抑制血小板花生四烯酸代谢的药物
    - 环氧酶抑制药：最广泛的抗血小板药
    - TXA$_2$ 合成酶抑制药和 TXA$_2$ 受体阻断药：急性心肌梗死、降低再栓塞、反复心绞痛及缺血性中风
  - 增加血小板内 cAMP 的药物
    - 依前列醇
      - 用于体外循环以防止血小板减少、血栓性血小板减少性紫癜、微血栓形成和出血倾向
      - 不良反应：血压下降、心率加速、头痛、眩晕、潮红
    - 双嘧达莫
      - 用于血栓栓塞性疾病、人工心脏瓣膜置换术后，防止血小板血栓形成、阻抑脉粥样硬化早期的病变过程
  - 阻碍 ADP 介导的血小板活化的药物——噻氯匹定
    - 用于预防脑中风、心肌梗死及外周动脉血栓性疾病的复发
    - 不良反应：常见恶心、腹泻、中性粒细胞减少
  - 血小板膜糖蛋白 Ⅱb／Ⅲa 受体阻断药——阿昔单抗：用于急性心肌梗死、溶栓治疗、不稳定型心绞痛和血管成形术后再梗死

作用于血液及造血器官的药物
- 纤维蛋白溶解药
  - 链激酶：主要用于治疗血栓栓塞性疾病
  - 尿激酶：溶血栓
  - 阿尼普酶：用于急性心肌梗死
- 促凝血药
  - 维生素 K：主要用于梗阻性黄疸、胆瘘、慢性腹泻、早产儿、新生儿出血
  - 凝血因子制剂
  - 纤维蛋白溶解抑制药：氨甲苯酸
- 抗贫血药
  - 铁剂—治疗失血过多或需铁增加所致的缺铁性贫血、慢性失血、营养不良、妊娠、儿童生长发育所引起的贫血
  - 叶酸—治疗各种巨幼红细胞性贫血、缺乏维生素 B_{12} 所致的恶性贫血
  - 维生素 B_{12}—主要用于恶性贫血和巨幼红细胞性贫血
- 造血细胞生长因子
  - 促红素（EPO）—最佳适应证为慢性肾衰竭所致的贫血、骨髓造血功能低下、肿瘤化疗、艾滋病药物治疗引起的贫血
  - 非格司亭—用于自体骨髓移植及肿瘤化疗后严重中性粒细胞缺乏症
- 血容量扩充药—右旋糖酐：主要用于低血容量性休克

第三十章 影响自体活性物质的药物

● **重点** P物质、激素肽和内皮素的药理作用。
○ **难点** 组胺和抗组胺药的临床应用及不良反应。
★ **考点** 前列腺素和血栓素的药理作用及临床应用。

通常将前列腺素、组胺、5 – 羟色胺、白三烯和多肽类（如P物质、激肽类和内皮素等）以及一氧化氮和腺苷等称之为自体活性物质。

第一节 膜磷脂代谢产物类药物及拮抗药

一、花生四烯酸的代谢和生物转化

细胞膜磷脂转化途径：①环氧酶（COX）途径；②脂氧酶（LOX）途径。

二、前列腺素和血栓素

【药理作用】

1. 血管平滑肌

（1）具有缩血管作用，对静脉血管作用尤为明显。

（2）TXA$_2$是平滑肌细胞的有丝分裂原，具有促进血管平滑肌细胞增生的作用。

（3）PGI_2主要由内皮细胞合成，与PGE_2共同通过激活腺苷酸环化酶，使cAMP升高，松弛小动脉。

2. 内脏平滑肌　多数前列腺素和血栓素具有收缩胃肠平滑肌和子宫平滑肌的作用。

3. 血小板　PGE_1和PGI_2抑制血小板聚集；TXA_2有强烈促聚集作用。

4. 中枢和外周神经系统

（1）致热原使白细胞介素1（IL-1）释放，IL-1又可促进PGE_2的合成和释放。

（2）PGE能促进生长激素、催乳素、甲状腺刺激素（TSH）、ACTH、卵泡刺激素（FSH）和黄体生成素（LH）的释放。

【临床应用】治疗心血管系统、消化系统和生殖系统的疾病。

（一）作用于心血管PGs类药物

1. 前列地尔

【药理作用】具有直接扩张血管作用和抑制血小板聚集作用，可增加血流量，改善微循环。

【药物相互作用】与抗高压药和血小板聚集抑制药有协同作用。

【临床应用】阴茎注射$10 \sim 20\mu g$用于诊断和治疗阳痿。

【不良反应】有头痛、食欲减退、腹泻、低血压、心动过速、可逆性骨质增生和注射局部红肿热痛等。

【禁忌证】禁用于妊娠和哺乳期妇女。

2. 依前列醇与依洛前列素

【药理作用】具有明显的舒张血管和抑制血小板聚集作用，是最强的抗凝血药。

【临床应用】替代肝素，用于体外循环和肾透析时防止血栓形成；用于缺血性心脏病、多器官衰竭、外周血管病和肺动脉高压。

（二）抗消化性溃疡的 PGs 类药物

1. 米索前列醇

【药理作用】抑制基础胃酸分泌和组胺、五肽胃泌素等刺激引起的胃酸分泌。

【体内过程】口服吸收迅速。

【临床应用】用于治疗十二指肠溃疡和胃溃疡。对促进吸烟者的溃疡愈合有良好疗效。

2. 恩前列素

（1）可抑制胃液分泌，有细胞保护作用。

（2）能增进结肠和子宫的收缩，故孕妇慎用。

（三）PGs 类生殖系统药物

药物	作用
地诺前列酮	中期妊娠引产、足月妊娠引产和治疗性流产
卡前列素	终止妊娠和宫缩无力导致的产后顽固性出血
米索前列醇	软化宫颈、增强子宫张力和宫内压。与米非司酮序贯应用是终止早期妊娠的主要方法之一

三、白三烯及其拮抗药

（一）LTs 的作用

LTs 为人体内重要的炎症介质，在多种疾病中发挥作用。

1. 呼吸系统　可引起支气管收缩、黏液分泌增加和肺水肿。

2. 心血管系统

（1）先短暂升压，而后持久降压。

（2）具有负性肌力作用。

3. 炎症与过敏反应

（1）对单核细胞和巨噬细胞具有趋化作用，促进白细胞向炎症部位游走、聚集，并产生炎性介质，释放溶酶体酶。

（2）LTs 参与了多种炎症性疾病的病理过程。

（二）白三烯拮抗药

孟鲁司特

孟鲁司特对 CysLT1 受体有高度的亲和性和选择性，能有效地抑制 CysLT1 与其受体结合所产生的效应。因其不良反应较低，故适用于两岁及以上儿童以及成人的过敏性鼻炎和哮喘的预防与长期治疗。

四、血小板活化因子

1. PAF 的生物效应

（1）可引起血小板聚集，中性粒细胞聚集和释放。

（2）可引起低血压、血管通透性增加、肺动脉高压、支气管收缩、呼吸抑制、过敏反应、炎症反应等。

（3）在动脉粥样硬化、血栓形成、缺血性心脑血管疾病、支气管哮喘、中毒性休克、肾脏疾病、变态反应、消化道溃疡等疾病的发病过程中具有重要作用。

2. PAF 拮抗药

（1）PAF 通过与细胞膜受体结合发挥作用，PAF 受体拮抗药能阻止 PAF 与受体结合。

（2）用于治疗哮喘。

第二节　5-羟色胺类药物及拮抗药

一、5-羟色胺及受体激动药

（一）5-羟色胺

【药理作用】

1. 心血管系统

（1）血压短暂降低，与心脏负性频率作用有关。

（2）持续数分钟血压升高，肾、肺等组织血管收缩反应有关。

（3）长时间的低血压，与骨骼肌血管舒张有关。

2. 平滑肌

（1）激动胃肠道平滑肌5-HT_2受体，引起胃肠道平滑肌收缩，使胃肠道张力增加，肠蠕动加快。

（2）可兴奋支气管平滑肌，哮喘患者对其特别敏感。

3. 神经系统　可引起镇静、嗜睡和一系列行为反应，并影响体温调节和运动功能。

（二）常见5-HT受体激动药

1. 舒马普坦

【药理作用】可引起颅内血管收缩。

【临床应用】用于偏头痛及丛集性头痛，是目前治疗急性偏头痛疗效最好的药物。

【不良反应】最常见的是感觉异常，可引起心肌缺血，因此禁用于缺血性心脏病患者。

2. 丁螺环酮、吉哌隆、伊沙匹隆　可选择性激动5-HT_{1A}受体，是一种有效的非苯二氮䓬类抗焦虑药。

3. 西沙必利、伦扎必利 可选择性激动肠壁神经节丛神经细胞上的 5 – HT_4 受体，具有胃肠动力作用。临床用于治疗胃食管反流症。

4. 右芬氟拉明 通过激动 5 – HT 受体，产生强大的抑制食欲作用。临床用于控制体重和肥胖症的减肥治疗。对肥胖患者的食欲抑制作用较非肥胖者更明显。

二、5 – 羟色胺拮抗药

（一）赛庚啶和苯噻啶

【药理作用】选择性阻断 5 – HT_2 受体，并可阻断 H_1 受体和具有较弱的抗胆碱作用。

【临床应用】可用于预防偏头痛发作及治疗荨麻疹等皮肤黏膜过敏性疾病。

【不良反应】口干、嗜睡。

【禁忌证】青光眼、前列腺肥大及尿闭患者忌用。

（二）昂丹司琼

【药理作用】选择性阻断 5 – HT_3 受体，具有强大的镇吐作用。

【临床应用】主要用于癌症患者手术和化疗伴发的严重恶心、呕吐。

（三）麦角生物碱类 5 – HT 拮抗药

1. 胺生物碱

（1）美西麦角阻断 5 – HT_{2A} 和 5 – HT_{2C}。用于偏头痛的预防治疗，可缓解偏头痛初期的血管强烈收缩。

（2）麦角新碱能明显兴奋子宫平滑肌而被广泛用于产后出血。

2. 肽生物碱 麦角胺能明显收缩血管，减少动脉搏动，可显著缓解偏头痛。临床用于偏头痛的诊断和治疗。

（四）酮色林

是典型的 5 – HT_{2A} 受体拮抗药，可降低高血压患者的血压，作用强度类似 β 受体拮抗药或利尿药。

（五）氯氮平

代表新一类非经典的抗精神病药，其锥体外系不良反应轻，对多巴胺受体亚型有高亲和力。

第三节　组胺和抗组胺药

一、组胺及组胺受体激动药

（一）组胺

【药理作用与作用机制】

1. 对心血管系统的作用

（1）对心肌收缩性的影响是正性肌力作用。

（2）对血管的影响

1）使小动脉、小静脉扩张，回心血量减少。

2）激动 H_1 受体可使毛细血管扩张、通透性增加，引起局部水肿和全身血液浓缩。

（3）对血小板功能的影响

1）作用于 H_1 受体，促进血小板聚集。

2）通过 H_2 受体增加血小板中的 cAMP 含量，又可对抗血小板聚集。

2. 对腺体的作用

（1）作用于胃壁细胞的 H_2 受体，激活腺苷酸环化酶，使细胞内 cAMP 水平增加，经过一系列生化反应最终激活 H^+，K^+ –

ATP 酶，使胃壁细胞分泌胃液显著增加。

（2）H₂ 受体的兴奋还可引起唾液、泪液、肠液和支气管腺体等分泌增加。

3. 对平滑肌的作用　激动平滑肌细胞 H₁ 受体，使支气管平滑肌收缩，引起呼吸困难，支气管哮喘者对此尤为敏感。

【临床应用】　主要用于鉴别胃癌和恶性贫血患者是否发生真性胃酸缺乏症。

【不良反应与禁忌证】　常见不良反应有头痛、直立性低血压、颜面潮红等。支气管哮喘者禁用。

（二）倍他司汀

【药理作用】

1. 是组胺 H₁ 受体激动剂，具有扩张血管作用，可促进脑干和迷路的血液循环，纠正内耳血管痉挛。

2. 抗血小板聚集及抗血栓形成作用。

【临床应用】

1. 内耳眩晕病，能减除眩晕、耳鸣、恶心及头痛等症状，近期治愈率较高。

2. 多种原因引起的头痛。

3. 慢性缺血性脑血管病。

【不良反应】　较少，偶有恶心、头晕等症状。

【注意事项与禁忌证】　溃疡病患者慎用，哮喘患者禁用。

（三）英普咪定

【作用机制】　对 H₂ 受体具有高度选择性，为选择性 H₂ 受体激动药，能刺激胃酸分泌。

【临床应用】　用于胃功能检查；可增强心室收缩功能，试用于治疗心力衰竭。

二、组胺受体阻断药

（一）H₁ 受体阻断药

已有第一、第二两代药物供临床使用。常用的第一代药物如苯海拉明、异丙嗪等；第二代药物有西替利嗪、美喹他嗪等。

【药理作用与作用机制】

1. 阻断 H₁ 受体作用

（1）可完全对抗组胺引起的支气管、胃肠道平滑肌的收缩作用。

（2）对组胺直接引起的局部毛细血管扩张和通透性增加（水肿）有很强的抑制作用。

2. 中枢抑制作用

（1）多数可通过血－脑屏障，有中枢抑制作用。

（2）第二代药物无中枢抑制作用。

3. 其他作用

（1）苯海拉明、异丙嗪等具有阿托品样抗胆碱作用，止吐和防晕作用较强。

（2）咪唑斯汀对鼻塞具有显著疗效。

【临床应用】

1. 皮肤黏膜变态反应性疾病

（1）对荨麻疹、过敏性鼻炎等疗效较好，现多用第二代 H₁ 受体阻断药。

（2）对昆虫咬伤所致的皮肤瘙痒和水肿亦有良效。

（3）对血清病、药疹和接触性皮炎有一定疗效。

（4）对支气管哮喘效果疗效差，对过敏性休克无效。

2. 防晕止吐　用于晕动病、放射病等引起的呕吐，常用苯海拉明和异丙嗪。

3. 其他　异丙嗪可与平喘药氨茶碱合用，对抗氨茶碱中枢兴奋、失眠的副作用。

【不良反应】

1. 中枢神经系统反应

（1）第一代药物多见镇静、嗜睡、乏力等中枢抑制现象，以苯海拉明和异丙嗪最为明显。

（2）驾驶员或高空作业者工作期间不宜使用。

2. 消化道反应 口干、厌食、便秘或腹泻等。

3. 其他反应 偶见粒细胞减少及溶血性贫血。

4. H_1 受体阻断药 阿司咪唑和特非那定代谢受抑可引起尖端扭转型心律失常。

（二）H_2 受体阻断药

H_2 受体阻断药如西咪替丁、雷尼替丁、法莫替丁和尼扎替丁等，可选择性地阻断 H_2 受体，不影响 H_1 受体。

（三）H_3、H_4 受体阻断药

H_3 受体广泛分布于中枢和外周神经末梢。它是一种突触前受体，在突触后也有分布。既能调节组胺的合成与释放，又能调节其他神经递质的释放，进而调节中枢和外周器官的活动。

H_4 受体是新发现的组胺受体，主要在炎症反应相关的组织和造血细胞中表达。

第四节 多 肽 类

一、P 物质（SP）

SP 是一种强大的血管舒张作用，特别是对小动脉，从而产生显著的降压作用。具有强烈的内脏平滑肌兴奋作用，可引起支气管平滑肌强烈收缩和胃肠道及子宫平滑肌的节律性收缩。此外，SP 具有刺激唾液分泌和排钠利尿的作用。

二、激肽类

（一）激肽

分为缓激肽和胰激肽。生物学作用如下。

1. 扩张血管、收缩平滑肌和提高毛细血管通透性。

2. 引起呼吸道平滑肌、子宫平滑肌和大多数胃肠平滑肌收缩，是引起哮喘的因素之一。

3. 作用于皮肤和内脏感觉神经末梢，可引起剧烈疼痛。

4. 可促进白细胞的游走和聚集，为重要炎症介质之一。

（二）影响激肽释放酶 – 激肽系统的药物

1. 抑肽酶

（1）对胰蛋白酶、糜蛋白酶等蛋白水解酶有抑制作用。

（2）临床用于治疗急性胰腺炎、纤维蛋白溶解引起的出血及弥散性血管内凝血。

2. 激肽受体阻断药 艾替班特，治疗支气管哮喘。

三、内皮素

（一）内皮素的生物学作用

收缩血管作用	先出现短暂降压，然后是持久的升压
促进平滑肌细胞分裂	促进血管平滑肌细胞 DNA 的合成，促进有丝分裂，增加血管平滑肌的增殖，从而促进动脉粥样硬化
收缩内脏平滑肌	对多种平滑肌（支气管、消化道、泌尿生殖道）有强大收缩作用
正性肌力作用	增强心脏收缩力作用强大持久，心肌耗氧量增高，加重心肌缺血

（二）内皮素受体拮抗药

可根据受体的选择性分为 ET – A、ET – B 选择性拮抗药以及非选择性拮抗药。ET – B 选择性拮抗药为 BQ – 788，是一种有效的、竞争性的 ET 特异性和 ETB 选择性内皮素受体拮抗药。非选择性的拮抗药主要有波生坦、替唑生坦及恩拉生坦等。

四、利尿钠肽

利尿钠肽分为心房利尿钠肽（ANP）、脑利尿钠肽（BNP）和 C 型利尿钠肽（CNP）。具有排钠利尿、舒张血管等作用。ANP 具有很强的排钠利尿、舒张血管、降低血压的作用，并能抑制肾素、加压素和醛固酮的分泌。

五、血管紧张素

肾素–血管紧张素系统（RAS）与循环功能的调节密切相关，在心脏、血管壁和肾上腺等局部均已发现了 RAS 的存在。

六、其他

降钙素基因相关肽（CGRP），作用于中枢产生抑制食欲和血压升高效应，作用于外周产生强大的血管舒张作用。

第五节　一氧化氮及其供体与抑制药

一、NO 的合成与生物学作用

【药理作用】

1. 舒张血管平滑肌

（1）血管内皮细胞释放的 NO，通过弥散作用于平滑肌细胞的鸟苷酸环化酶（GC），使细胞内 cGMP 含量增加，而产生血管平滑肌舒张。

（2）具有内皮细胞保护作用，可对抗缺血再灌对血管内皮的损伤。

2. 抑制血小板聚集

（1）可抑制血小板黏附和聚集，减少血栓素 A_2 和生长因子的释放。

（2）抑制中性粒细胞与内皮细胞的黏附和血管平滑肌细胞增生。

（3）可作为抗氧化剂，抑制低密度脂蛋白的氧化；从而防止泡沫细胞的产生与动脉硬化形成。

3. 呼吸系统

（1）降低肺动脉压和扩张支气管平滑肌。

（2）吸入 NO 可对新生儿的肺动脉高压和呼吸窘迫综合征进行治疗，对成年呼吸窘迫综合征也有疗效。

4. 神经系统　在中枢神经系统，NO 作为神经递质或调质发挥作用。

二、一氧化氮供体

内源性 NO 是一种含不成对电子的气体，具有高度脂溶性，易扩散通过细胞膜。其性质活泼、极不稳定，在有氧和水的环境中仅能存在数秒。

三、一氧化氮抑制剂

iNOS 广泛参与炎症的病理生理发生、发展过程。iNOS 抑制剂包括选择性抑制剂和非选择性抑制剂。

第六节 腺 苷 类

一、概念

1. 缺血预适应 是指经短暂缺血之后对随后较长时间缺血的耐受性明显增强的现象。

2. 药理性预适应 在缺血预适应的基础上发展起来的，通过药物激发或模拟机体自身内源性保护物质而呈现的保护组织作用。经过了从"缺血预适应 - 缺血预适应机制分析 - 药理性预适应"的发展过程。

二、腺苷的作用机制

1. A_1 受体 使心脏自律性降低，发挥抗心律失常和对缺血再灌注损伤的保护作用。

2. A_2 受体

（1）对多数血管如冠脉血管的扩张作用，增加冠脉流量。

（2）抑制内皮素释放，抑制血小板聚集。

（3）抑制中性粒细胞激活。

（4）减少超氧阴离子生成。

三、腺苷"预适应"的心肌保护机制

1. K_{ATP} 阻断药格列本脲可取消腺苷诱导的"预适应"效应。

2. 腺苷受体激动药（甲氧明）可使 $5'$ - 核苷酸酶活性增加，发挥"预适应"效应；而 $5'$ - 核苷酸酶抑制药可取消甲氧明的心肌保护作用。

3. 用利血平耗竭递质后，腺苷的"预适应"效应消失，去甲肾上腺素的释放及其对心肌细胞 α_1 受体的激动，是腺苷发挥"预适应"作用的重要途径。

小结速览

影响自体活性物质的药物

├─ 膜磷脂代谢产物类药物及拮抗药
│ ├─ 作用于心血管 PGs 类药物：前列地尔、依前列醇与依洛前列素
│ ├─ 抗消化性溃疡的 PGs 类药物：米索前列醇、恩前列素
│ ├─ PGs 类生殖系统药物：地诺前列酮、卡前列素、米索前列醇
│ ├─ 白三烯拮抗药：孟鲁司特
│ └─ 血小板活化因子：PAF 拮抗药

├─ 5-羟色胺类药物及拮抗药
│ ├─ 常见 5-HT 受体激动药—舒马昔坦、右芬氟拉明、丁螺环酮
│ └─ 5-羟色胺拮抗药
│   ├─ 赛庚啶和苯噻啶、昂丹司琼、酮色林、氯氮平
│   └─ 麦角生物碱类 5-HT 拮抗药：胺生物碱、肽生物碱

├─ 组胺和抗组胺药
│ ├─ 组胺受体激动药：组胺、倍他司汀、英普咪定
│ └─ 组胺受体阻断药：H_1 受体阻断药，H_2 受体阻断药，H_3、H_4 受体阻断药

├─ 多肽类：激肽类、内皮素、利尿钠肽、血管紧张素

├─ 一氧化氮及其供体与抑制药

└─ 腺苷与药理性预适应

第三十一章 作用于呼吸系统的药物

- ● **重点** 慢性阻塞性肺疾病治疗药的药理作用。
- ○ **难点** 镇咳药的临床应用及不良反应。
- ★ **考点** 糖皮质激素的药理作用。

第一节 平 喘 药

一、抗炎性平喘药

糖皮质激素

【药理作用】

1. 抑制多种参与哮喘发病的炎症细胞和免疫细胞功能。

2. 抑制细胞因子和炎症介质的产生。

3. 抑制气道高反应性。

4. 增强支气管以及血管平滑肌对儿茶酚胺的敏感性。

【临床应用】 用于支气管扩张药不能有效控制的慢性哮喘患者。长期应用糖皮质激素治疗哮喘可以改善患者肺功能，降低气道高反应性，降低发作的频率和程度，改善症状，提高生活质量。近年来主要以气雾吸入方式在呼吸道局部应用该类药物。

【不良反应】

1. 吸入 GCs 的主要不良反应有声音嘶哑、口咽部念珠菌感染等。

2. 全身不良反应少，对下丘脑 – 垂体 – 肾上腺轴的抑制作用小。

二、支气管扩张药

（一）肾上腺素受体激动药

【药理作用】β_2 受体激动药的主要作用是兴奋支气管平滑肌 β_2 受体，使细胞内 cAMP 合成增加，引起支气管平滑肌松弛。

【临床应用】主要用于支气管哮喘、喘息型支气管炎及伴有支气管痉挛的呼吸道疾病。

【不良反应】

1. 心脏反应　β_2 受体激动药对心脏的作用较轻，但在大剂量或注射给药时，仍可引起心脏反应。

2. 肌肉震颤　可激动骨骼肌慢收缩纤维的 β_2 受体，引起肌肉震颤。

3. 代谢紊乱

（1）β_2 受体激动药增加肌糖原分解，引起血乳酸、丙酮酸升高，并产生酮体。

（2）糖尿病患者应用时应注意引起酮中毒或乳酸中毒。

（3）过量应用时或与糖皮质激素合用时，可能引起低钾血症。

常用的 β 受体激动药如下。

类别	药物	药理作用与应用	药动学	不良反应
非选择性激动药	异丙肾上腺素	激动 β_2 受体，松弛支气管平滑肌。用于哮喘、心源性或感染性休克等	吸入 2 ~ 5 分钟起效；舌下给药 15 ~ 30 分钟起效	口干、心悸不安、心动过速、震颤、多汗和乏力等

续表

类别	药物		药理作用与应用	药动学	不良反应
选择性 β₂ 受体激动药	短效激动药	沙丁胺醇	激动 β₂ 受体，松弛支气管平滑肌。用于哮喘、其他原因的支气管痉挛	吸入 5 ~ 15 分钟起效；口服 30 分钟起效	震颤、恶心、心动过速
		特布他林	激动 β₂ 受体，松弛支气管平滑肌。用于哮喘、其他原因的支气管狭窄的肺部疾病治疗	吸入 5 分钟起效口服 60 ~ 120 分钟起效	震颤、强直性痉挛、心悸等
	长效激动药	克仑特罗	激动 β₂ 受体，用于哮喘等支气管狭窄的肺部疾病治疗	口服易吸收，15 分钟起效	少数患者口干、心悸、手颤
		福莫特罗	激动 β₂ 受体，用于哮喘持续状态、夜间发作性和运动诱发哮喘	吸入 2 ~ 5 分钟起效口服作用维持 24 小时	肌肉震颤、头痛、心悸、心动过速等
		班布特罗	激动 β₂ 受体，松弛支气管平滑肌。用于哮喘、COPD 和喘息型支气管炎治疗	口服吸收后缓慢代谢成特布他林，2 ~ 6 小时内达峰值	肌肉震颤、头痛、心悸、心动过速等

（二）茶碱类

【药理作用】支气管扩张药，对气道平滑肌有直接松弛作用。

【作用机制】

（1）抑制磷酸二酯酶（PDE）：非选择性 PDE 抑制剂，使细胞内 cAMP 水平升高；舒张支气管平滑肌。

（2）阻断腺苷受体：在治疗浓度时为腺苷受体阻断药，可减轻腺苷所致的气道收缩作用。

（3）增加内源性儿茶酚胺的释放：治疗浓度可使肾上腺髓质释放儿茶酚胺，间接舒张支气管作用。

（4）免疫调节与抗炎作用：低浓度的茶碱可抑制肥大细胞释放炎症介质。

（5）增加膈肌收缩力并促进纤毛运动：减轻膈肌疲劳、加速黏膜纤毛的清除速度，有助于哮喘急性发作时的治疗。

【临床应用】

（1）支气管哮喘：主要用于慢性哮喘的维持治疗，以防止急性发作。

（2）慢性阻塞性肺疾病：对患者的气促症状有明显改善的疗效。

（3）中枢型睡眠呼吸暂停综合征：对脑部疾病或原发性呼吸中枢病变导致通气不足，有较好疗效，使通气功能明显增强，改善症状。

【不良反应】

（1）胃肠道不良反应：上腹部疼痛、恶心、呕吐、胃食管反流等症状。

（2）中枢兴奋：失眠、震颤、激动等症状。

（3）急性中毒：常见于静脉注射过快或剂量较大，出现心动过速、心律失常、血压骤降、谵妄、惊厥和昏迷等，严重可导致呼吸、心搏骤停。

1. 氨茶碱

（1）碱性较强，局部刺激性大，口服容易引起胃肠道刺激症状，口服疗效不及静脉给药。

（2）氨茶碱静脉注射或静脉滴注可用于治疗急性重度哮喘或哮喘持续状态，以迅速缓解喘息与呼吸困难等症状。

2. 胆茶碱

（1）口服易吸收，对胃肠道刺激性小。血药浓度稳定，峰值与谷值之间差异不大。

（2）作用持续时间长，对慢性反复发作性哮喘与夜间哮喘有较好的疗效。

（3）胃肠道刺激反应明显减少，患者易耐受。

（三）抗胆碱药（M 胆碱受体阻断药）

呼吸道 M 胆碱受体有 M_1、M_2、M_3 受体亚型。

M_1 胆碱受体	阻断药可抑制副交感神经节的神经传递，从而引起气道松弛，但作用较弱
M_2 胆碱受体	可抑制胆碱能神经节后纤维末梢释放乙酰胆碱，哮喘患者的 M_2 胆碱受体功能失调，促使气道收缩加剧
M_3 胆碱受体	存在于大、小气道平滑肌，气道黏膜下腺体与血管内皮细胞上。该受体激动时，可使气道平滑肌收缩，气道口径缩小，促进黏液分泌与血管扩张等

1. 异丙托溴铵 是非选择性胆碱受体阻断剂，对气道平滑肌有一定的选择作用。具有扩张气管的作用。对 β_2 受体激动药耐受的患者有效，治疗老年性哮喘特别有效。可用于治疗由 β 受体阻断药引起的支气管痉挛。

2. 噻托溴铵 对气道平滑肌有较强的松弛作用。对老年性哮喘，特别是对高迷走神经活性的哮喘患者尤为适用。

三、抗过敏平喘药

（一）炎症细胞膜稳定药

1. 色甘酸钠（SCG）

【药理作用】 抑制抗原以及非特异性刺激引起的气道痉挛。

【作用机制】

（1）**稳定肥大细胞膜**：减少肥大细胞由抗原诱发的过敏介质释放反应。

（2）**抑制气道感觉神经末梢功能与气道神经源性炎症**：抑制二氧化硫、缓激肽、冷空气、甲苯二异氰酸盐、运动等引起的支气管痉挛。

（3）**阻断肥大细胞介导的反应**：抑制巨噬细胞与嗜酸性粒细胞介导的反应。

【临床应用】 对过敏性、运动性、非特异的外源性刺激引起的哮喘效果较好。

【不良反应】 偶有咽喉与气管刺痛感或支气管痉挛。

2. 奈多罗米钠

【药理作用】

（1）有肥大细胞膜稳定作用，作用强于色甘酸钠。

（2）明显的抗炎作用，但较糖皮质激素为弱。

【临床应用】 可作为长期预防性平喘药，吸入给药，用于哮喘早期的维持治疗。

（二）H_1 受体阻断药

酮替芬

【药理作用和作用机制】

（1）有类似色甘酸钠的作用。

（2）强大的 H_1 受体阻断作用。

（3）能预防和逆转 β_2 受体的"向下调节"，加强 β_2 激动药的平喘作用。

【临床应用】单独应用或与茶碱类、β_2 激动药合用来防治轻、中度哮喘。

【不良反应】短暂的镇静、疲倦、头晕、口干等。

（三）半胱氨酰白三烯受体 -1 阻断药

扎鲁司特和孟鲁司特

【临床应用】扎鲁司特用于成人和 6 岁以上儿童支气管哮喘的长期治疗和预防；孟鲁司特用于成人和 12 岁以上儿童支气管哮喘的长期治疗和预防。

【不良反应】轻度头痛、咽炎、鼻炎、胃肠道反应及转氨酶升高，停药后可以恢复。

第二节 镇咳药与祛痰药

一、镇咳药

（一）中枢性镇咳药

中枢性镇咳药直接抑制延髓咳嗽中枢而发挥镇咳作用，可分为成瘾性和非成瘾性两类镇咳药。

1. 磷酸可待因

【药理作用】

（1）对延髓咳嗽中枢有选择性抑制作用，镇咳作用强而迅速。

（2）镇痛作用，镇痛强度为吗啡的 1/7 ~ 1/10。

（3）呼吸抑制作用、便秘、耐受性、依赖性等均弱于吗啡。

【体内过程】口服或注射均可吸收，其生物利用度为 40% ~70%。

【临床应用】用于各种原因引起的剧烈干咳，对胸膜炎干咳伴胸痛者尤其适用。

【不良反应】

（1）大剂量（60mg）时明显抑制呼吸中枢，小儿用量过大可致惊厥。

（2）长期用药可产生耐药性及依赖性。

（3）能抑制支气管腺体分泌和纤毛运动，对黏痰且量多的病例易造成气道阻塞及继发感染，不宜应用。

（4）在呼吸不畅及支气管哮喘性咳嗽的病例，对支气管平滑肌有轻度收缩作用，应慎用。

2. 氢溴酸右美沙芬

【药理作用】镇咳作用与可待因相似或较强，起效快。

【临床应用】主要用于干咳。

【不良反应】安全范围大，偶有头晕、轻度嗜睡、口干、便秘、恶心、呕吐等。

【禁忌证】

（1）孕妇、哮喘、肝病及痰多患者慎用。

（2）痰多患者慎用，妊娠 3 个月内妇女及有精神病史者禁用。

3. 枸橼酸喷托维林

【药理作用】镇咳作用约为可待因的 1/3。对咳嗽中枢具有直接抑制作用，并有轻度阿托品样作用和局部麻醉作用。

【临床应用】用于上呼吸道炎症引起的干咳、阵咳。

【不良反应】阿托品样作用，偶有轻度头痛、头晕、口干、恶心、腹胀和便秘等。

【注意事项】青光眼、前列腺肥大者及心功能不全伴腹部淤血的咳嗽患者慎用。

（二）外周性镇咳药

外周性镇咳药通过抑制咳嗽反射弧中的感受器、传入神经、传出神经或效应器中任何一环节而发挥镇咳作用。

盐酸那可汀

【**药理作用**】系外周性镇咳药，可抑制肺牵张反射引起的咳嗽，兼具兴奋呼吸中枢作用。

【**不良反应**】有时引起轻度嗜睡和头痛，不宜用于痰多患者。

二、祛痰药

（一）痰液稀释药

1. 恶心性祛痰药

【**代表药**】氯化铵。

【**药理作用**】

（1）刺激胃黏膜引起恶心，反射性促进支气管腺体分泌增加。

（2）支气管腺体的分泌物主要是浆液，从而使痰液稀释，易于咳出。

【**临床应用**】适用于急性呼吸道炎症痰稠难于咳出者。

【**不良反应**】服用后可有恶心、呕吐，过量或长期服用可造成酸中毒和低血钾。

2. 刺激性祛痰药 可刺激支气管分泌，促进痰液稀释而易于咳出。愈创甘油醚为本类药物代表，除了具有祛痰作用外，兼具微弱的抗菌作用。

（二）黏痰溶解药

分类	代表药物	药理作用	不良反应
黏痰溶解药	乙酰半胱氨酸	为巯基化合物，能使黏痰中的二硫键裂解，从而降低痰液的黏稠度	哮喘及肺功能不全的老年人慎用
	脱氧核糖核酸酶	使脓痰中的 DNA 迅速水解成核苷酸片段，降低黏稠度，使痰液易于咳出	有急性化脓性蜂窝织炎、支气管胸腔瘘的活动性结核病患者禁用
黏痰调节药	溴己新	抑制气管和支气管腺体、杯状细胞合成酸性黏多糖使黏稠度降低，痰液易于咳出	不良反应发生少，偶有转氨酶升高，溃疡患者慎用

第三节　慢性阻塞性肺疾病治疗药

一、磷酸二酯酶 – 4 抑制药

罗氟司特

【体内过程】口服生物利用度为 80%，主要在肝脏代谢。

【药理作用与机制】

1. 抑制炎症细胞聚集和活化　罗氟司特抑制 PDE – 4 活性而抑制气道内上皮细胞、中性粒细胞、巨噬细胞和嗜酸性粒细胞等炎症细胞的活化，减少炎症细胞因子，缓解气道炎症。

2. 扩张气道平滑肌　罗氟司特具有轻度的扩张气道平滑肌的作用，从而缓解气道高反应性。

3. 缓解气道重塑　罗氟司特除了能降低气道高反应外，还能减少上皮细胞基底的胶原沉着、气道平滑肌细胞增厚、杯状细胞增生和黏蛋白的分泌。

【临床应用】治疗反复发作并加重的成人重症COPD，对慢性喘息型支气管炎和COPD伴有喘息患者亦有较好的疗效。

【不良反应】

1. 最常见的不良反应是腹泻、体重减轻、恶心、头痛、背痛、头晕和食欲减退等。

2. 少数患者出现精神事件包括失眠、焦虑、抑郁、情绪变化及自杀倾向等。

二、抗胆碱药

噻托溴铵可显著改善COPD患者的肺功能，缓解呼吸困难，提高运动耐量并改善生活质量，预防急性加重并减少COPD的病死率。

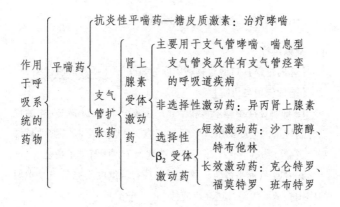

小结速览

作用于呼吸系统的药物
- 平喘药
  - 抗炎性平喘药—糖皮质激素：治疗哮喘
  - 支气管扩张药
    - 肾上腺素受体激动药
      - 主要用于支气管哮喘、喘息型支气管炎及伴有支气管痉挛的呼吸道疾病
      - 非选择性激动药：异丙肾上腺素
      - 选择性β_2受体激动药
        - 短效激动药：沙丁胺醇、特布他林
        - 长效激动药：克仑特罗、福莫特罗、班布特罗

作用于呼吸系统的药物
- 平喘药
  - 支气管扩张药
    - 茶碱类
      - 氨茶碱、胆茶碱
      - 临床应用：支气管哮喘、COPD、中枢型睡眠呼吸暂停综合征
    - 抗胆碱药（M胆碱受体阻断药）：异丙托溴铵、噻托溴铵
    - 抗过敏平喘药
      - 炎症细胞膜稳定药
        - 色甘酸钠（SCG）：过敏性、运动性、非特异的外源性刺激引起的哮喘
        - 奈多罗米钠：用于哮喘早期的维持治疗
      - H_1 受体阻断药—酮替芬：单独应用或与茶碱类、β_2 受体激动药合用来防治轻、中度哮喘
      - 半胱氨酰白三烯受体 -1 阻断药
        - 扎鲁司特：用于成人和 6 岁以上儿童支气管哮喘的长期治疗和预防
        - 孟鲁司特：用于成人和 12 岁以上儿童支气管哮喘的长期治疗和预防
  - 镇咳药
    - 中枢性镇咳药
      - 磷酸可待因：用于各种原因引起的剧烈干咳
      - 氢溴酸右美沙芬：主要用于干咳
      - 枸橼酸喷托维林：用于上呼吸道炎症引起的干咳、阵咳
    - 外周性镇咳药—盐酸那可汀
  - 祛痰药
    - 痰液稀释药
      - 恶心性祛痰药：适用于急性呼吸道炎症痰稠难于咳出者
      - 刺激性祛痰药
    - 黏痰溶解药
  - COPD 治疗药
    - 磷酸二酯酶 -4 抑制药—罗氟司特：治疗反复发作并加重的成人重症 COPD、慢性喘息型支气管炎和 COPD 伴有喘息患者
    - 抗胆碱药

第三十二章 作用于消化系统的药物

● **重点** 胃黏膜保护药的临床应用。
○ **难点** 促消化药的药理作用。
★ **考点** 抑制胃酸分泌药的药理作用、临床应用。

第一节 治疗消化性溃疡的药物

目前临床上消化系统疾病的治疗药物主要有抗酸药、抑制胃酸分泌药、胃黏膜保护药、抗幽门螺旋杆菌感染药。

一、抗酸药

【药理作用】

1. 弱碱性物质，口服后在胃内直接中和胃酸，升高胃内容物 pH。

2. 胃蛋白酶原在酸性环境中变为胃蛋白酶，可消化各种蛋白质，包括胃组织自身的蛋白质。

【临床应用】抗酸药主要用于消化性溃疡和反流性食管炎。常见的抗酸药及其作用见下表。

抗酸药	作用
碳酸钙	中和胃酸作用较强、作用快而持久

续表

抗酸药	作用
氢氧化镁	中和胃酸作用强，起效较快
三硅酸镁	抗酸作用较弱，作用慢而持久
氢氧化铝	抗酸作用较强，起效缓慢，作用持久
碳酸氢钠	作用强，起效快而作用短暂

二、抑制胃酸分泌药

（一）H_2受体阻断药

西咪替丁、雷尼替丁、法莫替丁和**尼扎替丁**为临床常用的H_2受体阻断药。

【药理作用与机制】H_2受体阻断药竞争性地阻断壁细胞基底膜的H_2受体。抑制基础胃酸分泌、夜间胃酸和各种刺激引起的胃酸分泌。胃蛋白酶分泌也减少，对胃黏膜有保护作用。

【体内过程】口服后吸收迅速而完全，1~3小时后达到血药浓度峰值。与血浆蛋白结合率较低。

【临床应用】主要应用于胃和十二指肠溃疡，能减轻溃疡引起的疼痛，促进胃和十二指肠溃疡的愈合。

【不良反应】

1. 一般表现　头痛、头晕、乏力、腹泻、便秘、肌肉痛、皮疹、皮肤干燥、脱发。

2. 中枢神经系统反应　可见睡眠、焦虑、定向力障碍、幻觉。

3. 内分泌系统　有抗雄激素作用、促催乳素分泌作用、出现精子数减少、性功能减退、男性乳腺发育、女性溢乳等。

4. 其他　可偶见心动过缓、肝肾功能损伤、白细胞减少等。

【药物相互作用】 西咪替丁是肝药酶抑制剂，可抑制苯二氮䓬类、华法林、苯妥英、普萘洛尔、茶碱、奎尼丁等药物在体内转化，使上述药物血药浓度升高。

（二）$H^+ - K^+ - ATP$ 酶抑制药（质子泵抑制药）

【药理作用与作用机制】

（1）$H^+ - K^+ - ATP$ 酶被磷酸化，将 H^+ 转移至胞外，又与胞外 K^+ 结合，将 K^+ 转运至胞内。$H^+ - K^+ - ATP$ 酶抑制药具有强力抑酸作用，使酶失去活性，抑制 H^+ 的分泌。

（2）抑酸作用强而持久，可使胃内 pH 升高，同时胃蛋白酶分泌也减少。

（3）$H^+ - K^+ - ATP$ 酶抑制药对幽门螺杆菌有抑制作用。

【临床应用】 用于治疗反流性食管炎、消化性溃疡、上消化道出血、幽门螺杆菌感染所致的胃溃疡。

【不良反应】 不良反应很少，偶见恶心、呕吐、腹胀、便秘、腹泻、头痛、皮疹等。

【注意事项】

（1）本类药物对肝药酶有一定抑制作用，与华法林、地西泮、苯妥英等药合用，可使上述药物体内代谢速率减慢。

（2）慢性肝病或肝功能减退者，用量宜酌减。

（3）长期服用者，应定期检查胃黏膜有无肿瘤样增生。

1. 奥美拉唑

【药理作用】

（1）抑制胃酸作用强，可使正常人及溃疡病患者的基础胃酸分泌及由组胺、五肽胃泌素等刺激引起的胃酸分泌均受到明显抑制。

（2）对阿司匹林、乙醇、应激所致的胃黏膜损伤有预防保护作用。

（3）有抗幽门螺杆菌作用。

【体内过程】 口服易吸收，单次用药的生物利用度为 35%。

2. 兰索拉唑

【药理作用】 抑制胃酸分泌、升高血胃泌素、胃黏膜保护作用及抗幽门螺杆菌作用。

【体内过程】 口服易吸收，生物利用度约 85%。

3. 泮多拉唑与雷贝拉唑

（1）第三代质子泵抑制药。

（2）雷贝拉唑在抗胃酸分泌能力和缓解症状、治愈黏膜损害的临床效果方面远优于其他抗酸药物。

（3）雷贝拉唑体外抗 pH 作用较强。

（4）雷贝拉唑和潘多拉唑对肝脏 CYP_{450} 酶系统的亲和力较弱，药物治疗变得更加安全。

（三）M 胆碱受体阻断药和胃泌素受体阻断药

【药理作用与作用机制】

（1）抗胆碱药物阻断胃壁细胞上的 M 受体，抑制胃酸分泌。

（2）减少组胺和胃泌素等物质释放，间接减少胃酸的分泌。

（3）有解痉作用。

1. 阿托品和溴化丙胺太林　减少胃酸分泌，解除胃肠痉挛，但不良反应较多。

2. 哌仑西平

【作用机制】 主要阻断 M_1 受体，同时也有 M_2 受体阻断作用。

【药理作用】 显著抑制胃酸分泌，对唾液腺、平滑肌和心房 M 受体亲和力低。

【临床应用】 能明显缓解溃疡患者的症状，用于治疗胃、十二指肠溃疡。

【不良反应】以消化道症状为多见，主要是口干，此外可能有视物模糊、头痛、眩晕、嗜睡等。

3. 替仑西平 与哌仑西平相似，作用较强。不良反应较少而轻。

4. 丙谷胺

（1）与胃泌素竞争胃泌素受体，有抑制胃酸分泌作用。

（2）促进胃黏膜黏液合成，增强胃黏膜的黏液 – HCO_3^- 盐屏障，发挥抗溃疡病作用。

三、胃黏膜保护药

（一）米索前列醇

【作用机制】米索前列醇进入血液后与壁细胞和胃黏膜浅表细胞基底侧的前列腺素受体结合。

【药理作用】促进胃黏膜受损上皮细胞的重建和增殖，增强细胞屏障；还有增加胃黏膜血流等抗溃疡病作用。

【不良反应】主要反应为腹痛、腹泻、恶心、腹部不适；也有头痛、头晕等。

【禁忌证】孕妇及前列腺素类过敏者禁用。

（二）硫糖铝

【作用机制】

1. 硫糖铝能黏附于胃、十二指肠黏膜表面，在溃疡面形成保护屏障。

2. 增强胃、十二指肠黏膜的细胞屏障和黏液 – HCO_3^- 盐屏障。

3. 增强表皮生长因子、碱性成纤维细胞生长因子的作用，使之聚集于溃疡区，促进溃疡愈合。

4. 抑制幽门螺杆菌的繁殖，使黏膜中的幽门螺杆菌密度降低，阻止幽门螺杆菌的蛋白酶、脂酶对黏膜的破坏。

【注意事项】

1. 在酸性环境中起保护胃、十二指肠黏膜作用，故不宜与碱性药合用．

2. 与布洛芬、吲哚美辛、氨茶碱、四环素、地高辛合用，能降低上述药物的生物利用度。

3. 少量 Al^{3+} 可被吸收，肾衰竭患者禁用。

（三）枸橼酸铋钾

1. 中和胃酸作用弱，能抑制胃蛋白酶活性。

2. 促进黏膜合成前列腺素，增加黏液和 HCO_3^- 盐分泌，增强胃黏膜屏障能力。

（四）替普瑞酮

【作用机制】 增加胃黏液合成、分泌，防止胃液中 H^+ 回渗作用于黏膜细胞。

【不良反应】 轻微，个别患者有胃肠道反应，皮肤瘙痒。

（五）麦滋林

【药理作用】 增强黏膜屏障；抑制致炎物质的抗炎作用，抑制胃蛋白酶活性。可减轻溃疡病症状，促进溃疡愈合。

【不良反应】 可能有恶心、呕吐、便秘、腹泻、腹痛，个别患者有面部潮红。

四、抗幽门螺杆菌药

杀灭幽门螺杆菌效果较好的抗菌药有克林霉素、阿莫西林、四环素和甲硝唑。其中克林霉素、阿莫西林、四环素不能被其各自同类的其他抗生素所替代。根治幽门螺杆菌阳性的溃疡病临床常采用联合用药。

第二节　消化系统功能调节药

一、助消化药

（一）胃蛋白酶

常与稀盐酸同服，辅助治疗胃酸分泌不足、消化酶分泌不足引起的消化不良和其他胃肠疾病。本药不能与碱性药物配伍。

（二）胰酶

含蛋白酶、淀粉酶、胰脂酶。口服用于消化不良。

（三）乳酶生

1. 抑制肠内腐败菌繁殖，减少发酵和产气。
2. 用于消化不良、腹泻及小儿消化不良性腹泻。
3. 不宜与抗菌药或吸附药同时服用。

二、止吐药

（一）H_1受体阻断药

苯海拉明、异丙嗪、美可洛嗪有中枢镇静作用和止吐作用，可用于预防和治疗晕动病、内耳性眩晕病等。

（二）M 胆碱受体阻断药

东莨菪碱、阿托品、苯海索通过降低迷路感受器的敏感性和抑制前庭小脑通路的传导，产生抗晕动病，预防恶心、呕吐的作用。

（三）多巴胺 D_2 受体阻断药

具有阻断中枢化学感受区 CTZ 的多巴胺 D_2 受体作用，降低呕吐中枢的神经活动。能阻断胃肠多巴胺受体，促进胃肠排空。

1. 氯丙嗪　能有效地减轻轻度化学治疗引起的恶心、呕吐，但不能有效地控制强致吐化疗药物（如顺铂、阿霉素、氮芥等）引起的恶心、呕吐。

2. 甲氧氯普胺

【作用与作用机制】

（1）止吐作用

1）阻断中枢 CTZ 多巴胺 D_2 受体发挥止吐作用。

2）较大剂量时作用于 $5-HT_3$ 受体，产生止吐作用。

3）中枢作用引起明显的锥体外系症状、焦虑和抑郁。

（2）增加胃肠运动。

【临床应用】用于治疗慢性功能性消化不良引起的胃肠运动障碍，如恶心、呕吐等症。

【不良反应】

（1）多为嗜睡、疲倦等轻微反应。

（2）其他反应有锥体外系反应、男性乳房发育等。

2. 多潘立酮

【体内过程】属于多巴胺受体阻断剂，不易通过血-脑屏障。

【药理作用】

（1）具有胃肠推动和止吐的作用。

（2）阻断胃肠 D_2 受体，加强胃肠蠕动，促进胃的排空，协调胃肠运动，防止食物反流。

【临床应用】

（1）用于治疗各种轻度胃瘫，加速胃排空，尤其用于治疗慢性食后消化不良、恶心、呕吐和胃潴留。

（2）对偏头痛、颅外伤、放射治疗及可致轻中度致吐的肿瘤化疗药治疗引起的恶心、呕吐有效。

【不良反应】头痛、溢乳及男性乳房发育。

（四）5 – 羟色胺受体阻断药

昂丹司琼、阿洛司琼和格拉司均为高度选择性的 5 – HT$_3$ 受体拮抗药。对肿瘤化疗药物治疗或放射治疗引起的呕吐具有很好的止吐作用。

【药理作用】选择性阻断外周神经系统突触前和呕吐中枢 5 – HT$_3$ 受体，产生明显止吐作用。

【临床应用】

1. 对一些强致吐作用的化疗药（如顺铂、环磷酰胺、阿霉素等）引起的呕吐有迅速强大的抑制作用，但对晕动病及去水吗啡引起的呕吐无效。

2. 用于化疗、放疗引起的恶心、呕吐。

【不良反应】有头痛、疲劳、便秘或腹泻。无锥体外系反应、过度镇静等副作用。

三、胃肠动力药

西沙必利

【药理作用】增加结肠运动，能引起腹泻。

【临床应用】

（1）用于胃运动减弱和各种胃轻瘫。

（2）治疗胃肠反流性疾病、反流性食管炎。

（3）治疗慢性自发性便秘和结肠运动减弱。

【不良反应】不良反应少，但偶可引起心律失常，有心脏疾病患者禁用。

四、止泻药与吸附药

（一）地芬诺酯

【作用机制】通过激动 μ 阿片受体，减少胃肠推进性蠕动。

【临床应用】用于急、慢性功能性腹泻，减少大便的频率。

【不良反应】

1. 轻而少见，可能有嗜睡、恶心、呕吐、腹胀和腹部不适。

2. 大剂量和长期应用时可引起依赖性。

3. 过量时可导致严重抑制和昏迷。

（二）洛哌丁胺

【作用机制】主要作用于胃肠道的 μ 阿片受体，很少进入中枢，止泻作用比吗啡强 40～50 倍。

【药理作用】拮抗平滑肌收缩而抑制肠蠕动和分泌，止泻作用快、强、持久。

【不良反应】大剂量时对中枢有抑制作用。过量时可用纳洛酮治疗。

（三）鞣酸蛋白

【作用机制和药理作用】使肠黏膜表面蛋白质凝固、沉淀，从而减轻刺激，降低炎性渗出物，发挥收敛、止泻作用。

【临床应用】用于急性肠炎及非细菌性腹泻的治疗。

（四）次水杨酸铋和碱式碳酸铋

有收敛作用，用于治疗非特异性腹泻。

（五）药用炭、白陶土、矽炭银

能吸附肠道内气体、毒物等，起止泻和阻止毒物吸收的作用。

五、泻药

泻药是刺激肠蠕动、软化粪便、润滑肠道促进排便的药物。按作用机制分为渗透性泻药、刺激性泻药和润滑性泻药。

（一）渗透性泻药（容积性泻药）

口服后肠道很少吸收，增加肠容积而促进肠道推进性蠕动，产生泻下作用。

硫酸镁和硫酸钠	增加肠腔容积，扩张肠道，刺激肠道蠕动。主要用于外科术前或结肠镜检查前排空肠内物
乳果糖	刺激结肠局部渗出，引起粪便容积增加，致肠蠕动而促进排便
甘油和山梨醇	有轻度刺激性导泻作用，直肠内给药，适用于老年体弱的和小儿便秘患者
纤维素类	增加肠腔内容积，保持粪便湿度，产生良好的通便作用

（二）刺激性泻药（接触性泻药）

酚酞	刺激结肠肠壁蠕动，同时有抑制肠内水分吸收作用，适用于习惯性便秘
比沙可啶	在结肠产生较强刺激作用。有较强刺激性
蒽醌类	刺激结肠推进肠蠕动

（三）润滑性泻药

通过局部润滑并软化粪便发挥作用。

六、利胆药

（一）去氢胆酸

【药理作用】增加胆汁中的水分含量，使胆汁稀释，发挥胆道内冲洗作用。

【临床应用】可用于胆石症、急慢性胆道感染、胆囊术。

【禁忌证】禁用于胆道梗阻和严重肝肾功能减退者。

（二）熊去氧胆酸

【作用与机制】

1. 降低胆汁的胆固醇饱和指数　降低胆汁中胆固醇含量，降低胆固醇在胆汁的相对浓度，促进胆固醇从结石表面溶解。

2. 抑制肠道吸收胆固醇　降低胆固醇分泌，进入胆汁中的胆固醇量减少，不抑制胆固醇合成，但减弱胆固醇降低时正常补偿的合成。

【不良反应】少且不严重，少于5%的患者可发生明显的腹泻。

（三）鹅去氧胆酸

【药理作用】可降低胆固醇分泌，降低胆汁中胆固醇含量和促进胆固醇结石溶解。

【不良反应】治疗剂量时常引起腹泻，可减半量使用。

【禁忌证】

1. 禁用于胆管或肠炎症性疾病、梗阻性肝胆疾病。

2. 可能有致畸性，故妊娠妇女禁用，哺乳者不用。

（四）硫酸镁

【药理作用】口服或将硫酸镁溶液灌入十二指肠，反射性引起胆总管括约肌松弛、胆囊收缩，促进胆道小结石排出。

【临床应用】用于治疗胆囊炎、胆石症、十二指肠引流检查。

（五）桂美酸

【药理作用】显著而持久的利胆作用、解痉止痛作用和降胆固醇作用。

【临床应用】用于胆石症、慢性胆囊炎或作胆道感染的辅助用药。

（六）牛胆酸钠

【作用机制】口服刺激肝细胞分泌胆汁，能促进脂肪乳化和吸收，帮助脂溶性维生素的吸收。

【临床应用】用于长期胆瘘胆汁丧失的患者，可补充胆盐之不足；也可用于脂肪消化不良和慢性胆囊炎等。

（七）茴三硫

【药理作用】

1. 增加胆酸、胆色素及胆固醇等固体成分的分泌，特别是增加胆色素分泌，还能直接兴奋肝细胞，改善肝脏解毒功能。

2. 促进尿素的生成和排泄，有明显的利尿作用。

【临床应用】用于胆囊炎、胆石症、急慢性肝炎、肝硬化等。

【不良反应】可引起尿变色，有时发生过敏反应，有腹胀、腹泻、皮疹、发热等，大剂量长期应用可引起甲亢。

【禁忌证】胆道阻塞者禁用。

小结速览

作用于消化系统的药物 { 治疗消化性溃疡的药物 { 抗酸药 { 碳酸钙、氢氧化镁、三硅酸镁、氢氧化铝、碳酸氢钠
主要用于消化性溃疡和反流性食管炎 } 抑制胃酸分泌药 { H_2 受体阻断药 { 主要应用于胃和十二指肠溃疡
西咪替丁、雷尼替丁、法莫替丁和尼扎替丁 } }

作用于消化系统的药物
├─ 治疗消化性溃疡的药物
│　├─ 抑制胃酸分泌药
│　│　├─ 质子泵抑制药
│　│　│　├─ 奥美拉唑、兰索拉唑、潘多拉唑与雷贝拉唑
│　│　│　└─ 用于治疗反流性食管炎、消化性溃疡、上消化道出血、幽门螺杆菌感染所致的胃溃疡
│　│　└─ M胆碱受体阻断药—阿托品和溴化丙胺太林、哌仑西平、替仑西平、丙谷胺
│　├─ 胃黏膜保护药—米索前列醇、硫糖铝、枸橼酸铋钾、替普瑞酮、麦滋林
│　└─ 抗幽门螺杆菌药
└─ 消化系统功能调节药
　├─ 助消化药—胃蛋白酶、胰酶、乳酶生
　├─ 止吐药
　│　├─ H₁受体阻断药：苯海拉明、异丙嗪、美可洛嗪
　│　├─ M胆碱受体阻断药：东莨菪碱、阿托品、苯海索
　│　├─ 多巴胺D₂受体阻断药—氯丙嗪、甲氧氯普胺、多潘立酮
　│　└─ 5-羟色胺受体阻断药：昂丹司琼、阿洛司琼和格拉司
　├─ 胃肠动力药—西沙必利
　│　├─ 用于胃运动减弱和各种胃轻瘫
　│　├─ 治疗胃肠反流性疾病、反流性食管炎
　│　└─ 治疗慢性自发性便秘和结肠运动减弱
　└─ 止泻药与吸附药
　　├─ 地芬诺酯：用于急、慢性功能性腹泻，减少大便的频率
　　├─ 鞣酸蛋白：用于急性肠炎及非细菌性腹泻的治疗
　　└─ 次水杨酸铋和碱式碳酸铋：用于治疗非特异性腹泻

作用于消化系统的药物 { 消化系统功能调节药 {

泻药 {
- 渗透性泻药（容积性泻药）：硫酸镁和硫酸钠、乳果糖、甘油和山梨醇、纤维素类
- 刺激性泻药（接触性泻药）：酚酞、比沙可啶、蒽醌类
- 润滑性泻药

利胆药 {
- 去氢胆酸：用于胆石症、急慢性胆道感染、胆囊术
- 硫酸镁：用于治疗胆囊炎、胆石症、十二指肠引流检查

第三十三章　子宫平滑肌兴奋药和抑制药

- ● **重点**　前列腺素类的药理作用。
- ○ **难点**　麦角生物碱的临床作用。
- ★ **考点**　缩宫素的药理作用及临床应用。

第一节　子宫平滑肌兴奋药

一、缩宫素

【药理作用与机制】

1. 兴奋子宫平滑肌

（1）能直接兴奋子宫平滑肌，加强子宫的收缩力，增加收缩频率。

（2）小剂量：对子宫底部产生节律性收缩，对子宫颈则产生松弛作用，可促使胎儿顺利娩出。

（3）大剂量：使子宫产生持续强直性收缩，不利于胎儿娩出。

2. 乳腺分泌　缩宫素能使乳腺腺泡周围的肌上皮细胞（属平滑肌）收缩，从而促进乳汁分泌。

3. 降压作用　大剂量能短暂地松弛血管平滑肌，引起血压下降，并有抗利尿作用。

【体内过程】

1. 口服无效。

2. 经鼻腔和口腔黏膜吸收，肌内注射吸收良好。

【临床应用】

1. 催产和引产

（1）对胎位正常、头盆相称、无产道障碍的产妇，只因子宫乏力而难产时，用小剂量，用于催产。

（2）对于死胎、过期妊娠或需提前终止妊娠者，可用其引产。

2. 产后止血　产后出血时，立即皮下或肌内注射较大剂量的缩宫素，可迅速引起子宫强直性收缩，压迫子宫肌层血管而止血。

【不良反应和注意事项】

1. 不良反应

（1）过量引起子宫高频率甚至持续性强直收缩，可致胎儿窒息或子宫破裂。

（2）输液过多或过快，可出现水潴留和低血钠体征。

（3）生物制品的缩宫素因含有杂质，偶见过敏反应。

2. 注意事项

（1）严格掌握剂量，避免发生子宫强直性收缩。

（2）严格掌握禁忌证，凡产道异常、胎位不正、头盆不称、前置胎盘，以及三次妊娠以上的经产妇或有剖腹产史者禁用，以防引起子宫破裂或胎儿窒息。

二、垂体后叶素

【药理作用】内含缩宫素及加压素两种成分，加压素可收缩血管，特别是收缩毛细血管及小动脉，升高血压。

【临床应用】用于治疗尿崩症及肺出血。

【**不良反应**】面色苍白、心悸、胸闷、恶心、腹痛及过敏反应等。

三、麦角生物碱

【**药理作用**】

1. 兴奋子宫

（1）选择性地兴奋子宫平滑肌。临产时或新产后子宫最敏感。

（2）麦角新碱的作用最快最强。

2. 收缩血管

（1）直接作用于动、静脉血管使其收缩。

（2）大剂量会伤害血管内皮细胞，长期服用可导致肢端干性坏疽。

3. 阻断 α 受体 阻断 α 肾上腺素受体的作用，使肾上腺素的升压作用翻转。

【**临床应用**】

1. 子宫出血

（1）产后或其他原因引起的子宫出血，均可用麦角新碱治疗。

（2）有效治疗产后、刮宫或其他原因引起的子宫出血或子宫复原不良。

2. 子宫复原 可应用于产后子宫复原缓慢，通过收缩子宫而加速子宫复原。

3. 偏头痛 收缩脑血管，减少脑动脉搏动幅度，用于偏头痛的诊断和治疗。

【**不良反应与注意事项**】

1. 可引起恶心、呕吐及血压升高等，伴有妊娠毒血症的产妇应慎用。

2. 偶见过敏反应，严重者出现呼吸困难、血压下降。

3. 麦角流浸膏中含有麦角毒和毒角胺，长期应用可损害血管内皮细胞。

4. 麦角制剂禁用于催产及引产，血管硬化及冠心病患者忌用。

四、前列腺素类（PGs）

【药理作用】

1. 对妊娠各期子宫都有兴奋作用，分娩前的子宫尤为敏感，妊娠初期和中期效果好。

2. 增强子宫平滑肌节律性收缩的同时，能使子宫颈松弛。

【不良反应】主要为恶心、呕吐、腹痛等消化道平滑肌兴奋现象。

【注意事项】不宜用于支气管哮喘患者和青光眼患者。引产时的禁忌证和注意事项与缩宫素相同。

第二节　子宫平滑肌抑制药

常用的子宫平滑肌抑制药物如下。

药物	药理作用	临床应用	不良反应
β_2肾上腺素受体激动药	具有松弛子宫平滑肌作用	可用于治疗先兆早产	心率增加、心悸、血压升高以及过敏反应等
硫酸镁	可显著抑制子宫平滑肌的收缩，还可以抑制中枢神经系统	可用于防治早产	潮热、出汗、口干、头晕、恶心、呕吐、眼球震颤等

续表

药物	药理作用	临床应用	不良反应
钙通道阻滞药	选择性抑制钙离子内流，从而抑制子宫收缩，松弛子宫平滑肌	可用于早产的治疗	颜面潮红、头痛、眩晕、恶心、便秘等
环氧化酶抑制药（如吲哚美辛）	对子宫收缩呈现非特异性抑制作用	可用于早产的治疗	能引起胎儿动脉导管提前关闭，导致肺动脉高压继而损害肾脏

小结速览

子宫平滑肌兴奋药和抑制药
- 兴奋药
  - 缩宫素
    - 催产和引产
    - 产后止血
  - 垂体后叶素：用于治疗尿崩症及肺出血
  - 麦角生物碱
    - 子宫出血
    - 子宫复原
    - 偏头痛
  - 前列腺素类（PGs）
- 抑制药
  - β₂肾上腺素受体激动药：用于治疗先兆早产
  - 硫酸镁：用于防治早产
  - 钙通道阻滞药：用于早产的治疗
  - 环氧化酶抑制药：用于早产的治疗

第三十四章　性激素类药及避孕药

● **重点**　雌激素拮抗药的药理作用。
○ **难点**　抗雄激素类药的临床应用。
★ **考点**　避孕药的药理作用及临床应用。

【性激素的作用机制】　性激素属甾体激素，其受体位于细胞核内，作用于 DNA，影响 mRNA 转录和蛋白质合成，产生不同效应。

第一节　雌激素类药及雌激素拮抗药

一、雌激素类药

常用的雌激素类药物多是以雌二醇作为母体，人工合成高效和长效甾体衍生物，主要有口服强效雌激素药、口服长效雌激素药等。人工合成的类固醇类雌激素还有美雌醇、马烯雌酮等。

【体内过程】

1. 口服天然雌激素生物利用度低，故需注射给药。

2. 代谢产物大部分形成葡萄糖醛酸或硫酸酯，随尿排出，部分通过胆汁排出，形成肝肠循环。

【生理及药理作用】

1. 生殖系统

（1）可显著增加子宫平滑肌对缩宫素的敏感性；可促使子

宫颈管腺体分泌黏液，有利于精子的穿透和存活。

（2）可促进输卵管肌层发育及收缩。

（3）可刺激阴道上皮细胞的增生，使阴道黏膜增厚及成熟、浅表层细胞角化。

2. 发育 促进女性性器官的发育和成熟，维持女性第二性征。

3. 心血管系统 雌激素可发挥保护心脏的作用。

4. 排卵 小剂量的雌激素可促进排卵；大剂量的雌激素可抑制排卵。

5. 神经系统 促进神经细胞的生长、分化、存活等。

6. 代谢

（1）具有轻度水、钠潴留作用，使血压升高。

（2）增加骨骼的钙盐沉积，加速骨骺闭合。

（3）对青春期生长发育有促进作用。

（4）成人中增加骨量，改善骨质疏松。

7. 其他

（1）降低低密度脂蛋白，升高高密度脂蛋白。

（2）可降低糖耐量。

（3）还可增加凝血因子Ⅱ、Ⅶ、Ⅸ、Ⅹ的活性，促进血液凝固。

【临床应用】

1. 围绝经期综合征 应用雌激素替代治疗，可抑制垂体促性腺激素的分泌，从而减轻其症状；降低绝经期妇女冠心病的发生风险率，对于绝经期的妇女，可应用小剂量的雌激素预防冠心病和心肌梗死等心血管疾病的发生。

2. 抗骨质疏松的作用 雌激素对骨的作用表现出剂量依赖关系，较高剂量雌激素增加骨密度的效果更明显。

3. 乳房胀痛及退乳 大剂量雌激素能干扰催乳素对乳腺的

刺激作用,使乳汁分泌减少而退乳消痛。

4. 卵巢功能不全和闭经

(1)原发性或继发性卵巢功能低下患者,用雌激素替代治疗。

(2)雌激素与孕激素合用,可产生人工月经。

5. 功能性子宫出血 可促进子宫内膜增生,修复出血创面而止血;也可适当配伍孕激素,以调整月经周期。

6. 绝经后晚期乳腺癌 大剂量雌激素抑制垂体前叶分泌促性腺激素,减少雌酮的产生。故雌激素能缓解绝经期后晚期乳癌不宜手术患者的症状。

7. 前列腺癌 大剂量雌激素抑制垂体促性腺激素的分泌,又能拮抗雄激素的作用,故能治疗前列腺癌。

8. 痤疮 雌激素可抑制雄激素分泌,并可拮抗雄激素作用。

9. 避孕 与孕激素合用可避孕。

10. 神经保护作用 对阿尔茨海默病有一定治疗作用。

【不良反应及注意事项】

1. 常见厌食、恶心、呕吐及头昏等,减少剂量或从小剂量开始逐渐增量可减轻症状。

2. 大剂量雌激素可引起水、钠潴留导致水肿;高血压、肝功能不良者慎用。

3. 长期大量应用雌激素可使子宫内膜过度增生,引起子宫出血,故患有子宫内膜炎者慎用。

4. 绝经期前乳癌患者禁用,因为雌激素可促进肿瘤的生长。

5. 雌激素可加重偏头痛和诱发抑郁症。

6. 妊娠期间不应使用雌激素,以免引起胎儿的发育异常。

二、抗雌激素类药

（一）雌激素受体拮抗药

氯米芬

【药理作用】

1. 较弱的雌激素活性和中等程度的抗雌激素作用。

2. 阻断下丘脑的雌激素受体，消除雌二醇的负反馈抑制，促进垂体前叶分泌促性腺激素，诱发排卵。

【临床应用】用于功能性不孕症、功能性子宫出血、月经不调、晚期乳腺癌及长期应用避孕药后发生的闭经等。

【注意事项】长期大剂量应用可引起卵巢肥大。卵巢囊肿者禁用。

（二）选择性雌激素受体调节药

本类药物与不同组织的雌激素受体亲和力不同，可作为部分激动药或部分拮抗药而发挥作用，也被称为组织特异性雌激素受体调节药。临床多用于骨质疏松症的治疗。

（三）芳香化酶抑制药

常用药物为来曲唑，临床多用于雌激素依赖性肿瘤的治疗。

第二节　孕激素类药及抗孕激素类药

一、孕激素类药

按化学结构，孕激素类药可分为 17α - 羟孕酮类和 19 - 去甲睾丸酮类。

【体内过程】口服无效，需注射给药。血浆蛋白结合率高，在肝脏代谢。

【生理及药理作用】

1. 生殖系统

（1）子宫：月经后期，有利于受精卵的着床和胚胎发育。

（2）输卵管：抑制输卵管的节律性收缩和纤毛的生长。

（3）阴道：加快阴道上皮细胞的脱落。

2. 乳房 黄体酮可与雌激素共同促进乳腺腺泡的发育，为哺乳作准备。

3. 排卵 大剂量黄体酮可抑制腺垂体 LH 的分泌，从而抑制排卵。

4. 代谢 通过竞争性对抗醛固酮作用，引起 Na^+ 和 Cl^- 排泄增加并利尿。

5. 神经系统 可轻度升高体温，使月经周期的黄体相基础体温升高。

【临床应用】

1. 功能性子宫出血 使子宫内膜同步转为分泌期，在行经期有助于子宫内膜全部脱落。

2. 痛经和子宫内膜异位症

（1）雌、孕激素复合避孕药可抑制子宫痉挛性收缩而止痛。

（2）使异位的子宫内膜萎缩退化。

3. 先兆流产和复发性流产 对黄体功能不足所致流产，可用大剂量孕激素安胎。

4. 子宫内膜腺癌 影响肿瘤的 DNA 转录。

5. 前列腺肥大和前列腺癌 大剂量使子宫内膜癌细胞分泌耗竭而致退化。

【不良反应】

1. 常见的不良反应为子宫出血、经量的改变，甚至停经。

2. 用药过程中偶见恶心、呕吐、头痛、乳房胀痛及腹痛。

3.19 - 甲基睾丸酮大剂量可引起肝功能障碍。

二、抗孕激素类药

米非司酮

【体内过程】口服有效，生物利用度较高。

【药理作用】具有明显的抗着床作用和抗早孕作用。

【不良反应】阴道出血，一般无需特殊处理。贫血、正在接受抗凝治疗和糖皮质激素治疗者不宜使用米非司酮。

第三节　雄激素类药和抗雄激素类药

一、雄激素类药

【体内过程】

1. 睾酮口服易被肝脏破坏，故生物利用度甚低，一般用其油溶液肌内注射或植入皮下。

2. 甲睾酮不易被肝脏破坏，可口服，也可舌下给药。

【生理及药理作用】

1. 生殖系统

（1）促进男性器官及副性器官的发育和成熟，促进男性第二性征形成，促进精子的生成及成熟。

（2）大剂量反馈抑制垂体前叶分泌促性腺激素，对女性可减少雌激素分泌，并有直接抗雌激素作用。

2. 同化作用

（1）明显促进蛋白质的合成（同化作用），减少蛋白质的分解（异化作用），造成正氮平衡，促进肌肉增长，体重增加，减少尿氮排泄。

（2）有水、钠、钙、磷潴留现象。

3. 提高骨髓造血功能　大剂量的雄激素促进肾脏分泌促红细胞生成素，直接刺激骨髓造血功能，红细胞生成增加。

4. 免疫增强作用

5. 其他作用　影响脂质代谢，降低胆固醇等。

【临床应用】

1. 替代疗法　对无睾症或类无睾症、男子性功能低下者，用作替代疗法。

2. 围绝经期综合征与功能性子宫出血

（1）通过对抗雌激素作用，使子宫平滑肌和子宫血管收缩，子宫内膜萎缩而止血。

（2）更年期患者较适用。

（3）对严重出血病例，用己烯雌酚、黄体酮和丙酸睾酮等三种混合物作注射。

3. 晚期乳腺癌

（1）缓解部分患者的病情。

（2）对抗催乳素对癌组织的刺激作用。

4. 贫血　显著改善骨髓造血功能，可用于再生障碍性贫血及其他贫血。

5. 虚弱　小剂量的雄激素治疗各种消耗性疾病、骨质疏松、生长延缓、长期卧床、损伤、放疗等情况，使患者食欲增加，加快体质恢复。

6. 预防良性前列腺增生　可降低前列腺内双氢睾酮的水平，预防良性前列腺增生。

【不良反应】

1. 女性患者长期应用可引起女性男性化改变，如痤疮、多毛、声音变粗、闭经、乳腺退化、性欲改变等。

2. 男性患者可发生性欲亢进，也可出现女性化。

3. 17α 位由烷基取代的睾酮类药物可干扰肝内毛细胆管的

排泄功能。

【禁忌证及应用注意】

1. 孕妇及前列腺癌患者禁用。

2. 肾炎、肾病综合征、肝功能不良、高血压及心力衰竭患者应慎用。

二、抗雄激素类药

环丙孕酮

【作用机制】 具有较强的孕激素样作用，可反馈抑制下丘脑–垂体系统，降低血浆中的 LH、FSH 水平，从而降低睾酮的分泌水平。

【注意事项】 因其可影响肝功能、糖代谢、血象和肾上腺皮质的功能，故用药期间需严密观察。

【禁忌证】 禁用于未成年。

第四节 避 孕 药

一、主要抑制排卵的避孕药

【药理作用】

1. 抑制排卵 对排卵有显著的抑制作用，用药期间避孕效果达90%以上。

2. 抗着床作用 抑制子宫内膜正常增殖，使其萎缩，不利于受精卵着床。

3. 增加宫颈黏液黏稠度 使精子不易于进入宫腔。

4. 其他

（1）影响子宫和输卵管平滑肌的正常活动，使受精卵不能适时地到达子宫。

(2) 抑制黄体内甾体激素的生物合成等。

【分类及用法】

分类		用法
口服制剂	短效口服避孕药	从月经周期第 5 天开始，每晚服药 1 片，连服 22 天，期间不能间断
	长效口服避孕药	从月经来潮当天算起，第 5 天服用第 1 片，最初两次间隔时间为 20 天，以后每个月服用 1 次，每次服用 1 片
	探亲口服避孕药	在探亲期间临时服用，避孕效果良好
长效注射避孕药	单纯孕激素长效注射制剂	首次于月经周期第 5 日注射，之后每 3 个月注射 1 次
	复方甾体长效注射制剂	首次在月经周期第 5 日注射，在第 7 日注射第 2 次，以后每个月在月经周期第 10～12 日注射 1 次，按照月经周期给药并且不能间断
缓释剂		分别置入阴道、宫腔内，使甾体激素缓慢释出
多相片剂		为使服用者的性激素水平近似正常的月经周期水平，并减少月经期间出血的发生率，可将避孕药物制成多相片剂，如炔诺酮双相片、三相片和炔诺孕酮三相片等

【不良反应】

1. 类早孕反应。少数用药妇女在用药初期出现头晕、恶心、择食、乳房胀痛等轻微的类早孕反应。

2. 子宫不规则出血。

3. 闭经。

4. 乳汁减少。

5. 凝血功能亢进。可引起血栓性静脉炎和血栓栓塞。

6. 轻度损害肝功能。

7. 其他。可能出现痤疮、皮肤色素沉着，个别人可能血压升高。

【禁忌证及应用注意】 充血性心力衰竭或有其他水肿倾向者慎用。急慢性肝病及糖尿病需用胰岛素治疗者不宜使用。

【药物相互作用】 肝药酶诱导剂，如苯巴比妥、苯妥英钠等，可加速肝内代谢，影响避孕效果，甚至导致突破性出血。

二、其他避孕药

1. 抗早孕药　米非司酮口服能拮抗孕激素活性，一般在妊娠早期使用，可破坏子宫蜕膜，使子宫平滑肌的收缩作用增强，宫颈发生软化、扩张，从而诱发流产。在临床上用于抗早孕、房事后紧急避孕，也可以用于诱导分娩。

2. 男性避孕药

（1）棉酚可破坏睾丸细精管的生精上皮，从而使精子数量减少，直至完全无精子生成。

（2）环丙氯地孕酮是一种强效孕激素，为抗雄激素药物，可在雄激素的靶器官竞争性对抗雄激素。

（3）孕激素和雄激素在较大剂量时可反馈性地抑制腺垂体促性腺激素的分泌，从而抑制精子的发生。

3. 外用避孕药　常用的外用避孕药多是一些具有较强杀精功能的药物。

小结速览

性激素类药及避孕药
- 雌激素类药
  - 围绝经期综合征、抗骨质疏松的作用、乳房胀痛及退乳、卵巢功能不全和闭经
  - 功能性子宫出血、晚期乳腺癌、前列腺癌、痤疮、避孕、神经保护作用
- 雌激素拮抗药
  - 雌激素受体拮抗药：用于功能性不孕症、功能性子宫出血、月经不调、晚期乳腺癌及长期应用避孕药后发生的闭经
  - 选择性雌激素受体调节药：多用于骨质疏松症的治疗
  - 芳香化酶抑制药：多用于雌激素依赖性肿瘤的治疗
- 孕激素类药
  - 功能性子宫出血、痛经和子宫内膜异位症、先兆流产和复发性流产
  - 子宫内膜腺癌、前列腺肥大和前列腺癌
- 抗孕激素类药—米非司酮
- 雄激素类药—临床应用
  - 替代疗法：无睾症或类无睾症、男子性功能低下者
  - 围绝经期综合征与功能性子宫出血
  - 晚期乳腺癌、贫血、虚弱、预防良性前列腺增生
- 抗雄激素类药—环丙孕酮：禁用于未成年
- 避孕药
  - 主要抑制排卵的避孕药
    - 口服制剂
      - 短效口服避孕药
      - 长效口服避孕药
      - 探亲口服避孕药
    - 长效注射避孕药
      - 单纯孕激素长效注射制剂
      - 复方甾体长效注射制剂
    - 缓释剂
    - 多相片剂：双相片、三相片、炔诺孕酮三相片
  - 其他避孕药
    - 抗早孕药：米非司酮
    - 男性避孕药：棉酚、环丙氯地孕酮、孕激素和雄激素
    - 外用避孕药

第三十五章　肾上腺皮质激素类药物

● **重点**　糖皮质激素的药理作用。

○ **难点**　盐皮质激素的药理作用、作用机制。

★ **考点**　糖皮质激素的临床应用、主要不良反应。

1. 肾上腺皮质分层　由外向内依次分为 3 层。

球状带	约占 15%，合成醛固酮和去氧皮质酮等盐皮质激素
束状带	约占 78%，合成氢化可的松等糖皮质激素
网状带	约占 7%，主要合成性激素类

2. 化学结构

（1）肾上腺皮质激素的基本结构为甾核。

（2）共同的结构特点：甾核 A 环的 $C_{4 \sim 5}$ 之间为一双键，C_3 上有酮基，C_{20} 上有一个羰基。

3. 构效关系

（1）天然存在的肾上腺皮质激素及个别人工合成的制剂：氟氢可的松第 1、2 位碳原子之间以单键结合；而人工合成的制剂，绝大部分都为不饱和的双键，在机体内的加氢还原灭活反应减弱，故作用更强。

（2）糖皮质激素的结构特征：固醇核 D 环的 C_{17} 上有 α 羟

基，而在 C 环的 C_{11} 有氧或羟基，具有较强的影响糖代谢及抗炎等作用，而对水、盐代谢的作用较弱。

（3）盐皮质激素的结构：在甾核 D 环的 C_{17} 无 α－羟基及 C 环的 C_{11} 无氧或虽有氧但与 18 位碳结合，对水、盐代谢有较强的作用，而对糖代谢的作用很弱。

第一节　糖皮质激素

【体内过程】

1. 注射、口服均可吸收。可的松或氢化可的松口服后 1~2 小时血药浓度达峰值。

2. 氢化可的松进入血液后约 90% 与血浆蛋白可逆性结合，其中约 80% 与皮质激素运载蛋白（CBG）结合。

3. 具有活性的游离型约占 10%。

4. 肝、肾病时 CBG 减少，游离型激素增多。

5. 肝、肾功能不全时，糖皮质激素药物 $t_{1/2}$ 延长。

6. 在肝脏中代谢转化可的松与泼尼松等第 11 位碳原子上的氧，在肝中转化为羟基，生成氢化可的松和泼尼松龙才有活性，严重肝功能不全的病人只宜用这两种药。

【药理作用及作用机制】

1. 对代谢的影响

（1）糖代谢

1）增加肝、肌糖原含量和升高血糖。

2）机制：①促进糖原异生；②减少机体组织对葡萄糖的利用；③减慢葡萄糖氧化分解过程。

（2）蛋白质代谢

1）加速胸腺、肌肉、骨等组织蛋白质分解代谢，增高尿中氮的排泄量，造成负氮平衡。

2）大剂量糖皮质激素能抑制蛋白质合成。采用此类激素长期治疗时，须合用蛋白质同化类激素。

（3）脂质代谢

1）大剂量长期使用可增高血浆胆固醇、激活四肢皮下脂酶，促使皮下脂肪分解，重新分布。

2）形成向心性肥胖，"满月脸，水牛背"，呈现面圆、背厚、躯干部发胖而四肢消瘦。

（4）水和电解质代谢

1）作用于盐皮质激素受体产生较弱的盐皮质激素样潴钠排钾作用。

2）增加肾小球滤过率和拮抗抗利尿激素的作用，减少肾小管对水的重吸收，有利尿作用。

3）长期用药将造成骨质脱钙，减少小肠对钙的吸收和抑制肾小管对钙的重吸收，促进尿钙排泄。

2. 抗炎作用

（1）具有强大的抗炎作用，能抑制多种原因造成的炎症反应。

（2）在炎症初期

1）增高血管的紧张性、减轻充血、降低毛细血管的通透性，同时抑制白细胞浸润及吞噬反应，减少各种炎症因子的释放。

2）减轻渗出、水肿，从而缓解红、肿、热、痛等症状。

（3）在炎症后期

1）通过抑制毛细血管和成纤维细胞的增生，抑制胶原蛋白、黏多糖的合成及肉芽组织增生，防止粘连及瘢痕形成，减轻后遗症。

2）炎症反应是机体的一种防御机制，炎症反应的后期更是组织修复的重要过程。

（4）糖皮质激素抗炎作用的主要机制

1）基因组效应

①对炎症抑制蛋白及某些靶酶的影响

a. 诱导脂皮素 –1 的生成，继之抑制磷脂酶 A_2，影响花生四烯酸代谢的连锁反应，使炎症介质 PGE_2、PGI_2 和白三烯类等减少。

b. 抑制诱导型 NO 合成酶和环氧化酶 – 2 等的表达，阻断相关介质的产生，发挥抗炎作用。

②影响细胞因子及黏附分子。

③影响炎症细胞凋亡。

2）非基因组效应：①细胞膜类固醇受体；②非基因的生化效应；③细胞质受体的受体外成分介导的信号通路。

3. 免疫抑制与抗过敏作用

（1）对免疫系统的抑制作用

1）对免疫系统有多方面的抑制作用。

2）抑制免疫的机制是：①诱导淋巴细胞 DNA 降解；②影响淋巴细胞的物质代谢；③诱导淋巴细胞凋亡；④抑制核转录因子 NF – κB 活性。

（2）抗过敏作用。

4. 抗休克作用

（1）常用于严重休克，特别是感染中毒性休克的治疗。

（2）抗休克作用机制

1）抑制某些炎性因子的产生，减轻全身炎症反应综合征及组织损伤，改善休克状态。

2）稳定溶酶体膜，减少心肌抑制因子的形成。

3）扩张痉挛收缩的血管和兴奋心脏、加强心脏收缩力。

4）提高机体对细菌内毒素的耐受力。但对外毒素则无防御作用。

5. 其他作用

（1）允许作用：糖皮质激素对有些组织细胞虽无直接活性，但可给其他激素发挥作用创造有利条件。

（2）退热作用：用于严重的中毒性感染，常具有迅速而良好的退热作用。

（3）血液与造血系统

1）刺激骨髓造血功能，使红细胞和血红蛋白含量增加，大剂量可使血小板增多，提高纤维蛋白原浓度，并缩短凝血酶原时间。

2）刺激骨髓中的中性白细胞释放入血而使中性白细胞数增多，减弱对炎症区的浸润与吞噬活动。

3）肾上腺皮质功能减退者，淋巴组织增生，淋巴细胞增多。

4）肾上腺皮质功能亢进者，淋巴细胞减少，淋巴组织萎缩。

（4）中枢神经系统：提高中枢的兴奋性。

（5）骨骼系统：长期糖皮质激素可出现骨质疏松，特别是脊椎骨，故可有腰背痛，甚至发生压缩性骨折、鱼骨样及楔形畸形。

【临床应用】

1. 严重感染或炎症

（1）严重急性感染

1）主要用于中毒性感染或同时伴有休克者，如中毒性菌痢、暴发型流行性脑膜炎及败血症等，在应用有效抗菌药物治疗感染的同时，可用糖皮质激素作辅助治疗。

2）对于多种结核病的急性期，特别是渗出为主的结核病，早期应用抗结核药物的同时辅以短程糖皮质激素，减少愈合过程中发生的纤维增生及粘连。

（2）抗炎治疗及防止某些炎症的后遗症

1）风湿性心瓣膜炎、损伤性关节炎、睾丸炎以及烧伤后瘢痕挛缩等，早期应用糖皮质激素可减少炎性渗出，减轻愈合过程中纤维组织过度增生及粘连，防止后遗症的发生。

2）对虹膜炎、角膜炎、视神经炎等非特异性眼炎，应用后也可迅速消炎止痛、防止角膜混浊和瘢痕粘连的发生。有角膜溃疡者禁用。

2. 免疫相关疾病

（1）自身免疫性疾病

1）对多发性皮肌炎，糖皮质激素为首选药。

2）严重风湿热、风湿性心肌炎、风湿性及类风湿性关节炎、自身免疫性贫血和肾病综合征等，可缓解症状。

（2）过敏性疾病：荨麻疹、血管神经性水肿、支气管哮喘和过敏性休克等。

（3）器官移植排斥反应：对异体器官移植手术后所产生的免疫性排斥反应，可用糖皮质激素预防。

3. 抗休克治疗

（1）对感染中毒性休克，在有效的抗菌药物治疗下，及早、短时间突击使用大剂量糖皮质激素。

（2）对过敏性休克，糖皮质激素为次选药，可与首选药肾上腺素合用。

（3）对低血容量性休克，在补液、补电解质或输血后效果不佳者，可合用超大剂量的皮质激素。

4. 血液病

（1）多用于治疗儿童急性淋巴细胞性白血病，对急性非淋巴细胞性白血病的疗效较差。

（2）可用于再生障碍性贫血、粒细胞减少症、血小板减少症和过敏性紫癜等的治疗。

5. 局部应用

（1）对湿疹、肛门瘙痒、接触性皮炎等都有疗效，多采用氢化可的松、氢化泼尼松或氟轻松等软膏、霜剂或洗剂局部用药。

（2）当肌肉韧带或关节劳损时，可将醋酸氢化可的松或醋酸氢化泼尼松混悬液加入 1% 普鲁卡因注射液，肌内注射，也可注入韧带压痛点或关节腔内以消炎止痛。

6. 替代疗法　用于急、慢性肾上腺皮质功能不全者，脑垂体前叶功能减退及肾上腺次全切除术后。

【不良反应】

1. 长期大剂量应用引起的不良反应

（1）医源性肾上腺皮质功能亢进表现为满月脸、水牛背、皮肤变薄、多毛、浮肿、低血钾、高血压、糖尿病等。

（2）诱发或加重感染，长期应用可诱发感染或使体内潜在病灶扩散，特别是在白血病、再生障碍性贫血、肾病综合征等患者更易发生。

（3）消化系统并发症。

1）刺激胃酸、胃蛋白酶的分泌并抑制胃黏液分泌，降低胃肠黏膜的抵抗力，诱发或加剧胃、十二指肠溃疡，甚至造成消化道出血或穿孔。

2）对少数患者可诱发胰腺炎或脂肪肝。

（4）心血管系统并发症长期应用，由于钠、水潴留和血脂升高可引起高血压和动脉粥样硬化。

（5）骨质疏松、肌肉萎缩、伤口愈合迟缓等。

1）骨质疏松多见于儿童、绝经妇女和老人；严重者可发生自发性骨折。

2）抑制生长激素的分泌和造成负氮平衡，影响生长发育。

3）孕妇应用，偶引起胎儿畸形。

（6）其他：糖尿病、糖皮质激素性青光眼、对妊娠的影响，有癫痫或精神病史者禁用或慎用。

2. 停药反应

（1）医源性肾上腺皮质功能不全。

1）长期应用尤其是连日给药的病人，减量过快或突然停药。当遇到感染、创伤、手术等严重应激情况时，可引起肾上腺皮质功能不全或危象。

2）恶心、呕吐、乏力、低血压和休克等，需及时抢救。

3）反馈性抑制垂体－肾上腺皮质轴致肾上腺皮质萎缩所致。

（2）反跳现象。

（3）糖皮质激素抵抗。

【禁忌证】严重的精神病和癫痫，活动性消化性溃疡病，新近胃肠吻合术，骨折，创伤修复期，角膜溃疡，肾上腺皮质功能亢进症，严重高血压，糖尿病，孕妇，抗菌药物不能控制的感染如水痘、麻疹、霉菌感染等。

【用法与疗程】

大剂量冲击疗法	适用于急性、重度、危及生命的疾病的抢救，常用氢化可的松静脉给药
一般剂量长期疗法	①多用于结缔组织病和肾病综合征等。常用波尼松口服 ②每日晨一次给药法，即每晨7~8时1次给药，用短时间作用的可的松、氢化可的松等 ③隔日清晨给药法，即每隔一日，早晨7~8时给药1次。此法应当用中效的强的松、强的松龙
小剂量替代疗法	适用于治疗急、慢性肾上腺皮质功能不全症（包括肾上腺危象、艾迪生病）、脑垂体前叶（腺垂体）功能减退及肾上腺次全切除术后

遇下列情况之一者，应撤去或停用糖皮质激素。

（1）维持量已减至正常基础需要量，经过长期观察，病情已稳定不再活动者。

（2）治疗效果差，不宜再用糖皮质激素，应改药者。

（3）严重副作用或并发症，难以继续用药者。

第二节 盐皮质激素

1. 分类 主要有醛固酮和去氧皮质酮。

2. 药理作用 对维持机体正常的水、电解质代谢起着重要作用。

3. 临床应用 临床上盐皮质激素常与氢化可的松等合用作为替代疗法，用于慢性肾上腺皮质功能减退症，以纠正患者失钠失水和钾潴留等，恢复水和电解质的平衡。

第三节 促皮质素及皮质激素抑制药

一、促肾上腺皮质激素

1. 对维持机体肾上腺正常形态和功能具有重要作用。

2. 口服后在胃内被胃蛋白酶破坏而失效，只能注射应用。

二、皮质激素抑制药

皮质激素抑制药可代替外科的肾上腺皮质切除术，临床常用的有米托坦和美替拉酮等。

1. 米托坦

（1）作用机制和药理作用

1）相对选择性地作用于肾上腺皮质细胞。

2）对肾上腺皮质的正常细胞或瘤细胞都有损伤作用。

3）选择性地作用于肾上腺皮质束状带及网状带细胞，使其萎缩、坏死。

（2）临床应用：主要用于无法切除的皮质癌、切除复发癌以及皮质癌术后辅助治疗。

（3）不良反应：消化道不适、中枢抑制及运动失调等。

2. 美替拉酮

（1）作用机制

1）抑制 11 - 去氧氢化可的松转化为氢化可的松，而降低它们的血浆水平。

2）反馈性地促进 ACTH 分泌，导致 11 - 去氧皮质酮和 11 - 去氧氢化可的松代偿性增加，尿中 17 - 羟类固醇排泄相应增加。

（2）临床应用

1）用于治疗肾上腺皮质肿瘤和产生 ACTH 的肿瘤所引起的氢化可的松过多症和皮质癌。

2）用于垂体释放 ACTH 功能试验。

（3）不良反应：有眩晕、消化道反应等。

3. 氨鲁米特

（1）作用机制

1）抑制胆固醇转变成 20α - 羟胆固醇，对氢化可的松和醛固酮的合成产生抑制作用。

2）有效减少肾上腺肿瘤和 ACTH 过度分泌时氢化可的松的增多。

（2）临床应用与美替拉酮合用，治疗由垂体所致 ACTH 过度分泌诱发的库欣综合征。

4. 酮康唑

（1）作用机制：是一种抗真菌药，其机制是阻断真菌类固醇的合成。

（2）临床应用：主要用于治疗库欣综合征和前列腺癌。

小结速览

肾上腺皮质激素类药物
- 糖皮质激素
  - 药理作用：影响代谢、抗炎、免疫抑制与抗过敏、抗休克
  - 临床应用
    - 严重感染或炎症
    - 自身免疫性疾病
    - 抗休克治疗
    - 血液病
    - 局部应用：湿疹、肛门瘙痒、接触性皮炎等
    - 替代疗法
- 盐皮质激素
  - 药理作用：维持机体正常的水、电解质代谢
  - 临床应用：替代疗法
- 促皮质素及皮质激素抑制药
  - 促肾上腺皮质激素：维持机体肾上腺正常形态和功能
  - 皮质激素抑制药：米托坦、美替拉酮、氨鲁米特、酮康唑

第三十六章 甲状腺激素及抗甲状腺药

> ● **重点** 抗甲状腺药的临床应用。
> ○ **难点** 甲状腺激素的作用机制及临床应用。
> ★ **考点** 抗甲状腺药不良反应。

第一节 甲状腺激素

一、甲状腺激素的合成、贮存、分泌与调节

1. 碘的摄取 甲状腺腺泡细胞靠碘泵主动摄取血中的碘（I^-）。

2. 碘的活化和酪氨酸碘化 碘化物在过氧化物酶作用下被氧化成活性碘（I^+），活性碘与甲状腺球蛋白（TG）中的酪氨酸残基结合，生成一碘酪氨酸（MIT）和二碘酪氨酸（DIT）。

3. 偶联 在过氧化物酶作用下，两分子的 DIT 偶联生成 T_4，一分子 DIT 和一分子 MIT 则偶联成 T_3。

4. 释放 在蛋白水解酶作用下，TG 分解并释放出 T_4、T_3 进入血液。

5. 调节 垂体分泌的促甲状腺激素，促进甲状腺激素合成和分泌，而 TSH 的分泌又受下丘脑分泌的促甲状腺激素释放激素的调节。

二、甲状腺激素

【体内过程】

（1）口服易吸收，T_4、T_3生物利用度分别为50%～70%和90%～95%。

（2）严重性黏液水肿时口服吸收不良，须肠外给药。

（3）两者血浆蛋白结合率均在99%以上。

（4）可通过胎盘和进入乳汁，故在妊娠期和哺乳期慎用。

【生理、药理作用】

（1）**维持正常生长发育**

1）能促进蛋白质合成及骨骼、中枢神经系统的生长发育。

2）在脑发育期间，缺碘、母体先天性缺陷或用抗甲状腺药而致甲状腺功能不足产生智力低下、身材矮小的呆小病（克汀病）。

3）T_4、T_3加速胎肺发育，切除动物胎儿的甲状腺，则胎肺发育不全。

4）新生儿呼吸窘迫综合征常与T_4、T_3不足有关。

5）成年人甲状腺功能不全时则引起黏液性水肿，表现为中枢神经兴奋性降低、记忆力减退等。

（2）**促进代谢和产热**

1）能促进物质氧化，增加耗氧，提高基础代谢率，使产热增多。

2）甲亢时有怕热、多汗等症状。

（3）**提高机体交感 – 肾上腺系统的反应性**可提高机体对儿茶酚胺的反应性，甲亢时出现神经过敏、急躁、震颤、心率加快、心排出量增加及血压增高等现象。

【作用机制】

（1）甲状腺激素的作用是通过甲状腺激素受体介导的。

（2）垂体、心、肝、肾、骨骼肌、肺肠组织的细胞都含有该受体，在细胞膜、线粒体、核内均有分布。

（3）甲状腺激素受体具有与 DNA 结合的能力。饥饿、营养不良与肥胖、糖尿病时受体数目减少。

【临床应用】 主要用于甲状腺功能低下的替代疗法。

（1）甲状腺功能减退

1）呆小病

①功能减退始于胎儿或新生儿，若尽早诊治，则发育仍可正常。

②若治疗过晚，则智力持续低下。

③治疗应从小剂量开始，症状的转改用维持量，有效者应终身治疗，并随时调整剂量。

2）黏液性水肿

①给予甲状腺素治疗应从小剂量开始，逐渐增至足量，2～3 周后如基础代谢率恢复正常，可逐渐减为维持量。

②老年及心血管疾病患者增量宜缓慢，以防过量诱发或加重心脏病变。

③垂体功能低下者宜先用糖皮质激素，再用甲状腺激素，以防发生急性肾上腺皮质功能不全。

④黏液性水肿昏迷者必须立即注射大量 T_3，直至清醒后改为口服。

（2）单纯性甲状腺肿

1）缺碘所致者应补碘。

2）未发现明显原因者可给予适量甲状腺激素，以补充内源性激素的不足，并可抑制 TSH 过多分泌，以缓解腺体代偿性增生肥大。

（3）其他：T_3 抑制试验对摄碘率高者作鉴别诊断用。

【不良反应】

（1）甲状腺激素过量时可出现心悸、手震颤、多汗、体重减轻、失眠等甲亢症状。

（2）重者可腹泻、呕吐、发热、脉搏快而不规则，甚至有心绞痛、心力衰竭、肌肉震颤或痉挛。

（3）一旦出现上述现象立即停药，用 β 受体阻断药对抗，停药1周后再从小剂量开始应用。

第二节 抗甲状腺药

一、硫脲类

是最常用的抗甲状腺药。

【分类】

1. 硫氧嘧啶类 包括甲硫氧嘧啶和丙硫氧嘧啶。

2. 咪唑类 包括甲巯咪唑和卡比马唑。

【体内过程】

1. 硫氧嘧啶口服吸收迅速，达峰时间为 1 小时。生物利用度为 50% ~ 80%，血浆蛋白结合率约 75%，分布于全身各组织，以甲状腺浓集较多。主要在肝脏代谢。

2. 硫脲类药物能通过胎盘，妊娠妇女慎用或不用；乳汁浓度也高，服用本类药物的妇女不应哺乳。

【药理作用及机制】

抑制甲状腺激素的合成	对过氧化物酶并没有直接抑制作用，而是作为过氧化物酶的底物本身被氧化，影响酪氨酸的碘化及偶联
抑制外周组织的 T_4 转化为 T_3	迅速控制血清中生物活性较强的 T_3 水平，在重症甲亢、甲亢危象时该药可列为首选

续表

减弱 β 受体介导的糖代谢	降低腺苷酸环化酶活性而减弱 β 受体介导的糖代谢
免疫抑制作用	能轻度抑制免疫球蛋白的生成，使血循环中甲状腺刺激性免疫球蛋白下降，对甲亢患者除能控制高代谢症状外，还对甲亢病因有一定治疗作用

【临床应用】

1. 甲亢的内科治疗　适用于轻症和不宜手术或放射性碘治疗者。

2. 甲状腺手术前准备

（1）为减少甲状腺次全切除手术病人在麻醉和手术后的合并症及甲状腺危象，在术前应先服用硫脲类药物，使甲状腺功能恢复或接近正常。

（2）用硫脲类后 TSH 分泌增多，使腺体增生，组织脆而充血，不利于手术进行，须在手术前两周左右加服大量碘剂。

3. 甲状腺危象的治疗　①消除诱因、对症治疗；②主要给大剂量碘剂以抑制甲状腺激素释放并立即应用硫脲类（常选用丙硫氧嘧啶）阻止甲状腺素合成。

【不良反应与注意事项】

1. 过敏反应。

2. 消化道反应。

3. 粒细胞缺乏症。

4. 甲状腺肿及甲状腺功能减退

（1）长期用药后，可使血清甲状腺激素水平呈显著下降。

（2）反馈性增加 TSH 分泌而引起腺体代偿性增生、腺体增大、充血，甲状腺功能减退，及时发现并停药常可治愈。

5. 禁忌证

（1）易通过胎盘和进入乳汁，妊娠时慎用或不用，哺乳妇女禁用。

（2）结节性甲状腺肿合并甲亢及甲状腺癌病人禁用。

【药物相互作用】

1. 锂、磺胺类、对氨水杨酸、对氨苯甲酸、保泰松、巴比妥类、酚妥拉明、磺酰脲类、维生素 B_{12} 等药物都能不同程度地抑制甲状腺功能。

例如：与硫脲类同用，可能增加抗甲状腺效应。

2. 碘剂可明显延缓硫脲类起效时间。

二、碘及碘化物

【药理作用及临床应用】

小剂量碘	合成甲状腺激素的原料，可预防单纯性甲状腺肿
大剂量碘	①有抗甲状腺作用。主要是抑制甲状腺激素的释放，还能拮抗 TSH 促进激素释放作用 ②能抑制提纯的甲状腺过氧化物酶，影响酪氨酸碘化和碘化酪氨酸偶联，减少甲状腺激素的合成

【临床应用】

1. 甲亢的手术前准备　一般在术前 2 周给予复方碘溶液，因为大剂量碘能抑制 TSH 使腺体增生的作用，能使腺体缩小变韧、血管减少、利于手术进行及减少出血。

2. 甲状腺危象的治疗　将碘化物加到 10% 葡萄糖溶液中静脉滴注，也可服用复方碘溶液，其抗甲状腺作用发生迅速，并在两周内逐渐停服，需同时配合服用硫脲类药物。

【不良反应】

1. 一般反应　咽喉不适、口内金属味及唾液分泌增多、唾液腺肿大等，停药可消退。

2. 过敏反应　一般停药可消退、加服食盐和增加饮水量可促进碘排泄。必要时采取抗过敏措施。

3. 诱发甲状腺功能紊乱

（1）长期或过量服用碘剂可能诱发甲亢，已经用硫脲类控制了症状的甲亢病人也可因服用少量碘而复发。

（2）可能诱发甲状腺功能减退和甲状腺肿，原有甲状腺炎者不易发生。

（3）进入乳汁和通过胎盘，可引起新生儿和婴儿甲状腺功能异常或甲状腺肿，严重者可压迫气管而致命，孕妇和哺乳妇女应慎用。

三、β 肾上腺素受体阻断药

【临床应用】

1. 普萘洛尔等适用于不宜用抗甲状腺药、不宜手术及 ^{131}I 治疗的甲亢患者。

2. 应用大量 β 受体阻断药做甲状腺术前准备，不会致腺体增大变脆，两周后即可进行手术，临床广泛应用本类药物与硫脲类联合作术前准备。

3. 甲亢病人如因故需紧急手术时可用 β 受体阻断药保护病人。

【作用机制】主要通过其阻断 β 受体的作用而改善甲亢所致的心率加快、心收缩力增加等交感神经活性增强的症状，也能适当减少甲状腺激素的分泌。

【注意事项】防止本类药物对心血管系统和气管平滑肌可能引起的不良反应。

四、放射性碘

【药理作用】利用甲状腺高度摄碘能力，^{131}I 可被甲状腺摄取。

【注意事项】

1. 儿童甲状腺组织处于生长期，对辐射效应较敏感；卵巢也是碘浓集之处，20 岁以下病人、妊娠期或哺乳期的妇女及肾功不佳者不宜使用。

2. 甲状腺危象、重症浸润性突眼症及甲状腺不能摄碘者禁用。

小结速览

甲状腺激素及抗甲状腺药
- 甲状腺激素
  - 药理作用
    - 维持正常生长发育
    - 促进代谢和产热
    - 提高机体交感 – 肾上腺系统的反应性
  - 临床应用
    - 甲状腺功能减退：呆小病、黏液性水肿
    - 单纯性甲状腺肿
- 抗甲状腺药
  - 硫脲类
    - 药理作用
      - 抑制甲状腺激素的合成
      - 抑制外周组织的 T_4 转化为 T_3
      - 减弱 β 受体介导的糖代谢
      - 免疫抑制作用
    - 临床应用：甲亢的内科治疗、甲状腺术前准备、甲状腺危象的治疗
  - 碘及碘化物
    - 药理作用
      - 小剂量碘：预防单纯性甲状腺肿
      - 大剂量碘：有抗甲状腺作用，减少甲状腺激素的合成
    - 临床应用：甲亢的手术前准备、甲状腺危象的治疗
  - β 受体阻断药
    - 药理作用：改善交感神经活性增强的症状，减少甲状腺激素的分泌
    - 临床应用
      - 适用于不宜用抗甲状腺药、不宜手术及 ^{131}I 治疗的甲亢患者
      - 与硫脲类联合作术前准备
  - 放射性碘
    - 药理作用：利用甲状腺高度摄碘能力，^{131}I 可被甲状腺摄取
    - 注意事项：20 岁以下病人、妊娠期或哺乳期的妇女不宜使用

第三十七章 胰岛素及口服降血糖药

> ● **重点** 口服降血糖药物的分类及代表药物。
> ○ **难点** 口服降血糖药物的不良反应。
> ★ **考点** 胰岛素的适应证及不良反应。

1 型即胰岛素依赖性糖尿病（IDDM）；2 型即非胰岛素依赖性糖尿病（NIDDM）。其中 NIDDM 至少占患者总数的 90% 以上。

第一节 胰 岛 素

【体内过程】

1. 胰岛素作为一种蛋白质，口服无效，必须注射给药。

2. 胰岛素主要在肝、肾灭活。

【药理作用】胰岛素主要促进肝脏、脂肪、肌肉等靶组织糖原和脂肪的储存。

【作用机制】与胰岛素受体结合。

【临床应用】用普通胰岛素制剂治疗 1 型糖尿病。

1. 主要适用情况

（1）IDDM。

（2）NIDDM 经饮食控制或用口服降血糖药未能控制者。

（3）发生各种急性或严重并发症的糖尿病，如酮症酸中毒及非酮症性高渗性昏迷。

1）酮症酸中毒治疗原则是立即给予足够的胰岛素，纠正失水、电解质紊乱等异常和去除诱因。

2）高渗性非酮症性糖尿病昏迷治疗原则是纠正高血糖、高渗状态及酸中毒，适当补钾，但不宜冒然使用大剂量胰岛素。

（4）合并重度感染、消耗性疾病、高热、妊娠、创伤以及手术的各型糖尿病。

（5）细胞内缺钾者，胰岛素与葡萄糖同用可促使钾内流。

（6）新诊断的 2 型糖尿病患者，如有明显的高血糖症状和（或）血糖及糖化血红蛋白水平明显升高，一开始即采用胰岛素治疗，加或不加其他药物。

2. 胰岛素的分类

（1）速效胰岛素：①溶解度高；②可静脉注射，适用于重症糖尿病初治及有酮症酸中毒等严重并发症者；③皮下注射起效迅速，作用时间短。

（2）中效胰岛素：其中低精蛋白锌胰岛素临床应用最广。

（3）长效胰岛素。

（4）单组分胰岛素：为高纯度胰岛素（纯度 >99%）。

【不良反应】

1. 低血糖症

（1）过量所致，是最重要、最常见的不良反应。

（2）早期表现为饥饿感、出汗、震颤等症状，严重者可引起昏迷、休克或脑损伤，甚至死亡。

（3）轻者可饮用糖水或摄食，严重者应立即静脉注射 50%葡萄糖。

2. 过敏反应　较多见，一般反应轻微，偶可引起过敏性休克。

3. 胰岛素抵抗

（1）急性型

1）原因

①多因并发感染、创伤、手术等应激状态所致。

②出现血中拮抗胰岛素作用的物质增多。

③pH 降低时，可减少胰岛素与受体结合；或血中有大量游离脂肪酸和酮体时，可妨碍葡萄糖的摄取、利用，使胰岛素作用锐减。

2）正确处理诱因，调整酸碱、水电解质平衡，加大胰岛素剂量，常可取得良好疗效。

（2）慢性型：原因包括受体前异常、受体水平变化和受体后失常。

4. 脂肪萎缩

第二节 口服降血糖药

一、磺酰脲类

1. 分类

第一代	甲苯磺丁脲
第二代	格列本脲（优降糖）、格列吡嗪
第三代	格列齐特（达美康）、格列美脲

2. 药理作用及作用机制

（1）降血糖

1）降低正常人血糖，对胰岛功能尚存的病人有效，但对 1 型糖尿病病人及切除胰腺的动物则无作用。

2）机制：①刺激胰岛 β 细胞释放胰岛素；②降低血清糖原水平；③增加胰岛素与靶组织的结合能力。

（2）对水排泄的影响：格列本脲、氯磺丙脲有抗利尿作用。

（3）对凝血功能的影响：第三代磺酰脲类的特点是能使血小板黏附力减弱，刺激纤溶酶原的合成。

3. 临床应用

（1）用于胰岛功能尚存的 2 型糖尿病且单用饮食控制无效者。

（2）尿崩症：用氯磺丙脲。

4. 不良反应

（1）常见皮肤过敏、胃肠不适、嗜睡、神经痛，也可致肝损害，尤以氯磺丙脲多见。

（2）少数病人白细胞、血小板减少及溶血性贫血，需定期检查肝功能和血象。

（3）较严重持久性的低血糖症，常因药物过量所致。

5. 药物相互作用

（1）与保泰松、水杨酸钠、吲哚美辛等发生竞争，引起低血糖反应。

（2）消耗性病人血浆蛋白低，黄疸病人血浆胆红素水平高，能竞争血浆蛋白结合部位，更易发生低血糖。

（3）乙醇抑制糖原异生和肝葡萄糖输出，病人饮酒会导致低血糖。

（4）氯丙嗪、糖皮质激素、噻嗪类利尿药、口服避孕药均可降低磺酰脲类的降血糖作用。

二、双胍类

1. 在体内不与蛋白结合，大部分原形从尿中排出。

2. 作用机制 促进脂肪组织摄取葡萄糖，降低葡萄糖在肠的吸收及糖原异生，抑制胰高血糖素释放等。

3. 临床应用 主要用于轻症糖尿病患者，尤适用于肥胖及单用饮食控制无效者。

4. 不良反应 乳酸性酸血症、酮血症、食欲下降、恶心、腹部不适、腹泻及低血糖等。

三、胰岛素增敏药

噻唑烷酮类化合物包括罗格列酮、吡格列酮、曲格列酮等，对 2 型糖尿病及其心血管并发症均有明显疗效。

1. 药理作用

改善胰岛素抵抗、降低高血糖	与磺酰脲类或二甲双胍联合治疗可显著降低胰岛素抵抗，改善胰岛 β 细胞功能的疗效更为显著
改善脂肪代谢紊乱	能显著降低 2 型糖尿病患者甘油三酯，增加总胆固醇和 HDL－C 的水平
对 2 型糖尿病血管并发症的防治作用	可抑制血小板聚集、炎症反应和内皮细胞的增生，抗动脉粥样硬化 延缓蛋白尿的发生，使肾小球的病理改变明显减轻
改善胰岛 β 细胞功能	可增加胰腺胰岛的面积、密度和胰岛中胰岛素含量，通过减少细胞死亡来阻止胰岛 β 细胞的衰退

2. 作用机制 竞争性激活过氧化物酶增殖体受体－γ。

3. 临床应用 主要用于治疗胰岛素抵抗和 2 型糖尿病。

4. 不良反应

（1）主要有嗜睡、肌肉和骨骼痛、头痛、消化道症状等。

（2）曲格列酮对极少数高敏人群具有明显的肝毒性，可引起肝功能衰竭甚至死亡。

四、α-葡萄糖苷酶抑制剂与餐时血糖调节剂

	作用机制	临床应用	不良反应
阿卡波糖	α-葡萄糖苷酶抑制药	单独应用或与其他降糖药合用，可降低患者的餐后血糖	主要为胃肠道反应
瑞格列奈	通过与胰岛β细胞膜上的特异性受体结合，促进与受体偶联的ATP敏感性K^+通道关闭，促进储存的胰岛素分泌	主要适用于2型糖尿病患者，老年糖尿病患者也可服用，且适用于糖尿病肾病者	低血糖少见

小结速览

胰岛素及口服降血糖药
- 胰岛素
  - 药理作用：促进靶组织糖原和脂肪的储存
  - 临床应用
    - IDDM
    - NIDDM经饮食控制或用口服降血糖药未能控制者
    - 各种急性或严重并发症的糖尿病
  - 不良反应：低血糖症、过敏反应、胰岛素抵抗、脂肪萎缩
- 口服降血糖药
  - 磺酰脲类
    - 药理作用：降血糖、抗利尿、刺激纤溶酶原的合成
    - 临床应用：胰岛功能尚存的2型糖尿病且单用饮食控制无效者、尿崩症

胰岛素及口服降血糖药 {
　口服降血糖药 {

　　双胍类 {
　　　作用机制：降低葡萄糖在肠的吸收
　　　　及糖原异生，抑制胰高血糖素释放
　　　临床应用：轻症糖尿病患者，尤适
　　　　用于肥胖及单用饮食控制无效者
　　}

　　胰岛素增敏药（噻唑烷酮类）{
　　　药理作用 {
　　　　改善胰岛素抵抗、降低高血糖
　　　　改善脂肪代谢紊乱
　　　　对 2 型糖尿病血管并发症的
　　　　　防治作用
　　　　改善胰岛 β 细胞功能
　　　}
　　　临床应用：主要用于治疗胰岛素
　　　　抵抗和 2 型糖尿病
　　}

　　α－葡萄糖苷酶抑制剂 {
　　　代表药物：阿卡波糖
　　　临床应用：可降低餐后血糖
　　}
}
}

第三十八章　抗骨质疏松药

- **重点**　抗骨质疏松药的不良反应。
- **重点**　抗骨质疏松症药物的合理应用。
- ★ **考点**　抗骨质疏松症药的临床应用。

1. 骨质疏松是一种以骨量降低、骨组织细微结构破坏、骨的力学功能减弱、骨脆性增加为特征，易于发生骨折的全身代谢性疾病。

2. 骨量降低是骨质疏松性骨折的主要危险因素。

第一节　骨质疏松症的病理生理机制

1. 病理机制　在骨代谢过程中骨吸收与骨形成的动态平衡紊乱，骨吸收大于骨形成，导致骨量丢失，引起骨质疏松症。

2. 骨重建过程

（1）骨吸收：骨重建周期始于破骨细胞前体细胞的激活，接着细胞因子诱导其分化成熟为多核破骨细胞。

（2）类骨质分泌。

（3）骨矿化：磷酸钙结晶沉积于骨基质的孔腔中使骨基质矿化形成新骨。

第二节 抗骨质疏松症的药物

一、骨吸收抑制药

临床上，抑制破骨细胞的骨吸收是主要的治疗措施。

（一）双膦酸盐类

1. 阿仑膦酸钠 增加骨密度，降低骨折发生率，作用持久，具有良好的治疗效果和较高的安全性。

【体内过程】

（1）口服吸收后主要在小肠内吸收，吸收差。

（2）服药后 24 小时内 99% 以上的体内存留药物集中于骨，在骨内的半衰期为 10 年以上。

【药理作用】

（1）破骨细胞溶解晶体时药物被释放，能抑制破骨细胞活性及吸收作用。

（2）抗骨吸收活性强，无骨矿化抑制作用。

（3）降低发生椎体及髋部等部位骨折的风险。

【临床应用】适用于治疗绝经后妇女的骨质疏松症、男性骨质疏松症。

【不良反应及注意事项】

（1）胃肠道反应，如腹痛、腹泻、恶心等，偶有头痛、血钙降低、尿红细胞，罕见皮疹或红斑。

（2）静脉注射过快或剂量过大可引起发热。

（3）胃及十二指肠溃疡、反流性食管炎者、轻至中度肾功能减退者慎用。

（4）禁用于过敏者、低钙血症者、孕妇、哺乳期妇女、有食管动力障碍者。

2. 利塞膦酸钠　可用于不能耐受阿仑膦酸钠治疗的患者。

3. 伊班膦酸

（1）口服片预防或治疗绝经后妇女骨质疏松症。

（2）注射剂用于治疗绝经后骨质疏松症；也用于治疗恶性肿瘤溶骨性骨转移引起的骨痛和伴或不伴有骨转移的恶性肿瘤引起的高钙血症。

4. 唑来膦酸　一年注射 1 次即可降低绝经后骨质疏松症的髋部、脊椎和非脊椎在内的关键部位骨折的风险。

（二）降钙素

【体内过程】口服无效，临床多用注射剂和鼻腔喷雾剂，可皮下、肌内和鼻腔给药。

【药理作用】降钙素的主要靶器官在骨，它通过结合到破骨细胞抑制性受体上抑制骨吸收。

【临床应用】

1. 其他药物治疗无效的早期和晚期绝经后骨质疏松症以及老年性骨质疏松症。通常不用于骨质疏松的预防，也不减少骨折风险，对骨质疏松所引起的骨痛有明显的镇痛作用，是治疗中度以上骨痛的首选药物。

2. 继发于乳腺癌、肺癌、肾癌、骨髓瘤或其他恶性肿瘤的骨转移性疼痛。

3. 变形性骨炎。

【不良反应及注意事项】

1. 降钙素注射液常见不良反应有面部潮红等。

2. 喷鼻剂对鼻部有局部刺激。

3. 长期使用疗效下降，也可引起低钙血症和继发性甲状旁腺功能亢进。

4. 有潜在增加肿瘤风险的可能，疗程限制在 3 个月内。

（三）雌激素类

1. 雌激素替代治疗 是绝经后骨质疏松的主要有效治疗措施之一。

2. 替勃龙 对绝经期症状，特别是血管舒缩症状，如潮热、多汗等均有明显缓解。

3. 雷洛昔芬

（1）明显减少腺癌和子宫内膜癌的风险，且能降低血清胆固醇，对心血管也有保护作用。

（2）禁用于有静脉栓塞病史、有血栓倾向及长期卧床的患者。

二、骨形成促进药

1. 氟制剂

（1）对骨的作用与剂量有关。小剂量对骨量有益，降低骨折的发生率；大剂量可使骨形成异常，反而增加骨脆性。

（2）氟化物与抑制骨吸收剂联合应用的疗效比单独应用好。

2. 甲状旁腺激素（PTH）

（1）分泌主要受血浆 Ca^{2+} 浓度的调节，Ca^{2+} 浓度升高，PTH 分泌受抑制；Ca^{2+} 浓度降低，则刺激 PTH 的分泌。

（2）包括重组人 PTH1 – 84 及重组人 PTH1 – 34。

（3）特立帕肽治疗作用会受其他抗骨质疏松药物的影响，与双磷酸盐合用的疗效较单独应用 PTH 疗效差。

3. 雄激素

（1）雄激素作用于受体后促进骨细胞的增殖、分化，促进骨基质蛋白的合成，刺激骨形成。

（2）常用雄激素药物有丙酸睾酮和苯丙酸诺龙的注射剂。

三、骨矿化促进药

1. 钙剂与维生素 D 是用于骨质疏松症的基本补充剂。

2. 常用的钙制剂有磷酸钙、枸橼酸钙、乳酸钙、葡萄糖酸钙等。

四、其他药物

1. 锶

（1）人体必需的微量元素之一。

（2）常用雷奈酸锶。

1）仅用于治疗骨折高危的绝经后女性的严重骨质疏松症以及骨折风险增高的男性严重骨质疏松症。

2）常见的不良反应是胃肠道反应，尤其是在刚开始服用该药的人群罕见癫痫发作、超敏反应。

2. 维生素 K　参与骨钙素中谷氨酸的 γ – 位羧基化，促进骨矿盐沉积。

第三节　抗骨质疏松症药物的合理应用

1. 注意用药疗程。

2. 抗骨质疏松药物疗程应个体化。

3. 骨折后应用抗骨质疏松药物。

4. 抗骨质疏松药物联合和序贯治疗。

小结速览

骨质疏松症的病理生理机制
- 病理机制：骨吸收大于骨形成，导致骨量丢失
- 骨重建过程
  - 骨吸收
  - 类骨质分泌
  - 骨矿化

抗骨质疏松药
- 抗骨质疏松的药物
  - 骨吸收抑制药
    - 双膦酸盐类
      - 代表药：阿仑膦酸钠
      - 药理作用：能抑制破骨细胞活性及吸收作用
      - 临床应用：治疗绝经后妇女的骨质疏松症、男性骨质疏松症
    - 降钙素
      - 药理作用：通过结合到破骨细胞抑制性受体上抑制骨吸收
      - 临床应用：治疗中度以上骨痛的首选药物
    - 雄激素代表药：替勃龙、雷洛昔芬
  - 骨形成促进药
    - 氟制剂：小剂量对骨量有益，降低骨折的发生率
    - 甲状旁腺激素（PTH）：包括重组人PTH1-84及重组人PTH1-34
    - 雄激素：常用丙酸睾酮和苯丙酸诺龙的注射剂
    - 骨矿化促进药：钙剂与维生素D
  - 其他药物：锶、维生素K
- 骨质疏松症药物的合理应用
  - 注意用药疗程
  - 抗骨质疏松药物疗程应个体化
  - 关于骨折后应用抗骨质疏松药物
  - 抗骨质疏松药物联合和序贯治疗

第三十九章　抗菌药物概论

> ● **重点**　抗菌药物的应用原则。
> ○ **难点**　细菌耐药性的产生机制。
> ★ **考点**　抗菌药物的作用机制。

1. 化学治疗　主要是指针对所有病原体（包括微生物寄生虫，甚至肿瘤细胞）所致病的药物治疗。

2. 抗微生物药　用于治疗病原微生物所致感染性疾病的药物。

第一节　抗菌药物的常用术语

1. 抗菌药　指对细菌有抑制或杀灭作用的药物，包括抗生素和人工合成药物。

2. 抗生素　由各种微生物（包括细菌、真菌、放线菌属）产生的，能杀灭或抑制其他微生物的物质。

3. 抗菌谱　指抗菌药物的抗菌范围，包括广谱和窄谱两种。

4. 抑菌药　指仅具有抑制细菌生长繁殖而无杀灭细菌作用的抗菌药物，如磺胺类和四环素类等。

5. 杀菌药　指具有杀灭细菌作用的抗菌药物。

6. 抗菌活性　是指抗菌药抑制或杀病原微生物的能力。

（1）最低抑菌浓度（MIC）：在体外培养细菌 18～24 小时后能抑制培养基内病原菌生长的药物浓度。

（2）最低杀菌浓度（MBC）：能够杀灭培养基内细菌或使细菌数减少 99.9% 的最低药物浓度。

7. 化疗指数 是评价化学治疗药物有效性与安全性的指标。

（1）通常以 LD_{50}/ED_{50} 或者用 LD_5/ED_{95} 来表示。

（2）化疗指数越大，表明该药物的毒性越小，临床应用价值越高。

（3）青霉素类药物化疗指数大，几乎对机体无毒性，但可能发生过敏性休克这种严重不良反应。

8. 抗菌后效应 致细菌与抗生素短暂接触，抗生素浓度下降，低于 MIC 或消失后，细菌生长仍受到持续抑制的效应。

9. 首次接触效应 指抗菌药物在初次接触细菌时有强大的抗菌效应，再度接触时不再出现该强大效应，或连续与细菌接触后抗菌效应不再明显增强，需要间隔相当时间（数小时）以后，才会再起作用。

第二节 抗菌药物的作用机制

1. 抑制细菌细胞壁合成

（1）细菌细胞壁是维持细菌细胞外形完整的坚韧结构，它能适应多样的环境变化，并能与机体相互作用。

（2）G^+ 细胞壁厚，肽聚糖含量占细胞壁干重的 50% ~ 80%。G^- 菌细胞壁的肽聚糖含量少，菌体内渗透压低。

（3）β - 内酰胺类药物能与细菌胞质膜上的青霉素结合蛋白结合，使转肽酶失活，阻止肽聚糖形成，造成细胞壁缺损。

2. 影响胞质膜通透性

（1）细菌的胞质膜位于细胞壁内侧，紧包着细胞质。

（2）影响胞质膜生物活性的抗生素，如多烯类抗真菌药和多黏菌素类。

（3）多黏菌素类药物结构中的阳离子极性基团可与胞质膜中磷脂的磷酸基形成复合物，干扰膜的生物学功能。

（4）多烯类抗真菌药与真菌胞质膜上的麦角固醇选择性结合，形成"微孔"或"通道"。

3. 抑制蛋白质合成　细菌蛋白质的合成起始、肽链延伸及合成终止三个阶段。

4. 影响叶酸及核酸代谢

（1）磺胺类：抑制四氢叶酸合成，导致核酸代谢障碍，细菌生长繁殖受到抑制。

（2）喹诺酮类药物：抑制 DNA 回旋酶，阻碍细菌 DNA 复制而产生杀菌作用。

（3）利福平：特异性地抑制细菌 DNA 依赖的 RNA 多聚酶，抑制 RNA 合成的起始阶段，阻碍 mRNA 合成而杀灭细菌。

第三节　细菌的耐药性

1. 细菌耐药性的产生　细菌耐药性是细菌在自身生存过程中的一种特殊表现形式。

2. 耐药性的分类

固有耐药性	链球菌对氨基糖苷类抗生素天然耐药；肠道 G⁻ 杆菌对青霉素 G 天然耐药；铜绿假单胞菌对多数抗生素均不敏感
获得耐药性	金黄色葡萄球菌产生 β – 内酰胺酶而对 β – 内酰胺类抗生素耐药

3. 耐药的机制

(1) 产生灭活酶

1) 细菌产生改变药物结构的酶,如 β - 内酰胺酶可水解青霉素类或头孢菌素类。

2) 使氨基糖苷类药物失活的酶,如氨基糖苷类钝化酶(包括乙酰化酶、磷酸化酶和腺苷化酶三种),催化某些基团结合到抗菌药的羟基或氨基上。

(2) 抗菌药物作用靶位的改变。

(3) 改变细菌外膜通透性。

(4) 影响主动流出系统。

4. 耐药基因的转移方式

突变	对抗生素敏感的细菌因编码某个蛋白的基因发生突变,导致蛋白质结构的改变,不能与相应的药物结合或结合能力降低
接合	细菌间通过性菌毛或桥接进行基因传递的过程。可转移的遗传物质中含有耐药决定质粒、耐药转移因子
转导	以噬菌体及其含有的质粒 DNA 为媒介,将供体菌的耐药基因转移到受体菌内
转化	细菌将环境中的游离 DNA(来自其他细菌)掺进敏感细菌的 DNA 中,使其表达的蛋白质发生部分改变

5. 多重耐药的对策 控制细菌耐药的措施:严格掌握抗菌药物的适应证,避免滥用;医院内应对耐药菌感染的患者采取隔离措施;加强对抗菌药物管理等。

第四节 抗菌药物应用的基本原则

1. 尽早确定病原菌。

2. 按适应证选药。

3. 抗菌药的预防性应用。

（1）预防结肠或直肠手术后的多种需氧与厌氧菌感染。

（2）防止闭塞性脉管炎患者因截肢术或外伤导致的气性坏疽。

（3）预防流行性脑脊髓膜炎、结核病、疟疾或破伤风。

（4）预防风湿热复发或风湿病等。

4. 抗菌药物的联合应用。

（1）适应证

1）对于病因未明的严重感染，根据临床经验推测致病菌，联合用药以扩大抗菌范围。待细菌学诊断明确后再调整用药方案。

2）对于单一抗菌药不能有效控制的严重感染或混合感染。

3）长期用药易产生耐药的细菌感染，如结核病。

4）降低药物毒性。

5）细菌感染所致的脑膜炎和骨髓炎。

（2）联合用药的可能效果

繁殖期杀菌药（Ⅰ）	青霉素类和头孢菌素类等
静止期杀菌药（Ⅱ）	氨基糖苷类和多黏菌素类等
快速抑菌药（Ⅲ）	四环素类、大环内酯类和氯霉素等
慢速抑菌药（Ⅳ）	磺胺类等

5. 防止抗菌药物的不合理应用。

6. 患者的其他因素与抗菌药物应用。

（1）肾功能减退：应避免使用主要经肾排泄、对肾脏有损害的药物。

（2）肝功能减退：避免使用主要经肝代谢，且对肝脏有损害的抗菌药物。

（3）新生儿、儿童、孕妇和哺乳期妇女用药要谨慎，一定要选用安全的抗菌药物。

小结速览

抗菌药物概论
├─ 抗菌药物的常用术语
│ ├─ 抗菌药：指对细菌有抑制或杀灭作用的药物
│ ├─ 抗菌谱：指抗菌药物的抗菌范围
│ ├─ 杀菌药：指具有杀灭细菌作用的抗菌药物
│ └─ 化疗指数：评价化学治疗药物有效性与安全性的指标
│
├─ 抗菌药物的作用机制
│ ├─ 抑制细菌细胞壁合成
│ ├─ 影响胞质膜通透性
│ ├─ 抑制蛋白质合成
│ └─ 影响叶酸及核酸代谢
│
├─ 细菌的耐药性
│ ├─ 耐药的机制
│ │ ├─ 产生灭活酶
│ │ ├─ 抗菌药物作用靶位的改变
│ │ ├─ 改变细菌外膜通透性
│ │ └─ 影响主动流出系统
│ └─ 耐药基因的转移方式：突变、接合、转导、转化
│
└─ 抗菌药物应用的基本原则
   ├─ 尽早确定病原菌
   ├─ 按适应证选药
   ├─ 抗菌药的预防性应用
   ├─ 抗菌药物的联合应用
   ├─ 防止抗菌药物的不合理应用
   └─ 患者的其他因素与抗菌药物应用

第四十章 β-内酰胺类抗生素

1. 概述 化学结构中含有 β-内酰胺环。

2. 特点 活性强、抗菌范围广、毒性低，临床使用时疗效高、适应证广，且品种多。

第一节 分类、抗菌作用机制和耐药机制

一、分类

1. 青霉素类

分类	代表药
窄谱青霉素类	青霉素 G、青霉素 V
耐酶青霉素类	甲氧西林、氯唑西林、氟氯西林
广谱青霉素类	氨苄西林、阿莫西林
抗铜绿假单胞菌广谱青霉素类	羧苄西林、哌拉西林
革兰阴性菌青霉素类	美西林、匹美西林

2. 头孢菌素类

头孢菌素分类	代表药
第一代	头孢拉定和头孢氨苄
第二代	头孢呋辛和头孢克洛
第三代	头孢哌酮、头孢噻肟和头孢克肟
第四代	头孢匹罗
第五代	头孢洛林和头孢吡普

3. 其他 β – 内酰胺类 包括碳青霉烯类、头霉素类、氧头孢烯类、单环 β – 内酰胺类。

4. β – 内酰胺酶抑制药 包括棒酸和舒巴坦类。

5. β – 内酰胺类抗生素的复方制剂

二、抗菌作用机制

主要是作用于青霉素结合蛋白（PBPs），抑制细菌细胞壁的合成，菌体失去渗透屏障而膨胀、裂解，同时借助细菌的自溶酶溶解而产生抗菌作用。

三、耐药机制

1. 产生水解酶。

2. 与药物结合。

3. 改变 PBPs。

4. 改变菌膜通透性。

5. 增强药物外排。

6. 缺乏自溶酶。

第二节 青霉素类抗生素

一、窄谱青霉素类

（一）青霉素 G

【来源及化学】

1. 化学性质相对较稳定，抗菌作用强，毒性低。

2. 溶于水后极不稳定，易被酸、碱、醇、氧化剂、金属离子分解破坏，不耐热。

【体内过程】

1. 青霉素 G 口服易被胃酸及消化酶破坏，吸收少且不规则，不宜口服。

2. 作肌内注射，吸收迅速且完全。

3. 脂溶性低而难于进入细胞内，主要分布于细胞外液。能广泛分布于全身各部位，

4. 炎症时药物较易进入，可达有效浓度。

5. 难溶的混悬剂普鲁卡因青霉素和苄星青霉素用于轻症病人或用于预防感染。

【抗菌作用】 在细菌繁殖期低浓度抑菌，较高浓度即可杀菌

【临床应用】 肌内注射或静脉滴注，治疗敏感的 G^+ 球菌和杆菌、G^- 球菌及螺旋体所致感染的首选药。

1. 溶血性链球菌引起的蜂窝织炎、丹毒、猩红热、咽炎、扁桃体炎、心内膜炎等。

2. 肺炎链球菌引起的大叶性肺炎、脓胸、支气管肺炎等。

3. 草绿色链球菌引起的心内膜炎，由于病灶部位形成赘生物，需特大剂量静滴才能有效。

4. 淋球奈瑟菌所致的生殖道淋病。

5. 敏感的金黄色葡萄球菌引起的疖、痈、败血症等。

6. 脑膜炎奈瑟菌引起的流行性脑脊髓膜炎，可作首选。

7. 放线杆菌病、钩端螺旋体病、梅毒、回归热的治疗。

8. 白喉、破伤风、气性坏疽和流产后产气荚膜梭菌所致的败血症。

【不良反应】

1. 变态反应

（1）为青霉素类最常见的不良反应，最严重的是过敏性休克。

（2）过敏性休克患者主要防治措施

1）仔细询问过敏史，对青霉素过敏者禁用。

2）避免滥用和局部用药。

3）避免在饥饿时注射青霉素。

4）不在没有急救药物（如肾上腺素）和抢救设备的条件下使用。

5）初次使用、用药间隔3天以上或换批号者必须做皮肤过敏试验，反应阳性者禁用。

6）注射液需临用现配。

7）病人每次用药后需观察30分钟，无反应者方可离去。

8）一旦发生过敏性休克，应首先立即皮下或肌内注射肾上腺素0.5~1.0mg，严重者应稀释后缓慢静注或滴注，必要时加入糖皮质激素和抗组胺药。

2. 赫氏反应　青霉素G治疗梅毒、钩端螺旋体、雅司、鼠咬热或炭疽等感染时，可有症状加剧现象。

3. 其他不良反应

（1）肌内注射青霉素G可产生局部疼痛、红肿或硬结。

（2）剂量过大或静脉给药过快时可对大脑皮层产生直接刺

激作用。

（3）鞘内注射可引起脑膜或神经刺激症状。

【药物相互作用】

1. 丙磺舒、阿司匹林、吲哚美辛、保泰松可竞争性抑制 β-内酰胺类抗生素从肾小管的分泌，从而增强 β-内酰胺类抗生素的作用，并延长作用时间。

2. 与氨基糖苷类抗生素有协同抗菌作用，抗菌谱扩大，抗菌机制不同而致抗菌活性加强。

3. 磺胺类、红霉素类、四环素类、氯霉素类等抑菌药与 β-内酰胺类抗生素合用时可产生拮抗作用，抑菌药使细菌繁殖受阻抑，β-内酰胺类抗生素的杀菌作用明显受到抑制。

4. 不能与重金属，尤其是铜、锌、汞配伍，以免影响其活性。

5. 不可与万古霉素、林可霉素、红霉素、两性霉素 B 等混合后静脉给药。

6. 氨基酸营养液禁忌与 β-内酰胺类抗生素配伍。

（二）青霉素 V（苯氧甲青霉素）

【抗菌特点】

1. 为广泛使用的口服青霉素类药，抗菌谱和抗菌活性同青霉素 G。

2. 耐酸，口服吸收好。

【临床应用】 主要用于轻度敏感菌感染、恢复期的巩固治疗和防止感染复发的预防用药。

二、耐酶青霉素类

1. 甲氧西林是第一个耐酶青霉素，对大多数 β-内酰胺酶具有高度亲和力。

2. 耐甲氧西林金黄色葡萄球菌（MRSA）

（1）不耐酸，只能肌内或静脉注射给药。

（2）临床主要用于耐药菌株感染的治疗。

3. 供注射和口服

（1）包括苯唑西林、萘夫西林、氯唑西林、双氯西林与氟氯西林。

（2）主要用于耐青霉素 G 的金黄色葡萄球菌感染，其中以双氯西林和氟氯西林作用较强。

（3）与青霉素 G 有交叉过敏反应，少数患者口服后可出现嗳气、恶心等胃肠道反应。

三、广谱青霉素类

【抗菌特点】耐酸、可口服，对 G^+ 和 G^- 都有杀菌作用，疗效与青霉素 G 相当，但因不耐酶而对耐药金黄色葡萄球菌感染无效。

1. 氨苄西林（氨苄青霉素）

（1）耐酸可口服，吸收不完全，严重感染仍需注射给药。

（2）对 G^- 杆菌有较强的抗菌作用

1）对伤寒沙门菌、副伤寒沙门菌、大肠埃希菌、痢疾志贺菌等均有较强的抗菌作用。

2）对铜绿假单胞菌无效，对球菌、G^+ 杆菌、螺旋体的抗菌作用不及青霉素 G，但对粪链球菌作用优于青霉素 G。

【临床应用】用于治疗敏感菌所致的呼吸道感染、伤寒、副伤寒、败血症、心内膜炎等，严重病例应与氨基糖苷类抗生素合用。

【不良反应】与青霉素 G 有交叉过敏反应。可引起胃肠道反应、二重感染等。

2. 阿莫西林（羟氨苄青霉素）

（1）口服后迅速吸收且完全。

（2）抗菌谱与抗菌活性与氨苄西林相似；对肺炎双球菌、沙门菌属、幽门螺杆菌的杀菌作用比氨苄西林强。

【临床应用】

（1）主要用于敏感菌所致的呼吸道、尿路、胆道感染以及伤寒治疗。

（2）用于慢性活动性胃炎和消化性溃疡的治疗。

【不良反应】以恶心、呕吐、腹泻等消化道反应和皮疹为主。少数病人的血清转氨酶升高，偶有嗜酸性粒细胞增多、白细胞降低和二重感染。

【禁忌证】对青霉素 G 过敏者禁用。

四、抗铜绿假单胞菌广谱青霉素类

1. 羧苄西林（羧苄青霉素）

【抗菌特点】对 G⁻ 杆菌作用强，尤其是对铜绿假单胞菌有特效。对耐氨苄西林的大肠埃希菌有效。不耐酶，对产青霉素酶的金黄色葡萄球菌无效。

【临床应用】

（1）常用于治疗烧伤继发铜绿假单胞菌感染。

（2）可用于治疗铜绿假单胞菌、大肠埃希菌、变形杆菌引起的尿路感染。

（3）常与阿米卡星或依替米星等联合应用，有协同作用。

【注意事项】

（1）与青霉素 G 有交叉过敏反应。

（2）大剂量注射时应注意防止电解质紊乱、神经系统毒性及出血。

2. 哌拉西林（氧哌嗪青霉素）

【抗菌作用】

（1）对 G⁻ 杆菌，包括铜绿假单胞菌，有很强的抗菌作用，较氨苄西林和羧苄西林强。

（2）脆弱类杆菌和多种厌氧菌对本品敏感。

（3）对 G^+ 菌的作用与氨苄西林相似，不耐酶，对产青霉素酶的金黄色葡萄球菌无效。

【临床应用】 主要用于治疗铜绿假单胞菌、大肠埃希菌、变形杆菌、流感嗜血杆菌、伤寒沙门菌等所致的呼吸道、泌尿道、胆道感染和败血症。

【不良反应】 可出现皮疹、皮肤瘙痒等反应，约3%的病人可发生以腹泻为主的胃肠道反应。

3. 本类药物供注射用 磺苄西林、呋苄西林、替卡西林、阿洛西林、美洛西林等。

4. 供口服用的药物 卡茚西林和卡非西林。

五、抗革兰阴性杆菌青霉素类

1. 对 G^- 杆菌作用强，但对铜绿假单胞菌无效，对 G^+ 菌作用弱。

2. 美西林和匹美西林仅对部分肠道 G^- 杆菌有效，替莫西林对大部分 G^- 杆菌有效。

3. 不良反应 主要为胃肠道反应和一般过敏反应。

第三节 头孢菌素类抗生素

【抗菌特点】 抗菌谱广，杀菌力强，对 β - 内酰胺酶较稳定以及过敏反应少等。

1. 第一代头孢菌素

（1）注射头孢噻吩、头孢唑啉、头孢乙氰、头孢匹林、头孢硫脒、头孢西酮等。

（2）口服头孢氨苄（先锋霉素Ⅳ）、头孢羟氨苄等。

（3）口服和注射头孢拉定。

2. 第二代头孢菌素

（1）注射头孢呋辛、头孢孟多、头孢替安、头孢尼西、头孢雷特等。

（2）口服头孢呋辛酯、头孢克洛等。

3. 第三代头孢菌素

（1）注射头孢噻肟、头孢唑肟、头孢曲松、头孢地秦、头孢他啶、头孢甲肟等。

（2）口服头孢克肟、头孢特仑酯、头孢他美酯、头孢布烯、头孢地尼、头孢泊肟酯等。

4. 第四代头孢菌素　注射头孢匹罗、头孢吡肟、头孢利定。

5. 第五代头孢菌素　注射头孢洛林、头孢吡普。

【体内过程】

1. 凡能口服的头孢菌素类各药均能耐酸，胃肠吸收好，其他均需注射给药。

2. 药物吸收后，能透入各组织中，且易透过胎盘，在滑囊液、心包积液中均可获得较高浓度。

3. 第三代头孢菌素多能分布至前列腺、眼房水和胆汁中，并可透过血-脑屏障，在脑脊液中达到有效浓度。

【药理作用及临床应用】　细菌对头孢菌素可产生耐药性，并与青霉素类有部分交叉耐药。

头孢菌素分类	药理作用	临床应用
第一代	①对 G⁺ 菌抗菌作用较二、三代强，但对 G⁺ 菌的作用差 ②易被 β-内酰胺酶破坏	治疗敏感菌所致呼吸道和尿路感染、皮肤及软组织感染

续表

头孢菌素分类	药理作用	临床应用
第二代	①对 G⁺ 菌作用略逊于第一代，对 G⁺ 菌有明显作用，对厌氧菌有一定作用，但对铜绿假单胞菌无效 ②对多种 β-内酰胺酶比较稳定	治疗敏感菌所致肺炎、胆道感染、菌血症、尿路感染和其他组织器官感染等
第三代	①对 G⁺ 菌的作用不及第一、二代，对 G⁻ 菌包括肠杆菌类、铜绿假单胞菌及厌氧菌有较强的作用 ②对 β-内酰胺酶有较高的稳定性	危及生命的败血症、脑膜炎、肺炎、骨髓炎及尿路严重感染的治疗，有效控制严重的铜绿假单胞菌感染
第四代	①对 G⁺ 菌、G⁻ 菌均有高效 ②对 β-内酰胺酶高度稳定	可用于治疗对第三代头孢菌素耐药的细菌感染
第五代	①对 G⁺ 菌的作用强于前四代，尤其对耐甲氧西林金葡菌、耐万古霉素金葡菌、耐甲氧西林的表皮葡萄球菌、耐青霉素的肺炎链球菌有效，对一些厌氧菌也有很好的抗菌作用，对 G⁻ 菌的作用与第四代头孢菌素相似 ②对大部分 β-内酰胺酶高度稳定，但可被大多数金属 β-内酰胺酶和超广谱 β-内酰胺酶水解	复杂性皮肤与软组织感染以及 G⁻ 菌引起的糖尿病足感染、社区获得性肺炎和医院获得性肺炎等

【不良反应】

1. 头孢菌素类药物毒性较低，不良反应较少。

2. **常见的是过敏反应，过敏性休克罕见**，与青霉素类有交叉过敏现象。

3. 口服给药可发生胃肠道反应，静脉给药可发生静脉炎。

4. 第一代头孢菌素部分品种大剂量使用时可出现肾毒性。

5. 第三、四代头孢菌素偶见二重感染，头孢孟多、头孢哌酮可引起低凝血酶原血症或血小板减少而导致严重出血。

【药物相互作用】

1. 与其他有肾毒性的药物合用可加重肾损害。

2. 与乙醇同时应用可产生"双硫仑"反应，在治疗期间或停药 3 天内应忌酒。

第四节 其他 β－内酰胺类抗生素

一、碳青霉烯类

1. 亚胺培南

【体内过程】不能口服，在体内易被脱氢肽酶水解失活，临床所用的制剂仅供注射用。

【临床应用】

（1）主要用于 G⁺ 和 G⁻ 需氧菌和厌氧菌所致的各种严重感染。

（2）其他常用药物疗效不佳者，如尿路、皮肤软组织、呼吸道感染，以及败血症等。

【不良反应】

（1）常见的有恶心、呕吐、腹泻、药物疹和静脉炎，一过性氨基转氨酶升高。

（2）药量较大时可致惊厥、意识障碍等严重中枢神经系统反应，以及肾损害等。

【注意事项】肌内注射粉针剂因含利多卡因而不能用于严重休克和传导阻滞病人。

2. 美罗培南 对肾脱氢酶稳定，不需要配伍脱氢肽酶抑制药。

3. 帕尼培南 与一种氨基酸衍生物倍他米隆组成复方制剂，供临床使用。

4. 倍他米隆 可抑制帕尼培南在肾皮质的积蓄而减轻其肾毒性。

二、头孢西丁

抗菌谱广，对 G^+ 菌和 G^- 菌均有较强的杀菌作用，对厌氧菌有高效，对耐青霉素金黄色葡萄球菌以及对头孢菌素的耐药菌有较强活性。

【临床应用】用于治疗由需氧和厌氧菌引起的盆腔、腹腔及妇科的混合感染。

【不良反应】常见皮疹、静脉炎、蛋白尿、嗜酸性粒细胞增多等。

三、拉氧头孢

【药理作用】对 β - 内酰胺酶极稳定。脑脊液中含量高，在痰液中浓度高。

【临床应用】主要用于治疗尿路、呼吸道、妇科、胆道感染及脑膜炎、败血症。

【不良反应】以皮疹为最多见，偶见凝血酶原减少或血小板功能障碍而致出血。

四、单环 β - 内酰胺类

【临床应用】用于大肠埃希菌、沙门菌属、克雷伯菌和铜绿假单胞菌等所致的下呼吸道、尿路、软组织感染及脑膜炎、败血症的治疗。

【不良反应】主要为皮疹、血清转氨酶升高、胃肠道不适等。

第五节 β - 内酰胺酶抑制药及其复方制剂

一、β - 内酰胺酶抑制药

【共同特点】

1. 本身没有或只有较弱的抗菌活性，但可抑制 β - 内酰胺酶，保护 β - 内酰胺类抗生素的活性，与 β - 内酰胺类抗生素联合应用或组成复方制剂使用，可增强后者的药效。

2. 酶抑制药对不产酶的细菌无增强效果。

3. 在与配伍的抗生素联合使用时，两药要有相似的药代动力学特征，有利于更好发挥协同作用。

4. 随着细菌产酶情况的不断变化，种类增加，耐药程度越来越高，酶抑制药结合能力和抑制效果会发生相应的变化。

1. 克拉维酸

【抗菌特点】抗菌谱广、活性低、毒性低、抑酶谱广，但对各种β - 内酰胺酶的抑制作用差别大。

【药理作用】

（1）对普通细菌，如金黄色葡萄球菌、肠杆菌、淋病奈瑟菌等质粒介导产生的酶有强大的抑制作用。

（2）对肺炎杆菌、变形杆菌和脆弱类杆菌等染色体介导产生的酶有快速抑制作用。

（3）对沙门菌属、铜绿假单胞菌等染色体介导产生的酶抑制作用差。

（4）抗菌活性低，与多种 β–内酰胺类抗生素合用以增强抗菌作用。

【体内过程】口服吸收好，不能透过血–脑屏障。

2. 舒巴坦

【特点】抗菌谱广、活性低、毒性低、抑酶谱广，对各种 β–内酰胺酶的抑制作用有差别。

【药理作用】对金黄色葡萄球菌与 G^+ 杆菌产生的 β–内酰胺酶有很强的抑制作用。

【药物联合应用】与其他 β–内酰胺类抗生素合用，有明显抗菌协同作用。

二、β–内酰胺类抗生素的复方制剂

组方的基本规律如下。

1. 广谱青霉素与 β–内酰胺酶抑制药。

2. 抗铜绿假单孢菌广谱青霉素与 β–内酰胺酶抑制药。

3. 第三代头孢菌素与 β–内酰胺酶抑制药。

4. 碳青霉烯类与肾脱氢肽酶抑制药。

5. 碳青霉烯类与氨基酸衍生物。

6. 广谱青霉素与耐酶青霉素。

小结速览

β-内酰胺类抗生素
- 青霉素类抗生素
  - 窄谱青霉素类
    - 青霉素G
      - 临床应用：敏感的 G⁺ 球菌和杆菌、G⁻ 球菌及螺旋体所致感染的首选药
      - 不良反应：变态反应、赫氏反应
    - 青霉素V：主要用于轻度敏感菌感染、恢复期的巩固治疗和预防用药
  - 耐酶青霉素类：甲氧西林、氯唑西林、氟氯西林
  - 广谱青霉素类：氨苄西林、阿莫西林
  - 抗铜绿假单胞菌广谱青霉素类：羧苄西林、哌拉西林
  - 革兰阴性菌青霉素类：美西林
- 头孢菌素类抗生素
  - 第一代：头孢拉定和头孢氨苄
  - 第二代：头孢呋辛和头孢克洛
  - 第三代：头孢噻肟和头孢克肟
  - 第四代：头孢匹罗
  - 第五代：头孢洛林和头孢吡普
- 其他β-内酰胺类抗生素
  - 碳青霉烯类
    - 代表药：亚胺培南
    - 临床应用：主要用于 G⁺ 和 G⁻ 需氧菌和厌氧菌所致的各种严重感染
    - 不良反应：恶心、呕吐、腹泻、药疹和静脉炎，一过性氨基转氨酶升高
  - 头孢西丁
    - 临床应用：治疗由需氧和厌氧菌引起的盆腔、腹腔及妇科的混合感染
    - 不良反应：皮疹、静脉炎、蛋白尿、嗜酸性粒细胞增多等
  - 拉氧头孢
    - 临床应用：治疗尿路、呼吸道、妇科、胆道感染及脑膜炎、败血症
    - 不良反应：以皮疹最为多见
- β-内酰胺酶抑制药—代表药：克拉维酸、舒巴坦

第四十一章　大环内酯类、林可霉素类及多肽类抗生素

> ● **重点**　大环内酯类、林可霉素类的临床应用。
> ○ **难点**　多肽类抗生素的作用机制。
> ★ **考点**　大环内酯类抗生素的不良反应。

第一节　大环内酯类抗生素

大环内酯分类	代表药
14 元环	红霉素、竹桃霉素、克拉霉素、罗红霉素、地红霉素等
15 元环	阿奇霉素
16 元环	麦迪霉素、乙酰麦迪霉素、吉他霉素、乙酰吉他霉素、罗他霉等

一、抗菌作用及机制

1. 第一代药物

（1）对大多数 G^+ 菌、厌氧球菌和包括奈瑟菌、嗜血杆菌在内的部分 G^- 菌有强大抗菌活性。

（2）对嗜肺军团菌、弯曲菌、支原体、衣原体、弓形虫、非典型分枝杆菌等也具有良好作用。

（3）产生 β－内酰胺酶的葡萄球菌和耐甲氧西林金黄色葡萄球菌（MRSA）有一定抗菌活性。

2. 第二代药物　扩大了抗菌范围增加和提高了对革兰阴性菌的抗菌活性。

3. 大环内酯类通常为抑菌作用，高浓度时为杀菌作用。

【作用机制】

（1）主要是抑制细菌蛋白质合成。

（2）不可逆地结合到细菌核糖体 50S 亚基的靶位上。

二、耐药机制

1. 产生灭活酶　包括酯酶、磷酸化酶、葡萄糖酶、乙酰转移酶和核苷转移酶。

2. 靶位的结构改变

3. 摄入减少

（1）表皮葡萄球菌由 PNE24 质粒产生的一种膜 6kDa 膜对 14 元的红霉素和竹桃霉素呈现耐药性。

（2）大环内酯类抗生素对 G⁻ 菌的耐药系由细菌脂多糖外膜屏障，使药物难以进入菌体内而呈现耐药。

4. 外排增多

三、动力学

1. 吸收

（1）红霉素不耐酸，易被破坏，口服吸收少，临床一般服用其肠衣片或酯化物。

（2）新大环内酯类不易被胃酸破坏，生物利用度提高，血药浓度和组织细胞内药物浓度均增加。

（3）克拉霉素和阿奇霉素对胃酸稳定且易吸收。

2. 分布

（1）大环内酯类能广泛分布到除脑脊液以外的各种体液和组织。

（2）红霉素是少数能扩散进入前列腺并聚积在巨噬细胞和肝脏的药物之一。

（3）阿奇霉素主要集中在中性粒细胞、巨噬细胞、肺和前列腺等。

（4）罗红霉素的血药浓度和细胞内浓度较其他药物高。

3. 代谢

（1）红霉素主要在肝脏代谢，抑制许多药物的氧化。阿奇霉素不在肝内代谢。

（2）克拉霉素被氧化成仍具有抗菌活性的 14 - 羟基克拉霉素。

4. 排泄

（一）红霉素

【体内过程】在中性水溶液中稳定，在酸性（pH<5）溶液中不稳定，易分解。

【药理作用】

1. 红霉素对 G^+ 菌的金黄色葡萄球菌、表皮葡萄球菌、链球菌等抗菌作用强。

2. 对部分 G^- 菌的如脑膜炎奈瑟菌、淋病奈瑟菌、流感杆菌、军团菌等高度敏感。

3. 对肺炎支原体、立克次体和螺杆菌有抗菌作用。

【临床应用】

1. 常用于治疗耐青霉素的金黄色葡萄球菌感染和对青霉素过敏者。

2. 耐青霉素的金黄色葡萄球菌所致的各种感染。

3. 能用于厌氧菌引起的口腔感染和肺炎支原体、肺炎衣原体、溶脲脲原体等非典型病原体所致的呼吸系统、泌尿生殖系统感染。

【不良反应】

1. 主要为胃肠道反应，有些病人不能耐受而不得不停药。

2. 少数病人可发生肝损害，表现有转氨酶升高、肝肿大、黄疸等。

3. 个别病人可有过敏性药疹、药物热、耳鸣、暂时性耳聋等。

【常用剂型】包括红霉素、乳糖酸红霉素、依托红霉素、硬脂酸红霉素、琥乙红霉素（孕妇和哺乳期妇女慎用）等。

（二）克拉霉素

【化学结构】为半合成的 14 元大环内酯类抗生素。

【主要特点】

1. 抗菌活性强于红霉素。

2. 对酸稳定，口服吸收迅速完全，且不受进食影响。

3. 分布广泛且组织中的浓度明显高于血中浓度。

4. 不良反应发生率和对细胞色素 P_{450} 影响均较红霉素为低。

5. 首过消除明显。

（三）阿奇霉素

【化学结构】是唯一半合成的 15 元大环内酯类抗生素。

【主要特点】

1. 抗菌谱较红霉素广。

2. 增加了对革兰阴性菌的抗菌作用。

3. 对红霉素敏感菌的抗菌活性与其相当。

4. 对革兰阴性菌明显强于红霉素。

5. 对某些细菌表现为快速杀菌作用，而其他大环内酯类为抑菌药。

【不良反应】轻、中度肝、肾功能不良者可以应用。

（四）泰利霉素

对肺炎球菌、流感、黏膜炎莫拉菌等有强力活性。

【临床应用】用于治疗呼吸道感染，包括社区获得性肺炎、慢性支气管炎急性加剧、急性上颌窦炎、扁桃体炎，咽炎等。

第二节　林可霉素类抗生素

【体内过程】

1. 吸收　林可霉素口服吸收差，且易受食物影响。克林霉素口服大部分被吸收，受食物影响小。

2. 分布

（1）广泛分布到全身组织和体液并达到有效治疗水平，骨组织可达到更高浓度。

（2）能透过胎盘屏障。乳汁中的浓度约与血中浓度相当。均不能透过正常血－脑屏障，但炎症时脑组织可达有效治疗浓度。

3. 代谢和排泄　在肝脏经氧化代谢成无活性的产物或经胆汁排入肠道或经肾小球滤过。

【抗菌作用】最主要特点是对各类厌氧菌有强大抗菌作用。

【作用机制】

1. 不可逆性结合到细菌核糖体 50S 亚基上，抑制细菌蛋白质合成。

2. 易与 G^+ 菌的核糖体形成复合物，难与 G^- 杆菌的核糖体结合，对革兰阴性菌几乎无作用。

【耐药性】

1. 大多数细菌对林可霉素和克林霉素存在完全交叉耐药性，也与大环内酯类存在交叉耐药性。

2. 耐药机制与大环内酯类相同。

【临床应用】

1. 主要用于厌氧菌，包括脆弱拟杆菌、产气荚膜梭菌、放线杆菌等引起的口腔、腹腔和妇科感染。

2. 治疗需氧 G^+ 球菌引起的呼吸道、骨及软组织、胆道感染及败血症、心内膜炎等。

3. 对金黄色葡萄球菌引起的骨髓炎为首选药。

【不良反应】

1. 胃肠道反应

（1）表现为恶心、呕吐、腹泻，口服给药比注射给药多见。

（2）长期用药引起二重感染、假膜性肠炎。

2. 过敏反应 轻度皮疹、瘙痒或药物热，出现一过性中性粒细胞减少和血小板减少。

3. 其他 偶见黄疸及肝损伤。

第三节 多肽类抗生素

一、万古霉素类

【抗菌作用及机制】

1. 对革兰阳性菌产生强大杀菌作用，尤其是 MRSA 和 MRSE。

2. 抗菌作用机制

（1）与细胞壁前体肽聚糖结合，阻断细胞壁合成，造成细胞壁缺陷而杀灭细菌。

（2）尤其对正在分裂增殖的细菌呈现快速杀菌作用。

【耐药性】诱导耐药菌株产生一种能修饰细胞壁前体肽聚

糖的酶，使其不能与前体肽聚糖结合而产生耐药性。

【体内过程】

1. 口服难吸收。

2. 肌内注射可致局部剧痛和组织坏死，只能静脉给药。

3. 可透过胎盘，但难透过血－脑屏障和血眼屏障，炎症时透入增多，可达有效水平。

【临床应用】

1. 仅用于严重 G⁺ 菌感染，特别是 MRSA、MRSE 和肠球菌属所致感染，如败血症、心内膜炎、骨髓炎、呼吸道感染等。

2. 可用于对 β－内酰胺类过敏的患者。

3. 口服给药用于治疗假膜性结肠炎和消化道感染。

【不良反应】

1. 耳毒性

（1）血药浓度超过 800mg/L 且持续数天即可引起耳鸣、听力减退，甚至耳聋，及早停药可恢复正常。

（2）少数病人停药后仍有致聋危险。

（3）避免同服有耳毒性和肾毒性的药物。

2. 肾毒性

3. 过敏反应

（1）偶可引起斑块皮疹和过敏性休克。

（2）快速静注万古霉素时，出现极度皮肤潮红、荨麻疹、心动过速和低血压等特征性症状，称为"红人综合征"。

4. 其他　口服可引起恶心、呕吐、金属异味感和眩晕，静注时偶发疼痛和血栓性静脉炎。

二、多黏菌素类

【药理作用】

1. 属于窄谱慢效杀菌药，对繁殖期和静止期细菌均有杀菌作用。

2. 多黏菌素 B 的抗菌活性稍高于多黏菌素 E。

3. 只对某些 G^- 杆菌具有强大抗菌活性

（1）对大肠埃希菌、肠杆菌属、克雷伯菌属及铜绿假单胞菌呈高度敏感。

（2）对志贺菌属、沙门菌属、真杆菌属、流感杆菌、百日咳鲍特菌及除脆弱类杆菌外的其他类杆菌较敏感。

【作用机制】

1. 主要作用于细菌胞质膜。

2. 导致膜通透性增加，使细菌细胞内重要物质外漏而造成细胞死亡。

3. 进入细菌体内影响核质和核糖体的功能。

【耐药性】不易耐药，一旦出现则有交叉耐药。

【体内过程】

1. 口服不吸收，但盐酸多黏菌素 M 吸收好。

2. 多黏菌素 E 甲磺酸盐的水溶性较硫酸盐好，适合肌内注射，多黏菌素 M 盐酸盐注射后吸收更迅速。

3. 穿透力差，脑脊液、胸腔、关节腔和感染灶内浓度低而影响疗效。

【临床应用】

1. 主要用于治疗铜绿假单胞菌引起的败血症、泌尿道和烧伤创面感染。

2. 大肠埃希菌、肺炎杆菌等 G^- 杆菌引起的全身感染。

3. 与利福平、磺胺类和 TMP 等合用，可以提高治疗多重耐药的 G^- 杆菌导致的医院内感染的疗效。

4. 口服用于肠道术前准备和消化道感染。

5. 局部用于创面、五官、呼吸道、泌尿道及鞘内 G^- 杆菌感染。

【不良反应】

1. 肾毒性

（1）常见且突出，多发生于用药后 4 天。

（2）主要损伤肾小管上皮细胞，表现为蛋白尿、血尿、管型尿、氮质血症，严重时出现急性肾小管坏死、肾衰。

（3）腹腔透析不能清除药物，血液透析可以清除部分药物。

2. 神经毒性

（1）轻者表现为头晕、面部麻木和周围神经炎。

（2）重者出现意识混乱、昏迷、共济失调、可逆性神经肌肉麻痹等，停药后可消失。

（3）多出现于手术后、合用麻醉药、镇静药或神经肌肉阻滞药，以及患有低血钙、缺氧、肾病者。

（4）新斯的明抢救无效，只能人工呼吸，钙剂可能有效。

3. 过敏反应

4. 其他

（1）肌内注射可致局部疼痛。

（2）静脉给药可引起静脉炎。

（3）偶可诱发粒细胞减少和肝毒性。

三、杆菌肽类

【药理作用】

1. 对 G^+ 菌有强大的抗菌作用，对耐 β – 内酰胺酶的细菌也有作用。

2. 对 G^- 球菌、螺旋体、放线杆菌等有一定作用。

3. 对 G^- 杆菌无作用。

【作用机制】 选择性地抑制细菌细胞壁合成过程中的脱磷酸化，阻碍细胞壁合成，同时对胞质膜也有损伤作用，使胞质内容物外漏，导致细菌死亡。

【抗菌特点】属于慢性杀菌药。

【耐药性】细菌对其耐药性产生缓慢，耐药菌株少见，与其他抗生素无交叉耐药性发生。

【体内过程】口服不吸收，局部应用也很少吸收，故只能注射给药。

【临床应用】由于严重的肾损害，仅用于局部抗感染。

小结速览

大环内酯类、林可霉素类及多肽类抗生素

- 大环内酯类抗生素
  - 作用机制
    - 抑制细菌蛋白质合成
    - 不可逆地结合到细菌核糖体 50S 亚基的靶位上
  - 红霉素
    - 临床应用：常用于治疗耐青霉素的金黄色葡萄球菌感染和对青霉素过敏者
    - 不良反应：主要为胃肠道反应，少数病人可发生肝损害

- 林可霉素类抗生素
  - 作用机制：易与 G^+ 菌的核糖体形成复合物，难与 G^- 杆菌的核糖体结合
  - 临床应用
    - 主要用于厌氧菌引起的口腔、腹腔和妇科感染
    - 对金黄色葡萄球菌引起的骨髓炎为首选药
  - 不良反应：胃肠道反应、过敏反应，偶见黄疸及肝损伤

- 多肽类抗生素
  - 万古霉素类
    - 作用机制：造成细胞壁缺陷而杀灭细菌
    - 临床应用：仅用于严重 G^+ 菌感染，特别是 MRSA、MRSE 和肠球菌属所致感染
    - 不良反应：耳毒性、肾毒性、过敏反应
  - 多黏菌素类
    - 作用机制：使细菌细胞内重要物质外漏而造成细胞死亡
    - 临床应用：主要用于治疗铜绿假单胞菌引起的败血症、泌尿道和烧伤创面感染
    - 不良反应：肾毒性、神经性、过敏反应

第四十二章　氨基糖苷类抗生素

● **重点**　氨基糖苷类抗生素的不良反应。
○ **难点**　氨基糖苷类抗生素的临床应用。
★ **考点**　氨基糖苷类抗生素的耐药机制。

1. 天然来源　链霉素、卡那霉素、妥布霉素、新霉素、庆大霉素、西索米星、阿司米星等。

2. 半合成品　奈替米星、依替米星、异帕米星、卡那霉素B、阿贝卡星等。

一、抗菌作用和机制

【抗菌特点】

1. **各种需氧 G^- 杆菌具有强大抗菌活性**，如大肠埃希菌、铜绿假单胞菌、变形杆菌属、克雷伯菌属、肠杆菌属、志贺菌属和枸橼酸杆菌属。

2. 沙雷菌属、沙门菌属、产碱杆菌属、不动杆菌属和嗜血杆菌属有一定抗菌作用。

3. 淋球奈瑟菌、脑膜炎奈瑟菌等 G^- 球菌作用较差。

4. 对多数 G^+ 菌作用差，对肠球菌和厌氧菌不敏感。

5. 链霉素、卡那霉素还对结核分枝杆菌有效。

6. **杀菌特点**

（1）杀菌速率和杀菌持续时间与浓度呈正相关。

（2）仅对需氧菌有效，且抗菌活性显著强于其他类药物，对厌氧菌无效。

（3）PAE 长，且持续时间与浓度呈正相关。

（4）具有初次接触效应（FEE），即细菌首次接触氨基糖苷类时，能被迅速杀死。

（5）在碱性环境中抗菌活性增强。

【抗菌机制】 主要是通过干扰蛋白质的开始、延长和终止而抑制细菌蛋白质合成，还能破坏细菌胞质膜的完整性。

【对蛋白质合成的影响】

1. 与细菌体内核糖体 70S 亚基始动复合物的形成。

2. 选择性地与细菌体内核糖体的靶位蛋白 P_{10} 结合，导致异常或无功能蛋白质合成。

3. 阻滞肽链释放因子进入 A 位，使合成好的肽链不能释放。

4. 抑制核糖体 70S 亚基的解离，使菌体内核糖体循环利用受阻。

5. 通过吸附作用与菌体胞质膜结合，通透性增加，胞质内大量重要物质外漏。最终使细菌死亡。

二、耐药机制

1. 产生修饰氨基糖苷类的钝化酶，使药物灭活。

2. 膜通透性的改变。

3. 靶位的修饰。

三、体内过程

1. 吸收　极性和解离度均较大，口服很难吸收，采用肌内注射。

2. 分布

（1）主要分布在细胞外液，在肾皮质和内耳内、外淋巴液有高浓度聚积，且在内耳外淋巴液中浓度下降很慢。

（2）可透过胎盘屏障并聚积在胎儿血浆和羊水，但不能透过血 – 脑屏障。

3. 代谢与排泄

（1）在体内并不代谢。

（2）肾清除率等于肌酐清除率。

四、临床应用

1. 主要用于敏感需氧革兰阴性杆菌所致的全身感染 例如，脑膜炎、呼吸道、泌尿道、皮肤软组织、胃肠道、烧伤、创伤及骨关节感染等。

2. 卡那霉素、庆大霉素、妥布霉素、阿米卡星和奈替米星对于败血症、肺炎、脑膜炎等严重感染，需联合应用其他抗革兰阴性杆菌的抗菌药。例如，广谱半合成青霉素，第三代头孢菌素及氟喹诺酮类等。

3. 利用口服不吸收的特点，可以治疗消化道感染、肠道术前准备、肝昏迷用药，如新霉素。

4. 制成外用软膏或眼膏或冲洗液治疗局部感染。

5. 链霉素、卡那霉素可作为结核治疗药物。

五、不良反应

1. 耳毒性

（1）前庭神经功能损伤

1）头昏、视力减退、眼球震颤、眩晕、恶心、呕吐和共济失调。

2）新霉素 > 卡那霉素 > 链霉素 > 西索米星 > 阿米卡星 ≥ 庆大霉素 ≥ 妥布霉素 > 奈替米星 > 依替米星。

（2）耳蜗听神经功能损伤

1）耳鸣、听力减退和永久性耳聋。

2）新霉素＞卡那霉素＞阿米卡星＞西索米星＞庆大霉素＞妥布霉素＞奈替米星＞链霉素＞依替米星。

（3）预防和防治

1）用药中应经常询问病人是否有眩晕、耳鸣等先兆症状。

2）定期频繁做听力仪器检查。

3）"亚临床耳毒性"表现为先是高频听力受影响，然后波及低频听力。

4）对儿童和老人用药更要谨慎。孕妇应尽量不用，以免影响胎儿。

5）避免与其他有耳毒性的药物合用。

6）与镇静催眠药、有镇静作用的其他类药合用时要慎重。

2. 肾毒性

（1）氨基糖苷类是诱发药源性肾衰的最常见因素。

（2）表现蛋白尿、管型尿、血尿等，严重时可导致无尿、氮质血症和肾衰。

（3）新霉素＞卡那霉素＞庆大霉素＞妥布霉素＞阿米卡星＞奈替米星＞链霉素＞依替米星。

（4）预防和防治

1）用药时应定期进行肾功能检查。

2）有条件的地方应做血药浓度监测。

3）肾功能减退患者慎用或调整给药方案。

4）避免合用有肾毒性的药物。

3. 神经肌肉麻痹

（1）常见于大剂量腹膜内或胸膜内应用后或静脉滴注速度过快，偶见于肌内注射后。

（2）可引起心肌抑制、血压下降、肢体瘫痪和呼吸衰竭。

（3）严重程度：新霉素＞链霉素＞卡那霉素＞奈替米星＞阿米卡星＞庆大霉素＞妥布霉素＞依替米星。

（4）解救措施：立即静脉注射新斯的明和钙剂，其他措施同抢救休克。

（5）临床用药时避免合用肌肉松弛药、全麻药等。

（6）血钙过低、重症肌无力患者禁用或慎用该类药。

4. 过敏反应

（1）常见皮疹、发热、口周发麻等，接触性皮炎是局部应用新霉素最常见的反应。

（2）链霉素可引起过敏性休克。

六、常用氨基糖苷类抗生素

1. 链霉素

【体内过程】

（1）临床常用其硫酸盐。

（2）口服吸收极少，肌内注射吸收快。

（3）容易渗入胸腔、腹腔、结核性脓腔和干酪化脓腔，并达有效浓度。

【临床应用】

（1）治疗结核病（一线药）。

（2）与青霉素合用可治疗溶血性链球菌、草绿色链球菌及肠球菌等引起的心内膜炎。

（3）与四环素类联合用药已成为目前治疗鼠疫和兔热病的首选药。

2. 庆大霉素

【体内过程】口服吸收很少，肌内注射吸收迅速而完全。

【临床应用】

（1）各种 G⁻ 杆菌感染的主要抗菌药，尤其对沙雷菌属作用更强，为氨基糖苷类中的首选药。

（2）与青霉素或其他抗生素合用，协同治疗严重的肺炎球菌、铜绿假单胞菌、肠球菌、葡萄球菌或草绿色链球菌感染。

(3) 术前预防和术后感染。

(4) 局部用于皮肤、黏膜表面感染和眼、耳、鼻部感染。

【不良反应】 主要有耳毒性、肾毒性和神经肌肉阻滞，偶可发生过敏反应。

3. 卡那霉素

【体内过程】

(1) 口服吸收极差，肌内注射易吸收。

(2) 在胸腔液和腹腔液中分布浓度较高。

【临床应用】

(1) 对多数常见 G⁻ 菌和结核杆菌有效，目前与其他抗结核病药物合用，以治疗对第一线药物有耐药性的结核杆菌患者。

(2) 口服用于肝昏迷或腹部术前准备的患者。

4. 妥布霉素

【体内过程】

(1) 口服难吸收，肌内注射吸收迅速。

(2) 可渗入胸腔、腹腔、滑膜腔并达有效治疗浓度。

【临床应用】

(1) 对肺炎杆菌、肠杆菌属、变形杆菌属的抑菌或杀菌作用分别较庆大霉素强 4 倍和 2 倍。

(2) 对铜绿假单胞菌的作用是庆大霉素的 2～5 倍，且对耐庆大霉素菌株仍有效，适合治疗铜绿假单胞菌所致的各种感染。

(3) 在革兰阳性菌中仅对葡萄球菌有效。

5. 阿米卡星（丁胺卡那霉素）

【体内过程】

(1) 肌内注射，血浆蛋白结合率低于 3.5%。

(2) 主要分布于细胞外液，不易透过血-脑屏障。

【药理作用】抗菌谱最广的氨基糖苷类抗生素，对 G⁻ 杆菌和金黄色葡萄球菌均有较强的抗菌活性。

【临床应用】

(1) 对肠道 G⁻ 杆菌和铜绿假单胞菌所产生的多种氨基糖苷类灭活酶稳定，对一些氨基糖苷类耐药菌感染仍能有效控制，常作为首选药。

(2) 与 β-内酰胺类联合可获协同作用，当粒细胞缺乏或其他免疫缺陷患者合并严重革兰阴性杆菌感染时，比阿米卡星单独使用效果更好。

【不良反应】耳毒性强于庆大霉素，肾毒性低于庆大霉素。

小结速览

氨基苷类抗生素

耐药机制
- 产生修饰氨基糖苷类的钝化酶，使药物灭活
- 膜通透性的改变
- 靶位的修饰

临床应用
- 主要用于敏感需氧革兰阴性杆菌所致的全身感染
- 败血症、肺炎、脑膜炎等严重感染联合应用，如卡那霉素、庆大霉素
- 消化道感染、肠道术前准备、肝昏迷用药，如新霉素
- 制成外用软膏或眼膏或冲洗液治疗局部感染
- 链霉素、卡那霉素可作为结核治疗药物

不良反应
- 耳毒性
- 肾毒性
- 神经肌肉麻痹
- 过敏反应

第四十三章　四环素类及氯霉素类

- ● **重点**　多西环素的适应证。
- ○ **难点**　氯霉素类的不良反应。
- ★ **考点**　四环素的临床应用及不良反应。

第一节　四环素类

一、概论

【分类】

四环素分类	药物
第一代（天然）	四环素、土霉素、金霉素和地美环素
第二代（半合成）	美他环素、多西环素和米诺环素
第三代（甘氨酰环肽）	替加环素

【抗菌作用特点】

1. 药物的抗菌活性为米诺环素＞多西环素＞美他环素＞地美环素＞四环素＞土霉素。

2. 土霉素可用于治疗肠阿米巴病（阿米巴痢疾），疗效优于其他四环素类药物；对肠外阿米巴病无效。

3. 金霉素的外用制剂用于治疗结膜炎和沙眼等疾患。

【作用机制】

1. 必须进入菌体内才能发挥抑菌作用。

2. 对于 G⁻菌，药物首先以被动扩散方式经细胞壁外膜的亲水性通道转运，再以主动转运方式经胞质膜的能量依赖系统泵入胞质内。

3. 使细菌细胞膜通透性改变，抑制细菌 DNA 的复制。

4. 高浓度时具有杀菌作用。机体内的药物仅抑制细菌的蛋白质合成。

【耐药性】

1. 耐药菌可以产生核糖体保护蛋白，促进被结合的四环素自核糖体解离。

2. 减少四环素进入菌体或促进四环素的主动外排。

3. 大肠埃希菌染色体突变引起细胞壁外膜孔蛋白 OmpF 表达降低，减少进入菌体的药物。

4. 细菌产生灭活酶，使药物失活。

【临床应用】

立克次体感染（斑疹伤寒、Q 热和恙虫病等）	首选四环素类药物
支原体感染（支原体肺炎和泌尿生殖系统感染等）	首选四环素类或大环内酯类
衣原体感染（鹦鹉热、沙眼和性病性淋巴肉芽肿等）以及某些螺旋体感染（回归热等）	首选四环素类或青霉素类
鼠疫、布鲁菌病、霍乱、幽门螺杆菌感染引起的消化性溃疡、肉芽肿鞘杆菌感染引起的腹股沟肉芽肿以及牙龈卟啉单胞菌引起的牙周炎	首选四环素类药物
使用四环素类药物时	首选多西环素

二、常用药

1. 四环素

【抗菌特点】

（1）对 G^+ 菌的抑制作用强于阴性菌。

（2）对 G^+ 菌的作用不如青霉素类和头孢菌素类。

（3）对 G^- 菌的作用不如氨基糖苷类及氯霉素类。

（4）极高浓度时具有杀菌作用。

（5）对伤寒杆菌、副伤寒杆菌、铜绿假单胞菌、结核分枝杆菌、真菌和病毒无效。

【体内过程】

（1）食物显著减少四环素吸收。

（2）碱性药、H_2 受体阻断药或抗酸药降低药物的溶解度。

（3）酸性药物如维生素 C 可促进四环素吸收。

（4）食物中的 Fe^{2+}、Ca^{2+}、Mg^{2+}、Al^{3+} 等金属离子可与药物络合而影响吸收。

（5）四环素体内分布广泛，可进入胎儿血循环及乳汁中，可沉淀在新形成的牙齿和骨骼中。

【临床应用】 由于耐药菌株日益增多和药物的不良反应，四环素一般不作首选药。四环素还可用于支原体肺炎及衣原体感染，与其他药物联用可以治疗幽门螺杆菌引起的消化性溃疡。

【不良反应及注意事项】

（1）**胃肠道刺激**，肌内注射禁用，静脉滴注易引起静脉炎。

（2）**二重感染**

1）长期应用广谱抗生素时，敏感菌被抑制，不敏感菌乘机大量繁殖，由原来的劣势菌群变为优势菌群，造成新的感染，称作二重感染或菌群交替症。

2）婴儿、老年人、体弱者、合用糖皮质激素或抗肿瘤药的病人，使用四环素时易发生。

3）较常见真菌感染所致的鹅口疮、肠炎和对四环素耐药的难辨梭菌感染所致的假膜性肠炎。

（3）**对骨骼和牙齿生长的影响**

1）与新形成的骨骼和牙齿中沉积的钙离子结合，造成恒齿永久性棕色色素沉着（俗称牙齿黄染），牙釉质发育不全，还可抑制婴儿骨骼发育。

2）孕妇、哺乳期妇女及8岁以下儿童禁用四环素和其他四环素类药物。

（4）**其他**

1）长期大剂量使用，引起严重肝损伤或加重原有的肾损伤，多见于孕妇特别是伴有肾功能异常者。

2）偶见过敏反应，并有交叉过敏。

3）引起光敏反应和前庭反应如头晕、恶心、呕吐等。

2. 多西环素

【体内过程】口服吸收迅速且完全，不易受食物影响。

【抗菌谱与抗菌活性】抗菌谱与四环素相同，抗菌活性比四环素强2～10倍。

【抗菌特点】强效、速效、长效。

【适应证】

（1）是四环素类药物中的首选药。

（2）特别适合肾外感染伴肾衰竭者（其他多数四环素类药物可能加重肾衰竭）以及胆道系统感染。

（3）酒糟鼻、痤疮、前列腺炎和呼吸道感染如慢性气管炎、肺炎。

【不良反应】

（1）常见胃肠道刺激症状，恶心、呕吐、腹泻、舌炎、口腔炎和肛门炎。

（2）应饭后服用，并以大量水送服，并保持直立体位30分钟以上，以避免引起食管炎。

（3）静脉注射时可能出现舌麻木及口腔异味感。

（4）易致光敏反应。

3. 米诺环素

【体内过程】

（1）口服吸收率接近100%，不受牛奶和食物的影响。

（2）组织穿透力强，分布广泛，在脑脊液的浓度高于其他四环素类。

【临床应用】 主要用于治疗酒糟鼻、痤疮和沙眼衣原体所致的性传播疾病，以及 A、B 群链球菌，金黄色葡萄球菌和大肠埃希菌引起的感染。

【不良反应】

（1）有四环素类共有的不良反应。

（2）独特的前庭反应

①表现为恶心、呕吐、眩晕、运动失调等症状。

②首剂服药可迅速出现，女性多于男性。

③用药期间不宜从事高空作业、驾驶和机器操作。一般不作为首选药。

第二节　氯 霉 素 类

1. 氯霉素

【抗菌特点】

（1）对 G^- 菌的抑制作用强于 G^+ 菌。

（2）对流感嗜血杆菌、脑膜炎奈瑟菌、肺炎链球菌为杀菌药。

（3）对 G^+ 菌的抗菌活性不如青霉素类和四环素类。

（4）对立克次体、衣原体、支原体有抑制作用。

（5）对结核分枝杆菌、真菌、原虫和病毒无效。

【作用机制及耐药性】

（1）氯霉素与细菌核糖体 50S 亚基上的肽酰转移酶作用位点可逆性结合，使蛋白质合成受阻。

（2）氯霉素的结合位点十分接近大环内酯类和克林霉素的作用位点，相互竞争相近的靶点，产生拮抗作用。

（3）G⁺菌和 G⁻菌均可通过突变、接合或转导机制，获得氯霉素耐药基因。G⁺菌中，耐药菌产生氯霉素转乙酰基酶，使药物转变为一乙酰氯霉素或二乙酰氯霉素而失活。

【体内过程】 氯霉素和棕榈氯霉素可供口服。

【临床应用】

（1）**耐药菌诱发的严重感染。**

（2）**伤寒：**首选喹诺酮类或第三代头孢菌素，具有速效、低毒、复发少和痊愈后不带菌等特点。

（3）**立克次体感染：**严重立克次体感染（斑疹伤寒、Q 热和恙虫病等）的 8 岁以下儿童、孕妇或对四环素类药物过敏者可选用。

（4）**其他**

1）与其他抗菌药联合使用，治疗腹腔或盆腔的厌氧菌感染。

2）作为眼科的局部用药，治疗敏感菌引起的眼内感染、全眼球感染、沙眼和结膜炎。

【不良反应】

（1）**血液系统毒性**

可逆性血细胞减少	表现为贫血、白细胞减少症或血小板减少症。其中部分病人可能发展成致死性再生障碍性贫血或急性髓细胞性白血病
再生障碍性贫血	死亡率高，幸存者日后发展为白血病的几率很高

（2）**灰婴综合征**：大剂量可致早产儿和新生儿药物中毒，表现为循环衰竭、呼吸困难、进行性血压下降、皮肤苍白和发绀。

（3）**其他**

1）口服用药时出现恶心、呕吐、腹泻等症状。

2）少数病人有过敏反应（皮疹、药物热、血管神经性水肿）、视神经炎、视力障碍等。

3）可见溶血性贫血（葡糖-6-磷酸脱氢酶缺陷者）、二重感染。

4）肝肾功能减退、葡糖-6-磷酸脱氢酶缺陷者、新生儿、早产儿、孕妇、哺乳期妇女慎用。

2. 甲砜霉素

【**不良反应**】对血液系统毒性主要为可逆性血细胞减少，发生率高于氯霉素。

小结速览

四环素类及氯霉素类
  └ 四环素类
      ├ 四环素
      │   ├ 临床应用：用于支原体肺炎及衣原体感染，不作首选
      │   └ 不良反应：胃肠道刺激、二重感染、影响骨骼和牙齿生长、严重肝损伤
      ├ 多西环素
      │   ├ 临床应用：是四环素类药物中的首选药
      │   └ 不良反应：胃肠道刺激、食管炎、舌麻木、口腔异味感及光敏反应
      └ 米诺环素
          ├ 临床应用：酒糟鼻、痤疮和沙眼衣原体所致的性传播疾病
          └ 不良反应：有四环素类共有的不良反应、独特的前庭反应

四环素类及氯霉素类 { 氯霉素类：氯霉素 {
临床应用 {
耐药菌诱发的严重感染
伤寒
立克次体感染
联合使用，治疗腹腔或盆腔的厌氧菌感染
}
不良反应 {
血液系统毒性：可逆性血细胞减少、再生障碍性贫血
灰婴综合征
其他：恶心、呕吐、腹泻、过敏反应、二重感染、肝肾功能减退
}
}

第四十四章　人工合成抗菌药

- ● **重点**　喹诺酮类抗菌药的不良反应。
- ○ **难点**　喹诺酮类及磺胺类抗菌药的作用机制。
- ★ **考点**　喹诺酮类及磺胺类抗菌药的临床应用。

第一节　喹诺酮类抗菌药

一、概述

【分类】

第一代	喹诺酮类
第二代	吡哌酸
第三代	诺氟沙星、环丙沙星、氧氟沙星、左氧氟沙星、洛美沙星、氟罗沙星、司氟沙星（司帕沙星）等
第四代	莫西沙星、吉米沙星、加替沙星等

【构效关系】

1. 抗菌活性高。

2. 脂溶性高。

3. C_8 引入氯或氟，增强光敏反应；甲氧基取代 C_8 的氯或氟，可降低光敏反应。

4. 与茶碱、非甾体抗炎药合用易产生中枢神经系统毒性。

5. 部分有肝毒性和心脏毒性。

【抗菌作用】

1. 第三、四代喹诺酮属于广谱杀菌药。

2. 对 G^+ 菌、结核分枝杆菌、军团菌、支原体及衣原体的杀灭作用进一步增强。

3. 提高了对厌氧菌如梭杆菌属、消化链球菌属和厌氧芽孢梭菌属等的抗菌活性。

【作用机制】

1. DNA 回旋酶　是抗革兰阴性菌的重要靶点。

2. 拓扑异构酶Ⅳ　是抗革兰阳性菌的重要靶点。

【耐药性】

1. 本类药物间有交叉耐药。常见耐药菌为金黄色葡萄球菌、肠球菌、大肠埃希菌和铜绿假单胞菌等。

2. 耐药机制

（1）细菌 GyrA 基因突变导致酶与药物的亲和力下降。

（2）外膜膜孔蛋白 OmpF 的基因失活（如大肠埃希菌），导致膜通道关闭，喹诺酮类无法通过膜通道进入菌体。

（3）金葡菌含有 NorA 蛋白，在胞质膜上形成特殊的转运通道，将喹诺酮类自菌体内泵出，norA 蛋白基因过量表达时，形成耐药菌。

【体内过程】

1. 口服吸收良好，食物一般不影响药物的吸收，但富含 Fe^{2+}、Ca^{2+}、Mg^{2+} 的食物可降低药物的生物利用度。

2. 多数药物血浆蛋白结合率均较低。

【**特点**】抗菌谱广、抗菌活性强、口服用药方便、与其他常用抗菌药少有交叉耐药以及价格低廉等。

【临床应用】

1. 泌尿生殖道感染

（1）环丙沙星、加替沙星和氧氟沙星与 β - 内酰类同为首选药，用于单纯性淋病奈瑟菌性尿道炎或宫颈炎，但对非特异性尿道炎或宫颈炎疗效差。

（2）环丙沙星是铜绿假单胞菌性尿道炎的首选药。

（3）氟喹诺酮类对敏感菌所致的急、慢性前列腺炎以及复杂性前列腺炎，均有较好的效果。

2. 呼吸系统感染

（1）左氧氟沙星或莫西沙星与万古霉素合用，首选用于治疗青霉素高度耐药的肺炎链球菌感染。

（2）氟喹诺酮类可用于支原体肺炎、衣原体肺炎、嗜肺军团菌引起的军团病。

3. 肠道感染与伤寒

（1）首选用于治疗志贺菌引起的急、慢性菌痢和中毒性菌痢，以及鼠伤寒沙门菌、猪霍乱沙门菌、肠炎沙门菌引起的胃肠炎（食物中毒）。

（2）对沙门菌引起的伤寒或副伤寒，应首选氟喹诺酮类或头孢曲松。

（3）也可用于旅行性腹泻。

4. 其他

（1）对脑膜炎奈瑟菌具有强大的杀菌作用，且其在鼻咽分泌物中浓度高，可用于鼻咽部带菌者的根除治疗。

（2）患肺囊性纤维化的儿童感染铜绿假单胞菌时应选用环丙沙星。

【不良反应】

1. 胃肠道反应　常见胃部不适、恶心、腹泻等症状。

2. 中枢神经系统毒性

（1）轻症者表现为失眠、头昏、头痛。

（2）重症者出现精神异常、抽搐、惊厥等。

3. 光敏反应 (光毒性)

(1) 表现为光照部位皮肤出现瘙痒性红斑, 严重者出现皮肤糜烂、脱落。

(2) 司帕沙星、洛美沙星、氟罗沙星诱发的光敏反应最常见, 严重者需住院治。

4. 软骨损害 儿童用药后可出现关节痛和关节水肿。

5. 心脏毒性 可见 Q – T 间期延长、尖端扭转型室性心动过速、室颤等。

【禁忌证及药物相互作用】

1. 不宜常规用于儿童, 不宜用于有精神病或癫痫病病史者。

2. 喹诺酮类过敏者、孕妇和哺乳期妇女禁用, 糖尿病患者慎用。

3. 避免与抗酸药、含金属离子的药物同服。

4. 慎与茶碱类、NSAIDs 合用。

5. 在避免日照条件下保存和应用环丙沙星、氟罗沙星、洛美沙星或司氟沙星。

二、常用氟喹诺酮类药物

1. 诺氟沙星

【体内过程】 是第一个用于临床的氟喹诺酮类药物, 口服生物利用度明显偏低 (35% ~45%)。

【临床应用】

(1) 主要用于敏感菌所致胃肠道、泌尿道感染。

(2) 外用治疗皮肤和眼部的感染。

(3) 对支原体、衣原体、军团菌属感染无临床价值。

2. 环丙沙星

【体内过程】 口服生物利用度约为 70%, 生物利用度高于诺氟沙星，可静脉滴注提高血药浓度。

【临床应用】 主要用于对其他抗菌药耐药的革兰阴性杆菌所致的呼吸道、泌尿生殖道、消化道、骨与关节和皮肤软组织感染。

【注意事项】

(1) 静脉滴注时，局部有血管刺激反应。

(2) 可诱发跟腱炎和跟腱撕裂，老年人和运动员慎用。

3. 氧氟沙星

【体内过程】

(1) 口服生物利用度高达 95%。

(2) 体内代谢少，80% 以上的药物以原形由尿液排泄。

【抗菌特点】

(1) 保留了环丙沙星的抗菌特点和良好的抗耐药菌特性。

(2) 对结核分枝杆菌、沙眼衣原体和部分厌氧菌有效。

【临床应用】

(1) 主要用于敏感菌所致的呼吸道感染，泌尿生殖道感染、胆道感染，皮肤软组织感染及盆腔感染等。

(2) 作为二线药物与其他抗结核病药合用。

【不良反应】 偶见转氨酶升高。可诱发跟腱炎和跟腱撕裂。

4. 左氧氟沙星

【体内过程】 口服生物利用度接近 100%。其抗菌活性是氧氟沙星的 2 倍。

【抗菌特点】 对表皮葡萄球菌、链球菌和肠球菌等的体外抗菌活性明显强于环丙沙星。

【临床应用】

(1) 用于治疗敏感菌引起的各种急慢性感染、难治性感染，效果良好。

(2) 对铜绿假单胞菌的抗菌活性低于环丙沙星，但可用于临床治疗。

【**不良反应**】主要不良反应是胃肠道反应。

5. 洛美沙星

【**体内过程**】口服生物利用度接近 98%。

【**抗菌特点**】对 G^- 菌、表皮葡萄球菌、链球菌和肠球菌的抗菌活性与诺氟沙星和氧氟沙星相近。

【**不良反应**】诱发光敏反应和跟腱毒性的频率较高；可使裸鼠皮肤发生癌变。

6. 氟罗沙星

【**体内过程**】口服生物利用度接近 100%。

【**特点**】广谱、高效和长效。

【**临床应用**】主要用于治疗敏感菌所致的呼吸系统、泌尿生殖系统、妇科、外科、性传播疾病以及皮肤软组织感染。

【**注意事项**】与布洛芬等合用时，偶诱发痉挛、惊厥和癫痫。

7. 司氟沙星（司帕沙星）

【**体内过程**】口服吸收良好，肝肠循环明显。

【**抗菌作用特点**】

（1）对 G^+ 菌、厌氧菌、结核分枝杆菌、衣原体和支原体的抗菌活性显著优于环丙沙星。

（2）对军团菌和 G^- 菌的抗菌活性与环丙沙星相似。

【**临床应用**】

（1）用于上述细菌所致的呼吸系统、泌尿生殖系统和皮肤软组织感染。

（2）可用于骨髓炎和关节炎等。

【**注意事项**】易产生光敏反应、心脏毒性和中枢神经毒性，临床应严格控制使用。

8. 莫西沙星

【**体内过程**】口服生物利用度约 90%。

【抗菌作用特点】

（1）对大多数 G^+ 菌、厌氧菌、结核分枝杆菌、衣原体和支原体具有较强的抗菌活性。强于环丙沙星、氧氟沙星、左氧氟沙星和司帕沙星。

（2）对大多数革兰阴性菌的作用与诺氟沙星相近。

【临床应用】可用于敏感菌所致的慢性支气管炎急性发作、社区获得性肺炎、急性鼻窦炎，也可用于泌尿生殖系统和皮肤软组织感染。

9. 加雷沙星

【临床应用】广泛用于治疗社区获得性呼吸道感染以及敏感菌所致的急性上颚窦炎、泌尿生殖系统感染、皮肤和软组织感染等。

第二节　磺胺类抗菌药

一、概论

【分类】

短效类（$t_{1/2}$ < 10 小时）	磺胺异噁唑、磺胺二甲嘧啶
中效类（$t_{1/2}$ 10～24 小时）	磺胺嘧啶、磺胺甲噁唑
长效类（$t_{1/2}$ > 24 小时）	磺胺多辛、磺胺间甲氧嘧啶

【抗菌谱】

1. 对大多数 G^+ 菌和 G^- 菌有良好的抗菌活性。

2. 对支原体、立克次体和螺旋体无效，甚至可促进立克次体生长。

3. 磺胺米隆和磺胺嘧啶银对铜绿假单胞菌有效。

【作用机制】

1. 对磺胺药敏感的细菌，必须以蝶啶、对氨苯甲酸（PA-BA）为原料，在二氢蝶酸合酶的作用下生成二氢蝶酸，后者与谷氨酸生成二氢叶酸。

2. 在二氢叶酸还原酶催化下，二氢叶酸被还原为四氢叶酸。

3. 四氢叶酸活化后，可作为一碳基团载体的辅酶参与嘧啶核苷酸和嘌呤的合成。

4. 磺胺药与 PABA 的结构相似，可与之竞争二氢蝶酸合酶，阻止细菌二氢叶酸合成，从而发挥抑菌作用。

5. PABA 与二氢蝶酸合酶的亲和力比磺胺药强数千倍以上，使用磺胺药时，应首剂加倍。

【耐药性】 分为固有耐药和获得性耐药。

【体内过程】

1. 治疗全身感染的药物体内分布广泛，血浆蛋白结合率为 25% ~ 95%，血浆蛋白结合率低的药物易于通过血 - 脑屏障。

2. 肠道难吸收类药物必须在肠腔内水解，使对位氨基游离后才能发挥抗菌作用。

【不良反应及禁忌证】

1. 泌尿系统损害。

（1）尿液中的磺胺药一旦结晶析出，可产生结晶尿、血尿、尿痛和尿闭等症状。

（2）服用磺胺嘧啶或磺胺甲噁唑时，应适当增加饮水量并同服等量碳酸氢钠以碱化尿液，服药超过一周者，应定期检查尿液。

2. 过敏反应。

3. 血液系统反应。

4. 神经系统反应。

5. 其他。

（1）口服引起恶心、呕吐、上腹部不适和食欲不振；餐后服或同服碳酸氢钠可减轻反应。

（2）可致肝损害甚至急性重型肝炎，肝功能受损者避免使用。

（3）使新生儿或早产儿血中游离胆红素增加而出现黄疸，可进入中枢神经系统导致核黄疸，故新生儿、早产儿、孕妇和哺乳期妇女不应使用。

二、常用磺胺类药物

1. 磺胺嘧啶（SD）

【临床应用】

（1）首选 SD 用于流行性脑脊髓膜炎的预防；国内首选治疗普通型流行性脑脊髓膜炎。

（2）首选用于治疗诺卡菌属引起的肺部感染、脑膜炎和脑脓肿。

【联合应用】

（1）与乙胺嘧啶联合用药治疗弓形虫病。

（2）与甲氧苄啶合用（双嘧啶片）产生协同抗菌作用。

2. 磺胺甲噁唑（SMZ，新诺明）

【临床应用】

（1）为预防流行性脑脊髓膜炎的首选药。

（2）适用于大肠埃希菌等敏感菌诱发的泌尿道感染，如肾盂肾炎、膀胱炎等。

【联合应用】主要与甲氧苄啶合用，产生协同抗菌作用，扩大临床适应证范围。

3. 柳氮磺吡啶（SASP）

【**临床应用**】

（1）治疗类风湿关节炎的有效药物，常与甲氨蝶呤、来氟米特或羟氯喹联合应用。

（2）治疗溃疡性结肠炎的一线药物。

（3）治疗强直性脊柱炎、银屑病性关节炎、肠道或泌尿生殖道感染所致的反应性关节炎。

【**不良反应**】

（1）长期服药产生较多不良反应如恶心、呕吐、皮疹、药物热和粒细胞减少等。

（2）可影响精子活力而致不育症。

4. 磺胺嘧啶银（SD－Ag，烧伤宁）

（1）药理作用：具有磺胺嘧啶的抗菌作用和银盐的收敛作用。

（2）抗菌谱抗菌谱广，对多数 G^+ 菌和 G^- 菌有良好的抗菌活性，抗菌作用不受脓液 PABA 的影响，抗铜绿假单胞菌有效。

（3）临床应用：用于预防和治疗Ⅱ度、Ⅲ度烧伤或烫伤的创面感染，并可促进创面干燥、结痂及愈合。

5. 磺胺醋酰（SA）

【**临床应用**】几乎不具有刺激性，穿透力强，适于眼科感染性疾患如沙眼、角膜炎和结膜炎。

第三节　其他合成类抗菌药

1. 甲氧苄啶（TMP）

【**体内过程**】

（1）口服吸收迅速、完全。

（2）体内药物分布广泛，脑脊液中药物浓度较高，炎症时接近血药浓度。

【不良反应】对某些敏感的患者可引起叶酸缺乏症，导致巨幼红细胞性贫血、白细胞减少及血小板减少等。

2. 复方磺胺甲噁唑（SMZco，复方新诺明）　SMZ 和 TMP 按 5∶1 比例制成的复方制剂。

【作用机制】

（1）通过双重阻断机制，协同阻断细菌四氢叶酸合成。

（2）抗菌活性是两药单独等量应用时的数倍至数十倍，甚至呈现杀菌作用，且抗菌谱扩大，并减少耐药菌的产生。

【临床应用】

（1）广泛用于大肠埃希菌、变形杆菌和克雷伯菌引起的泌尿道感染。

（2）肺炎链球菌、流感嗜血杆菌及大肠埃希菌引起的上呼吸道感染或支气管炎。

（3）霍乱弧菌引起的霍乱。

（4）伤寒沙门菌引起的伤寒。

（5）志贺菌属引起的肠道感染。

（6）卡氏肺孢子虫引起的肺炎。

（7）诺卡菌属引起的诺卡菌病。

（8）肉芽肿荚膜杆菌引起的腹股沟肉芽肿。

3. 呋喃妥因

【体内过程】口服吸收迅速，药物在血液中被快速破坏，不能用于全身性感染。

【临床应用】主要用于大肠埃希菌、肠球菌和葡萄球菌引起的泌尿道感染如肾盂肾炎、膀胱炎、前列腺炎和尿路炎等。尿液 pH 为 5.5 时，抗菌作用最佳。

【不良反应】

（1）常见恶心、呕吐及腹泻，偶见皮疹、药物热等过敏反应。

（2）大剂量或长时间使用引起头痛、头晕和嗜睡等，甚至造成周围神经炎，表现为末梢感觉异常、疼痛、乏力、肌肉萎缩和腱反射消失。

（3）长期使用也可造成肺损伤，如肺浸润或肺纤维化。

【禁忌证】对于葡萄糖 – 6 – 磷酸脱氢酶缺陷者可引起溶血性贫血者禁用。肾衰者禁用。

4. 甲硝唑

【抗菌机制】抑制 DNA 合成而发挥抗厌氧菌的作用。

【抗菌谱】

（1）对脆弱拟杆菌尤为敏感。

（2）具有抗破伤风梭菌、抗滴虫和抗阿米巴原虫的作用。

（3）对需氧菌或兼性需氧菌无效。

【临床应用】

（1）主要治疗厌氧菌引起的口腔、腹腔、女性生殖器、下呼吸道、骨和关节等部位的感染。

（2）幽门螺杆菌感染的消化性溃疡以及四环素耐药的难辨梭菌所致的假膜性肠炎有特殊疗效。

（3）治疗阿米巴病、滴虫病和破伤风的首选药物。

【注意事项】用药期间和停药 1 周内，禁用含乙醇饮料，并减少钠盐摄入量。

【不良反应】一般较轻微，包括胃肠道反应、过敏反应、外周神经炎等。

小结速览

人工合成抗菌药
├─ 喹诺酮类抗菌药
│   ├─ 作用机制 ┤ DNA 回旋酶 / 拓扑异构酶 Ⅳ
│   ├─ 临床应用：泌尿生殖道感染、呼吸系统感染、肠道感染与伤寒等
│   ├─ 不良反应：胃肠道反应、中枢神经系统毒性、光毒性、软骨损害、心脏毒性
│   └─ 常用氟喹诺酮类药物：诺氟沙星、环丙沙星、氧氟沙星等
│
├─ 磺胺类抗菌药
│   ├─ 作用机制：阻止细菌二氢叶酸合成，从而发挥抑菌作用
│   ├─ 不良反应：泌尿系统损害、过敏反应、血液系统反应、神经系统反应
│   └─ 常用磺胺类药物
│   ├─ 磺胺嘧啶（SD）：普通型流行性脑脊髓膜炎首选
│   ├─ 磺胺甲噁唑（SMZ，新诺明）：SD 或磺胺甲噁唑是预防流行性脑脊髓膜炎的首选药
│   ├─ 柳氮磺吡啶（SASP）┤ 治疗类风湿关节炎的有效药物 / 治疗溃疡性结肠炎的一线药物
│   ├─ 磺胺嘧啶银（SD - Ag，烧伤宁）：预防和治疗Ⅱ度、Ⅲ度烧伤或烫伤的创面感染
│   └─ 磺胺醋酰（SA）：适于眼科感染性疾患如沙眼、角膜炎和结膜炎
│
└─ 其他合成类抗菌药—甲氧苄啶、复方磺胺甲噁唑、呋喃妥因、呋喃唑酮、甲硝唑

第四十五章　抗病毒药和抗真菌药

○ **重点**　抗真菌药的不良反应。
○ **难点**　抗病毒药的作用机制。
★ **考点**　抗病毒药和抗真菌药的临床应用。

第一节　抗病毒药

【作用机制】

1. 竞争细胞表面的受体，阻止病毒的吸附，如肝素或带阴电荷的多糖。

2. 阻碍病毒穿入和脱壳。

3. 阻碍病毒生物合成。

4. 增强宿主抗病能力。

一、广谱抗病毒药

1. 利巴韦林

【药理作用】

（1）为广谱抗病毒药，对多种 RNA 和 DNA 病毒有效，包括 HAV 和 HCV。

（2）也有抗腺病毒、疱疹病毒和呼吸道合胞病毒的作用。

【临床应用】

（1）对急性甲型和丙型肝炎有一定疗效，治疗呼吸道合胞病毒肺炎和支气管炎效果最佳，通常以小颗粒气雾剂给药。

（2）气雾剂给药用于流感，通过静脉注射进行治疗其他大多数病毒感染。

【不良反应】常见贫血、乏力等，停药后即消失。

2. 干扰素

【药理作用及机制】

（1）IFNβ 为广谱抗病毒药，对病毒穿透细胞膜过程、脱壳、mRNA 合成、蛋白翻译后修饰、病毒颗粒组装和释放均可产生抑制作用。

（2）IFNs 诱导的酶：①蛋白激酶；②oligoisoadenylate 合成酶；③磷酸二酯酶。

【临床应用】主要用于急性病毒感染性疾病如流感及其他上呼吸道感染性疾病、病毒性心肌炎、流行性腮腺炎、乙型脑炎等和慢性病毒性感染，如慢性活动性肝炎、CMV 性感染等。

【不良反应】全身用药可出现一过性发热、恶心、呕吐、倦怠、纳差，偶有骨髓抑制、肝功能障碍。

3. 转移因子　临床用于先天性和获得性免疫缺陷病、病毒感染、霉菌感染和肿瘤等的辅助治疗。

4. 胸腺肽 α_1　临床用于慢性肝炎、艾滋病，其他病毒性感染和肿瘤的治疗或辅助治疗。

二、抗 HIV 药

HIV 是一种反转录病毒，主要有两型 HIV－1 和 HIV－2。

【复制过程】

（1）一旦进入 CD4$^+$细胞，病毒 RNA 用作模板，在反转录酶催化下产生互补双螺旋 DNA。

（2）病毒 DNA 进入宿主细胞核，并在 HIV 整合酶催化下掺入宿主基因组。

（3）病毒 DNA 被转录和翻译成一种称为多聚蛋白的大分子

非功能多肽，其再经 HIV 蛋白酶裂解成小分子功能蛋白。

（一）核苷反转录酶抑制剂（NRTI）

1. 齐多夫定 治疗 AIDS 的首选药。

【体内过程】

（1）吸收迅速，生物利用度为 52% ~75%，血浆蛋白结合率为 35%。

（2）可分布到大多数组织和体液，在脑脊液可达血清浓度的 60% ~65%。

【临床应用】

（1）可显著减少 HIV 从感染孕妇到胎儿的子宫转移发生率，为防止这种转移，需从怀孕第 14 周给药到第 34 周。

（2）能治疗 HIV 诱发的痴呆和血栓性血小板减少症。

【不良反应】

（1）最常见骨髓抑制、贫血或中性白细胞减少症。

（2）可引起胃肠道不适、头痛；剂量过大可出现焦虑、精神错乱和震颤。

（3）肝功能不全患者服用后更易发生毒性反应。

2. 扎西他滨

【药物联合应用】 可有效治疗 HIV 感染，与齐多夫定和一种蛋白酶抑制剂三药合用。

【临床应用】

（1）适用于 AIDS 和 AIDS 相关综合征。

（2）与齐多夫定合用治疗临床状态恶化的 HIV 感染患者。

【不良反应】 主要是剂量依赖性外周神经炎，也可引起胰腺炎。

【注意事项】 避免与其他能引起神经炎的药物同服。

3. 司他夫定 为脱氧胸苷衍生物，对 HIV‐1 和 HIV‐2 均有抗病毒活性。

【临床应用】常用于不能耐受齐多夫定或齐多夫定治疗无效的患者。

【药物合用】与去羟肌苷或拉米夫定合用可产生协同效应。

【体内过程】口服生物利用度为80%，且不受食物影响。血浆蛋白结合率极小。

【不良反应】主要是外周神经炎，也可见胰腺炎、关节痛和血清转氨酶升高。

【注意事项】与扎西他宾和去羟肌苷等其他易引起外周神经炎的药物合用时，外周神经炎发生率明显增加。

4. 拉米夫定

【药理作用】在体内外均具显著抗 HIV-1 活性。

【临床应用】

（1）与司他夫定或齐多夫定合用治疗 HIV 感染。

（2）抑制 HBV 的复制，有效治疗慢性 HBV 感染，成为目前治疗 HBV 感染最有效的药物之一。

【不良反应】主要为头痛、失眠、疲劳和胃肠道不适等。

5. 去羟肌苷

【临床应用】

（1）作为严重 HIV 感染的首选药物。

（2）特别适合于不能耐受齐多夫定或齐多夫定治疗无效者。

【药物合用】与齐多夫定或米多夫定合用，再加上一种蛋白酶抑制剂或一种 NNRTs 效果最好。

【体内过程】生物利用度为30%～40%，食品干扰其吸收，与更昔洛韦同服可增加去羟肌苷吸收，血浆蛋白结合率低于5%。

【不良反应】发生率较高，儿童发生率高于成人，包括外周神经炎、胰腺炎、腹泻、肝炎、心肌炎及消化道和中枢神经反应。

（二）非核苷反转录酶抑制剂（NNRTI）

奈韦拉平

【临床应用】常与其他抗反转病毒药物合用于治疗 HIV－1 成人和儿童患者。

【不良反应】最常见药疹、发热、疲劳、头痛、失眠、恶心。

（三）蛋白酶抑制剂（PI）

茚地那韦

【临床应用】

1. 成人 HIV－1 感染。可与抗反转录病毒制剂合用治疗成人的 HIV－1 感染。

2. 单独应用治疗临床上不适宜用核苷或非核苷类反转录酶抑制剂治疗的成年患者。

【不良反应】

1. 可见虚弱、疲劳、眩晕、味觉异常；胃肠道反应。

2. 皮肤干燥、瘙痒、药疹等皮肤过敏反应。

3. 肾结石；肝、肾功能异常。

4. 血友病患者的自发出血增加；急性溶血性贫血。

5. 血糖升高或者糖尿病加重；血清甘油三酯增高。

（四）整体酶抑制剂

拉替拉韦

【药理作用】

1. 抑制 HIV 整合酶的催化活性，抑制整合酶可防止感染早期 HIV 基因组共价插入或整合到宿主细胞基因组上。

2. 整合失败的 HIV 基因组无法引导生成新的感染性病毒颗粒，抑制整合可预防病毒感染的传播。

3. 拉替拉韦对包括 DNA 聚合酶 α、β 和 γ 在内的人体磷酸转移酶无明显抑制作用。

【临床应用】与其他抗反转录病毒药物联合使用，用于治疗 HIV‑1 感染。与其他活性药物联合使用时产生治疗应答的可能性更大。

（五）进入抑制剂

马拉维若是新的一类抗 HIV 药。

（六）融合酶抑制剂

主要是通过阻断 HIV 的黏附融合而达到阻止 HIV 感染的目的。

三、抗疱疹病毒药

1. 阿昔洛韦（ACV）

【药理作用及机制】

（1）广谱、高效的抗病毒药。

（2）目前最有效的抗 I 型和 II 型单纯疱疹病毒（HSV）药物之一，对水痘带状疱疹病毒（VZV）和 EB 病毒等其他疱疹病毒有效。

（3）对正常细胞几乎无影响，在被感染的细胞内，对病毒 DNA 多聚酶呈强大的抑制作用，阻滞病毒 DNA 的合成。

【体内过程】

（1）口服生物利用度仅为 15%～20%，可分布到全身各组织，包括皮肤、脑和乳汁等。

（2）血浆蛋白结合率低，局部应用后可在疱疹损伤区达到较高浓度。

【临床应用】

（1）HSV 感染的首选药。

（2）局部应用治疗疱疹性角膜炎、单纯疱疹和带状疱疹。

（3）口服或静注可有效治疗单纯疱疹脑炎、生殖器疱疹、免疫缺陷病人单纯疱疹感染等。

【不良反应】

（1）最常见胃肠道功能紊乱、头痛和斑疹。

（2）静脉输注可引起静脉炎、可逆性肾功能紊乱包括血尿素氮和肌酐水平升高以及神经毒性包括震颤和谵妄等。

（3）与青霉素类、头孢菌素类和丙磺舒合用可致其血浆浓度升高。

2. 伐昔洛韦

【临床应用】可治疗原发性或复发性生殖器疱疹、带状疱疹及频发性生殖器疱疹。

【不良反应】偶见恶心、腹泻和头痛。

3. 更昔洛韦

【药理作用】对巨细胞病毒（CMV）抑制作用较强，约为阿昔洛韦的 100 倍。

【临床应用】只用于艾滋病、器官移植、恶性肿瘤时严重 CMV 感染性肺炎、肠炎及视网膜炎等。

4. 膦甲酸 对病毒 DNA 多聚酶更具选择性，其对人体细胞毒性小。

【临床应用】

（1）有效对抗 CMV、VZV 和 HSV，但口服吸收差，必须静脉给药。

（2）治疗 AIDS 患者的 CMV 性视网膜炎和耐阿昔洛韦的 HSV 感染。

（3）也可与更昔洛韦合用治疗对二者单用耐药的患者。

（4）治疗 AIDS 和 HIV 感染患者并发的鼻炎、肺炎、结膜炎和 CMV 性视网膜炎。

【不良反应】包括肾损伤、急性肾衰竭、低血钙、心律失常和心力衰竭、癫痫及胰腺炎等。

5. 阿糖腺苷

【药理作用】具有强大的抗 HSV、VZV 和 CMV 活性，能抑制乙型肝炎病毒（HBV）和某些 RNA 病毒，抗病毒谱较广。

【作用机制】体内在腺苷脱氨酶作用下脱去 6 位氨基，被迅速代谢成阿糖次黄嘌呤核苷，使其抗病毒活性显著降低。

【临床应用】

（1）局部应用可有效地治疗 HSV－1 和 HSV－2 引起的急性角膜结膜炎、表皮结膜炎和反复性上皮结膜炎。

（2）静脉注射可有效治疗 HSV 脑炎、新生儿疱疹和免疫功能低下患者的 VZV 感染。

【不良反应】主要表现为神经毒性，常见胃肠道反应。

6. 碘苷

【作用机制】竞争性抑制胸苷酸合成酶，使 DNA 合成受阻，抑制 DNA 病毒。

【临床应用】

（1）临床仅限于局部用药，治疗眼部或皮肤疱疹病毒和牛痘病毒的感染，对急性上皮型疱疹性角膜炎疗效最好。

（2）对慢性溃疡性实质层疱疹性角膜炎疗效很差，对疱疹性角膜虹膜炎无效。

【不良反应】

（1）长期应用可出现角膜混浊或染色小点。

（2）局部有瘙痒、疼痛、水肿，甚至睫毛脱落。

【注意事项】孕妇、肝病或造血功能不良者禁用或慎用。

7. 曲氟尿苷

【作用机制】可掺入病毒的 DNA 分子而抑制其合成。

【药理作用】主要抑制 HSV－1、HSV－2、牛痘病毒和某些腺病毒。

【临床应用】

（1）局部应用治疗眼部感染，是治疗疱疹性角膜结膜炎和上皮角膜炎应用最广泛的核苷类衍生物。

（2）滴眼时可能引起浅表眼部刺激和出血。

四、抗流感病毒药

1. 金刚乙胺和金刚烷胺 可特异性抑制 A 型流感病毒，大剂量也可抑制 B 型流感病毒、风疹和其他病毒。

【药理作用】

（1）金刚乙胺抗 A 型流感病毒的作用优于金刚烷胺，抗病毒谱也较广。

（2）金刚烷胺也有抗震颤麻痹作用。

【作用机制】 主要作用于病毒复制早期，通过防止 A 型流感病毒进入宿主细胞，干扰宿主细胞中 A 型流感病毒 RNA 脱壳和病毒核酸到宿主胞质的转移而发挥作用。

【临床应用】 主要用于预防 A 型流感病毒的感染。

【不良反应】 包括紧张、焦虑、失眠及注意力分散，有时可在老年病人出现幻觉、癫痫。

2. 奥司他韦

【临床应用】 治疗流行性感冒，且可减少并发症的发生和抗生素的使用，是目前治疗流感的常用药物之一，也是抗禽流感甲型 H1N1 病毒安全有效的药物之一。

【不良反应】 常见恶心和呕吐，症状是一过性的。其他临床不良反应还有腹泻、头晕、疲劳、鼻塞、咽痛和咳嗽等。

3. 扎那米韦

【临床表现】 用于成年患者和 12 岁以上的青少年患者，治疗由 A 型和 B 型流感病毒引起的流感。

【不良反应】

（1）对哮喘或慢性阻塞性肺疾病患者治疗无效，甚至可能引起危险。

（2）其他头痛、腹泻、恶心、呕吐、眩晕等。

五、抗肝炎病毒药

（一）抗乙肝病毒药物

1. 干扰素 在临床上主要用于治疗乙型肝炎、丙型肝炎和丁型肝炎。

2. 拉米夫定 有效治疗慢性 HBV 感染，成为目前治疗 HBV 感染最有效的药物之一。

3. 阿德福韦酯 用于 HBeAg 和 HBV DNA 阳性，ALT 增高的慢性乙肝患者，特别是对拉米夫定耐药的患者。

4. 恩替卡韦 用于治疗慢性乙型肝炎患者。

（二）抗丙肝病毒药

1. 博赛匹韦 具有直接抑制病毒复制作用和修复干扰素活性的双重作用。

2. 特拉匹韦 与 α - 干扰素和利巴韦林联合使用，有效地抑制 HVC 病毒的复制，用于慢性丙型肝炎的治疗。

3. 索非布韦

【临床应用】 联合利巴韦林用于治疗基因 2 型和 3 型慢性丙型肝炎成人患者，联合 PEG - INF - α 和利巴韦林，则可用于基因 1 型和 4 型慢性丙型肝炎初治成人患者的治疗。

【不良反应】 较少，常见头痛、疲乏、恶心、失眠和中性粒细胞减少。

4. 哈瓦尼

【临床应用】 针对于 1、4、5、6 型慢性丙型肝炎的治疗。

【不良应用】常见乏力、头痛及疲惫感。

第二节 抗真菌药

【分类】

1. 真菌感染 分为表浅部真菌感染和深部真菌感染。

2. 抗真菌药物

分类	举例
抗生素类	两性霉素 B
唑类	酮康唑
丙烯胺类	特比萘芬
嘧啶类	氟胞嘧啶

一、抗生素类抗真菌药

1. 两性霉素 B

【药理作用及机制】

（1）药理作用

1）几乎对所有真菌均有抗菌活性，为广谱抗真菌药。

2）对新隐球菌、白色念珠菌、孢子丝菌等有较强抑菌作用。

3）高浓度时有杀菌作用。

（2）作用机制：选择性与真菌细胞膜中的麦角固醇结合，引起胞内小分子物质和电解质外渗，导致真菌生长停止或死亡。

【临床应用】

（1）静脉滴注用于治疗深部真菌感染。

（2）真菌性脑膜炎时，除静脉滴注外，还需鞘内注射。

（3）口服仅用于肠道真菌感染。

（4）局部应用治疗皮肤、指甲及黏膜等表浅部真菌感染。

【不良反应及注意事项】

（1）常见寒战、发热、头痛、呕吐、厌食、贫血、低血压、低血钾、肝肾功能损害等。

（2）事先给予解热镇痛抗炎药、抗组胺药及糖皮质激素，可减少治疗初期寒战、发热反应的发生。

（3）应定期进行血尿常规、肝肾功能和心电图等检查以便及时调整剂量。

2. 制霉菌素

【药理作用】 对念珠菌属的抗菌活性较高，不易产生耐药性。

【临床应用】

（1）主要局部外用治疗皮肤、黏膜浅表真菌感染。

（2）仅适于肠道白色念珠菌感染。

【不良反应】 口服后可引起暂时性恶心、呕吐、食欲不振、腹泻等胃肠道反应。

3. 灰黄霉素

【药理作用及机制】

（1）杀灭或抑制各种皮肤癣菌，对生长旺盛的真菌起杀灭作用，而对静止状态的真菌只有抑制作用。

（2）对念珠菌属以及其他引起深部感染的真菌没有作用。

（3）干扰侵入皮肤、毛发及指（趾）甲的敏感真菌的微管蛋白聚合成微管，抑制其有丝分裂。

（4）竞争性抑制鸟嘌呤进入 DNA 分子中，干扰真菌细胞DNA 合成。

【体内过程】

（1）口服吸收较少，微粒制剂或高脂肪饮食可增加吸收。

（2）吸收后广泛分布于深部各组织，皮肤、毛发、指甲、脂肪及肝脏等组织含量较高。

（3）可诱导细胞色素 P_{450} 同工酶。

【临床应用】主要用于各种皮肤癣菌的治疗；对头癣疗效较好，指（趾）甲癣疗效较差。

【不良反应及注意事项】

（1）常见头痛、头晕等反应，恶心、呕吐等消化道反应。

（2）皮疹等皮肤反应。

（3）血液系统反应白细胞减少。

二、唑类抗真菌药

唑类抗真菌药可分为咪唑类和三唑类。

1. 酮康唑

【临床应用】

（1）治疗表浅部真菌感染首选药，是第一个广谱口服抗真菌药。

（2）口服有效地治疗深部、皮下及浅表真菌感染。

（3）可局部用药治疗表浅部真菌感染。

【不良反应】

（1）常见恶心、呕吐等胃肠道反应，以及皮疹、头晕、嗜睡、畏光等，偶见肝毒性。

（2）极少数人发生内分泌异常，表现为男性乳房发育。

2. 咪康唑和益康唑 主要局部应用治疗阴道、皮肤或指甲的真菌感染。

3. 克霉唑 局部用药治疗各种浅部真菌感染。

4. 联苯苄唑

【临床应用】用于治疗皮肤癣菌感染。

【不良反应】接触性皮炎、一过性轻度皮肤变红、烧灼感、瘙痒感、脱皮及龟裂。

5. 伊曲康唑

【临床应用】可有效治疗深部、皮下及浅表真菌感染，已成为治疗罕见真菌如组织胞质菌感染和芽生菌感染的首选药物。

【不良反应】主要为胃肠道反应、头痛、头昏、低血钾、高血压、水肿和皮肤瘙痒等。

6. 氟康唑

【临床应用】是治疗艾滋病患者隐球菌性脑膜炎的首选药，与氟胞嘧啶合用可增强疗效。

【不良反应】发生率低，常见恶心、腹痛、腹泻、胃肠胀气、皮疹等。

【禁忌证】可能导致胎儿缺陷，禁用于孕妇。

7. 伏立康唑

【临床应用】对多种耐氟康唑、两性霉素 B 的真菌深部感染有显著治疗作用。

【不良反应】主要为胃肠道反应。

8. 卡泊芬净 临床上主要用于治疗念珠菌败血症和下列念珠菌感染：腹腔脓肿、腹膜炎和腹腔感染；食管念珠菌病；难治性或不能耐受其他治疗如两性霉素 B、两性霉素 B 脂质体制剂和（或）伊曲康唑的侵袭性曲霉病的治疗。

三、丙烯胺类抗真菌药

特比萘芬

【临床应用】

1. 外用或口服治疗甲癣和其他一些浅表部真菌感染。

2. 对深部曲霉菌感染、侧孢感染、假丝酵母菌感染和肺隐球酵母菌感染，与唑类药物或两性霉素 B 合用，可获良好结果。

【不良反应】常见胃肠道反应，较少发生肝炎和皮疹。

四、嘧啶类抗真菌药

氟胞嘧啶

【临床应用】

1. 主要用于隐球菌感染、念珠菌感染和着色霉菌感染，疗效不如两性霉素 B。

2. 易透过血 – 脑屏障，对隐球菌性脑膜炎有较好疗效，常与两性霉素 B 合用。

【不良反应】 恶心、呕吐、腹泻、皮疹、发热、转氨酶升高、黄疸、贫血、白细胞减少、血小板减少、尿素氮升高等。

【注意事项】 用药期间注意检查血象和肝、肾功能，如有异常立即停药，孕妇禁用。

小结速览

抗病毒药和抗真菌药 ┬ 抗病毒药 ┬ 利巴韦林 ┬ 药理作用：对多种 RNA 和 DNA 病毒有效
临床应用：治疗呼吸道合胞病毒肺炎和支气管炎效果最佳
不良反应：常见贫血、乏力等

干扰素 ┬ 临床应用：主要用于急性病毒感染性疾病和慢性病毒性感染
不良反应：一过性发热、恶心、呕吐、倦怠、纳差

阿昔洛韦 ┬ 作用机制：被感染的细胞内，对病毒 DNA 多聚酶呈强大的抑制作用，阻滞病毒 DNA 的合成
临床应用：HSV 感染的首选药
不良反应：最常见胃肠道功能紊乱、头痛和斑疹

抗病毒药和抗真菌药 { 抗真菌药：氟康唑 { 临床应用：治疗艾滋病患者隐球菌性脑膜炎的首选药

不良反应：常见恶心、腹痛、腹泻、胃肠胀气、皮疹等

第四十六章　抗结核病药及抗麻风病药

● **重点**　抗结核病药的作用机制。
○ **难点**　抗结核病药的临床应用。
★ **考点**　抗结核病药的不良反应。

第一节　抗结核病药

抗结核病药分类	
第一线	异烟肼、利福平、乙胺丁醇
第二线	对氨基水杨酸、氨硫脲、卡那霉素
新一代	利福喷丁、利福定
按作用机制的不同分类	
阻碍细菌细胞壁合成的药物	如环丝氨酸、乙硫异烟胺
干扰结核杆菌代谢的药物	如对氨基水杨酸钠
抑制 RNA 合成药	如利福平
抑制结核杆菌蛋白合成药	如链霉素、卷曲霉素和紫霉素
多种作用机制共存或机制未明的药物	如异烟肼、乙胺丁醇

一、一线抗结核病药

1. 异烟肼

【抗菌作用及作用机制】

（1）异烟肼对生长旺盛的活动期结核杆菌有强大的杀灭作用，是治疗活动性结核的首选药物。

（2）对静止期结核杆菌无杀灭作用而仅有抑菌作用。

（3）低浓度时有抑菌作用，高浓度时有杀菌作用。

【体内过程】

（1）异烟肼口服或注射均易吸收。

（2）快代谢型 70 分钟左右，慢代谢型为 3 小时。

【临床应用】

（1）对各种类型的结核病患者均为首选药物。

（2）对早期轻症肺结核或预防用药时可单独使用。

（3）规范化治疗时必须联合使用其他抗结核病药。

（4）对粟粒性结核和结核性脑膜炎应加大剂量，延长疗程，必要时注射给药。

【不良反应】

（1）神经系统

1）常见反应为周围神经炎，表现为手脚麻木、肌肉震颤和步态不稳等。

2）大剂量可出现头痛、头晕、兴奋和视神经炎，严重时可导致中毒性脑病和精神病。

3）癫痫患者同时应用异烟肼和苯妥英钠可引起过度镇静或运动失调。

（2）肝脏毒性。

（3）其他：可发生各种皮疹、发热、胃肠道反应、粒细胞减少、血小板减少和溶血性贫血。

【药物相互作用】

（1）可使双香豆素类抗凝血药、苯妥英钠及交感胺的代谢减慢，血药浓度升高。

（2）饮酒和与利福平合用均可增加对肝的毒性作用。

（3）与肾上腺皮质激素合用，血药浓度降低。

（4）与肼屈嗪合用则毒性增加。

2. 利福平

【抗菌作用】

（1）抗菌谱广且作用强大，对静止期和繁殖期的细菌均有作用，能增加链霉素和异烟肼的抗菌活性。

（2）低浓度抑菌、高浓度杀菌。

【临床应用】

（1）与其他抗结核药联合使用可治疗各种类型的结核病，包括初治及复发患者。

（2）治疗麻风病和耐药金黄色葡萄球菌及其他敏感细菌所致感染。

（3）可用于重症胆道感染。

（4）局部用药可治疗沙眼、急性结膜炎及病毒性角膜炎。

【不良反应】

（1）胃肠道反应。

（2）肝脏毒性。

（3）"流感综合征"。

（4）其他：个别患者出现皮疹、药物热等重症反应。偶见疲乏、嗜睡、头昏和运动失调等。

【药物的相互作用】肝药酶诱导剂，可加速自身及许多药物的代谢。

3. 乙胺丁醇

【抗菌作用】对繁殖期结核杆菌有较强的抑制作用。

【体内过程】口服吸收快，广泛分布于全身组织和体液，但脑脊液浓度较低。

【临床应用】

（1）用于各型肺结核和肺外结核。

（2）与异烟肼和利福平合用治疗初治患者。

（3）与利福平和卷曲霉素合用治疗复治患者。

（4）特别适用于经链霉素和异烟肼治疗无效的病人。

【不良反应】

（1）连续大量使用 2 ~ 6 个月可产生严重的毒性反应。

（2）偶见胃肠道反应、过敏反应和高尿酸血症，有痛风病者慎用。

4. 链霉素　对结核性脑膜炎疗效最差。

5. 吡嗪酰胺（PZA）

【药理作用】在酸性环境下对结核杆菌有较强的抑制和杀灭作用。

【不良反应】长期、大量使用可发生严重的肝脏损害，出现转氨酶升高、黄疸甚至肝坏死。能抑制尿酸盐排泄，诱发痛风。

【注意事项】用药期间应定期检查肝功，肝功不良者慎用。

二、二线抗结核药

1. 对氨基水杨酸钠

【体内过程】口服吸收良好，可分布于全身组织和体液（脑脊液除外）。

【药理作用】仅对细胞外的结核杆菌有抑菌作用，抗菌谱窄，疗效较一线抗结核药差。

【临床应用】主要与异烟肼和链霉素联合使用，延缓耐药性产生，增加疗效。

【不良反应】常见为胃肠道反应及过敏反应，长期大量使用可出现肝功能损害。

【注意事项】对氨基水杨酸钠水溶液不稳定，见光可分解变色，应用时应新鲜配制，并在避光条件下使用。

2. 乙硫异烟胺

【不良反应】较多且发生率高，以胃肠道反应常见，表现为食欲不振、恶心、呕吐、腹痛和腹泻。

【临床应用】仅用于一线抗结核药治疗无效的患者，需联合使用其他抗结核药。

【注意事项】孕妇和 12 岁以下儿童不宜使用。

3. 卷曲霉素

【抗菌机制】抑制细菌蛋白质合成。

【临床应用】用于复治的结核病人。

4. 环丝氨酸

【抗菌机制】通过阻碍细菌细胞壁的合成对多种 G^+ 和 G^- 菌有抗菌作用。

【优点】不易产生耐药性和交叉耐药性。

【不良反应】神经系统毒性反应、胃肠道反应及发热。

【临床应用】用于复治的耐药结核杆菌患者，应与其他抗结核药联合使用。

三、新一代抗结核药

1. 利福定

（1）抗菌机制、耐药机制与利福平相同，不良反应与利福平相似。

（2）一般情况下利福定与异烟肼、乙胺丁醇等合用，可延缓耐药性的产生。

2. 利福喷丁

（1）抗菌强度为利福平的 7 倍。半衰期为 26 小时，每周只需给药两次。

（2）具有一定的抗艾滋病（AIDS）能力。

3. 氟喹诺酮类 包括高剂量左氧氟沙星、莫西沙星及加替沙星。

4. 罗红霉素 新大环内酯类均有抗结核杆菌作用，罗红霉素是其中抗结核杆菌作用最强的一个，与异烟肼或利福平合用有协同作用。

四、抗结核药的应用原则

1. 早期用药。

2. 联合用药。

3. 适量。

4. 坚持全程规律用药。

第二节　抗麻风病药

一、氨苯砜（DDS）

【作用与应用】治疗麻风的首选药物。

【体内过程】口服吸收缓慢而完全，4～8小时血药浓度可达峰值。

【不良反应】

1. 较常见的是溶血性贫血和发绀，葡萄糖-6-磷酸脱氢酶（G-6-PD）缺乏者较易发生。

2. 其次为高铁血红蛋白血症。

3. 口服氨苯砜可出现胃肠道反应、头痛及周围神经病变、药物热、皮疹、血尿等。

4. 对肝脏有一定毒性，应定期检查血象及肝功。

5. 治疗早期或药物增量过快可引起"砜综合征"，表现为发热、不适、剥脱性皮炎、黄疸伴肝坏死、淋巴结肿大、贫血等。

【禁忌证】严重贫血、G-6-PD缺乏、肝肾功能不良，过敏者及精神病患者禁用。

二、氯法齐明（氯苯吩嗪）

【药理作用和临床应用】对麻风杆菌有抑制作用，与氨苯砜或利福平合用治疗各型麻风病。

【不良反应】主要是使皮肤及代谢物成红棕色。

三、巯苯咪唑（麻风宁）

【不良反应】局限性皮肤瘙痒和诱发"砜综合征"。

【临床应用】适用于治疗各型麻风病及砜类药物过敏者。

小结速览

抗结核病药及抗麻风病药

- 抗结核病药
  - 异烟肼
    - 临床应用：对各种类型的结核病患者均为首选药物
    - 不良反应
      - 神经系统：常见反应为周围神经炎
      - 肝脏毒性
      - 其他：皮疹、发热、胃肠道反应、粒细胞减少等
  - 利福平
    - 临床应用：与其他抗结核药联合使用可治疗各种类型的结核病
    - 不良反应：胃肠道反应、肝脏毒性、"流感综合征"、皮疹、药物热等
  - 乙胺丁醇
    - 药理作用：对繁殖期结核杆菌有较强的抵制作用
    - 临床应用：用于各型肺结核和肺外结核，特别适用于经链霉素和异烟肼治疗无效的病人
  - 吡嗪酰胺
    - 药理作用：有酸性环境下对结核杆菌有较强的抑制和杀灭作用
    - 不良反应：长期、大量使用可发生严重的肝脏损害
- 抗麻风病药
  - 氨苯砜
    - 临床应用：治疗麻风的首选药物
    - 不良反应：较常见的是溶血性贫血和发绀
  - 其他：氯法齐明、巯苯咪唑

第四十七章　抗寄生虫药

● **重点**　抗疟药的不良反应与注意事项。
○ **难点**　抗肠蠕虫药的临床应用。
★ **考点**　抗疟药的临床应用。

第一节　抗　疟　药

一、主要用于控制症状的抗疟药

1. 氯喹

【体内过程】

（1）口服吸收快而完全，抗酸药可干扰其吸收。

（2）广泛分布于全身组织，在肝、脾、肾、肺组织中的浓度常达血浆浓度的 200～700 倍，红细胞内的浓度为血浆浓度的 10～20 倍，而在被疟原虫入侵的红细胞中的浓度又比正常红细胞中高出 25 倍。

【药理作用和临床应用】

（1）抗疟作用

1）对各种疟原虫的红细胞内期裂殖体均有较强的杀灭作用，能迅速、有效地控制疟疾的临床发作；但对子孢子、休眠子和配子体无效，不能用于病因预防以及控制远期复发和传播。

2）特点是：起效快、疗效高、作用持久。

（2）预防性给药：在进入疫区前 1 周和离开疫区后 4 周期

间，每周服药一次即可。

（3）抗肠道外阿米巴病作用。

（4）免疫抑制作用。

【不良反应与注意事项】

（1）当稍大剂量用于治疗疟疾急性发作时，不良反应偶尔发生，包括恶心、呕吐、头晕、目眩以及荨麻疹等，餐后服用可减少副作用的发生。

（2）大剂量应用时可导致视网膜病，应定期进行眼科检查。

（3）大剂量或快速静脉给药时，可致低血压。

（4）给药剂量过大可发生致死性心律失常。

（5）目前认为孕妇和儿童使用氯喹是安全的。

2. 奎宁

【药理作用和临床应用】

（1）对各种疟原虫的红细胞内期裂殖体有杀灭作用，能控制临床症状。

（2）对红细胞外期疟原虫和恶性疟的配子体无明显作用。

（3）治疗恶性疟的主要化学药物。

（4）有减弱心肌收缩力、兴奋子宫平滑肌、轻度的阻断神经肌肉接头和微弱的解热镇痛作用。

【不良反应与注意事项】

（1）金鸡纳反应。

（2）用药过量或静脉滴注速度过快时可致低血压、心律失常和严重的中枢神经系统紊乱。

3. 甲氟喹

【药理作用和临床应用】

（1）对间日疟原虫和恶性疟原虫的红细胞内期裂殖体有杀灭作用。用于控制症状，起效较慢。

（2）主要用于耐氯喹或对多种药物耐药的恶性疟，常与乙胺嘧啶合用可增强疗效、延缓耐药性的发生。

【不良反应与注意事项】

（1）用于控制急性发作时，半数患者发生胃肠道反应。可出现一过性中枢神经精神系统毒性，如眩晕、烦躁不安和失眠等，很少引起严重的神经精神系统反应。

（2）孕妇、两岁以下幼儿和神经精神病史者禁用。

4. 咯萘啶

【药理作用】 对红细胞内期疟原虫有杀灭作用，对耐氯喹的恶性疟也有效。

【临床应用】 可用于治疗各种类型的疟疾，包括脑型疟。

【不良反应】 治疗剂量时轻微、少见，表现为食欲减退、恶心、头痛、头晕、皮疹和精神兴奋等。

5. 青蒿素

【药理作用和临床应用】

（1）对红细胞内期滋养体有杀灭作用，对红细胞外期无效。

（2）用于治疗期间耐氯喹或多药耐药的恶性疟。

（3）可通过血-脑屏障，对脑型疟有良好的抢救效果。

【不良反应与注意事项】

（1）最常见的不良反应包括恶心、呕吐、腹泻和头晕。

（2）罕见的严重毒性包括中性粒细胞减少、贫血、溶血、转氨酶升高和过敏反应。

6. 蒿甲醚和青蒿琥酯 蒿甲醚是青蒿素的脂溶性衍生物，而青蒿琥酯是青蒿素的水溶性衍生物。前者溶解度大，可制成油针剂注射给药。后者可经口、静脉、肌内、直肠等多种途径给药。

7. 双氢青蒿素 治疗有效率为100%，复发率约为2%。不良反应少，少数病例出现皮疹、一过性的网织红细胞计数下降。

二、主要用于控制复发和传播的抗疟药

伯氨喹

【药理作用和临床应用】

1. 对间日疟和卵形疟肝脏中的休眠子有较强的杀灭作用，是防治疟疾远期复发的主要药物。

2. 与红细胞内期抗疟药合用，能根治良性疟，减少耐药性的产生。

3. 能杀灭各种疟原虫的配子体，阻止疟疾传播。

【不良反应与注意事项】

1. 治疗量的不良反应较少，可引起剂量依赖性的胃肠道反应，停药后可恢复。

2. 大剂量时可致高铁血红蛋白血症伴有发绀。

3. 红细胞内缺乏葡萄糖 – 6 – 磷酸脱氢酶的个体可发生急性溶血。

三、主要用于病因性预防的抗疟药

1. 乙胺嘧啶

【体内过程】　口服吸收慢而完全，半衰期为 80 ~ 95 小时。

【药理作用和临床应用】

（1）为二氢叶酸还原酶抑制药，阻止二氢叶酸转变为四氢叶酸，阻碍核酸的合成，对疟原虫酶的亲和力远大于对人体的酶，从而抑制疟原虫的增殖。

（2）对已发育成熟的裂殖体则无效，常需在用药后第 2 个无性增殖期才能发挥作用，故控制临床症状起效缓慢。常用于病因性预防。

（3）乙胺嘧啶不能直接杀灭配子体，但含药血液随配子体

被按蚊吸食后，能阻止疟原虫在蚊体内发育产生配子体，起阻断传播的作用。

【不良反应与注意事项】

（1）治疗剂量毒性小。

（2）<u>长期大剂量服用可引起巨幼细胞贫血、粒细胞减少</u>，<u>及时停药或用亚叶酸治疗可恢复</u>。

（3）过量可引起急性中毒，表现为恶心、呕吐、发热、发绀、惊厥，甚至死亡。

（4）严重肝、肾功能损伤患者应慎用，孕妇禁用。

2. 磺胺类和砜类

【药理作用】 与 PABA 竞争二氢蝶酸合酶，从而抑制疟原虫二氢蝶酸的合成。

【临床应用】 仅抑制红细胞内期疟原虫，主要用于耐氯喹的恶性疟。

四、抗疟药的合理应用

1. 抗疟药的选择

（1）控制症状：对氯喹敏感疟原虫选用氯喹。

（2）脑型疟：选用磷酸氯喹、二盐酸奎宁、青蒿素类注射剂以提高脑内药物浓度。

（3）耐氯喹的恶性疟：选用奎宁、甲氟喹、青蒿素类。

（4）休止期：乙胺嘧啶和伯氨喹合用。

（5）预防用药：乙胺嘧啶预防发作和阻止传播，氯喹能预防性抑制症状发作。

2. 联合用药 略。

第二节　抗阿米巴病药及抗滴虫病药

一、抗阿米巴病药

1. 甲硝唑（灭滴灵）

【体内过程】口服吸收迅速，生物利用度约95%以上，血浆蛋白结合率为20%。分布广，可通过胎盘和血－脑屏障，脑脊液中药物也可达有效浓度。

【药理作用和临床应用】

（1）抗阿米巴作用：对肠内、肠外阿米巴滋养体有强大杀灭作用，治疗急性阿米巴痢疾和肠道外阿米巴感染效果显著。

（2）抗滴虫作用：对阴道毛滴虫有直接杀灭作用。是治疗阴道毛滴虫感染的首选药物。

（3）抗厌氧菌作用

1）对革兰阳性或革兰阴性厌氧杆菌和球菌都有较强的抗菌作用，对脆弱拟杆菌感染尤为敏感。

2）常用于厌氧菌引起的产后盆腔炎、败血症和骨髓炎等的治疗。

3）可与抗菌药合用防止妇科手术、胃肠外科手术时的厌氧菌感染。

（4）抗贾第鞭毛虫作用：治疗贾第鞭毛虫病，治愈率达90%。

【不良反应与注意事项】

（1）治疗量不良反应很少，口服有苦味、金属味感。

（2）急性乙醛中毒，出现恶心、呕吐、腹痛、腹泻和头痛等症状。

（3）服药期间和停药后不久应严格禁止饮酒。孕妇禁用。

2. 依米丁和去氢依米丁

【药理作用和临床应用】

(1) 治疗急性阿米巴痢疾与阿米巴肝脓肿，能迅速控制临床症状。

(2) 毒性大，仅限于甲硝唑治疗无效或禁用者。

(3) 对肠腔内阿米巴滋养体无效，不适用于症状轻微的慢性阿米巴痢疾及无症状的阿米巴包囊携带者。

【不良反应】

心脏毒性	常心前区疼痛、心动过速、低血压、心律失常，甚至心力衰竭；心电图改变表现为 T 波低平或倒置，Q–T 间期延长
神经肌肉阻断作用	肌无力、疼痛、震颤等
局部刺激	注射部位可出现肌痛、硬结或坏死
胃肠道反应	恶心、呕吐、腹泻等

【注意事项】治疗应在医师监护下进行，孕妇、儿童和有心、肝、肾疾病者禁用。

3. 二氯尼特

【体内过程】口服吸收迅速，1 小时血药浓度达高峰，分布全身。

【临床应用】

(1) 目前最有效的杀包囊药，单用对无症状的包囊携带者有良好效果。

(2) 对于急性阿米巴痢疾，用甲硝唑控制症状后，再用本品可肃清肠腔内包裹，可有效防止复发。对肠外阿米巴病无效。

【不良反应】轻，偶有恶心、呕吐和皮疹等。大剂量时可导致流产，无致畸作用。

4. 巴龙霉素

【作用机制】

（1）通过抑制蛋白质合成，直接杀灭阿米巴滋养体。

（2）可通过抑制共生菌群的代谢，间接抑制肠道阿米巴原虫的生存与繁殖。

【临床应用】用于治疗急性阿米巴痢疾。

二、抗滴虫药

1. 抗滴虫药用于治疗阴道毛滴虫所引起的阴道炎、尿道炎和前列腺炎。

2. 目前治疗的主要药物为甲硝唑。

第三节　抗血吸虫病药和抗丝虫病药

一、抗血吸虫病药

吡喹酮（环吡异喹酮）

【药理作用与机制】

1. 对日本血吸虫、埃及血吸虫、曼氏血吸虫单一感染或混合感染均有良好疗效。

2. 对血吸虫成虫有迅速而强效的杀灭作用，对幼虫也有作用，但较弱。

3. 对其他吸虫如华支睾吸虫、姜片吸虫、肺吸虫有显著杀灭作用。

4. 对各种绦虫感染和其幼虫引起的囊虫病、包虫病有不同程度的疗效。

【临床应用】治疗各型血吸虫病。

【不良反应与注意事项】

1. 口服后可出现腹部不适、腹痛、腹泻、头痛、眩晕、嗜睡等。服药期间避免驾车和高空作业。

2. 偶见发热、瘙痒、荨麻疹、关节痛、肌痛等。

3. 少数出现心电图异常。

4. 孕妇禁用。

二、抗丝虫病药

1. 乙胺嗪

【体内过程】

（1）口服吸收迅速。

（2）酸化尿液促进其排泄。碱化尿液减慢其排泄，增高血浆浓度与延长半衰期，因此在肾功能不全或碱化尿液时需要减少用量。

【药理作用与机制】

（1）对班氏丝虫和马来丝虫均有杀灭作用。

（2）可破坏微丝蚴表膜的完整性，暴露抗原，使其易遭宿主防御机制的破坏。

【不良反应与注意事项】

（1）不良反应轻微，常见厌食、恶心、呕吐、头痛、乏力等。

（2）过敏反应：表现为皮疹、淋巴结肿大、血管神经性水肿、畏寒、发热、哮喘、肌肉关节酸痛、心率加快以及胃肠功能紊乱等，用地塞米松可缓解症状。

2. 呋喃嘧酮

【药理作用】对成虫作用强，对棉鼠丝虫、马来丝虫和班氏丝虫的成虫与微丝蚴具有强大的杀灭作用，杀虫的活性和疗效均优于乙胺嗪。

【体内过程】口服吸收迅速，分布于各组织，代谢迅速。

第四节　抗肠蠕虫药

一、甲苯达唑

【药理作用和临床应用】

1. 广谱驱肠虫药，对蛔虫、钩虫、蛲虫、鞭虫、绦虫和粪类圆线虫等肠道蠕虫均有效。

2. 抑制虫体对葡萄糖的摄取，导致糖原耗竭；抑制虫体线粒体延胡索酸还原酶系统，干扰虫体生存及繁殖而死亡。

3. 对蛔虫卵、钩虫卵、鞭虫卵及幼虫有杀灭和抑制发育作用，用于治疗上述肠蠕虫单独感染或混合感染。

【不良反应与注意事项】

1. 大剂量偶见转氨酶升高、粒细胞减少、血尿、脱发等。

2. 孕妇和 2 岁以下儿童以及肝、肾功能不全者禁用。

二、阿苯达唑

【药理作用】能杀灭多种肠道线虫、绦虫和吸虫的成虫及虫卵，用于多种线虫混合感染，疗效优于甲苯达唑。

【临床应用】可用于治疗棘球蚴病（包虫病）与囊虫病，对肝片吸虫病及肺吸虫病也有良好疗效。

【不良反应与注意事项】

1. 较少，偶有腹痛、腹泻、恶心、头痛、头晕等。

2. 少数患者可出现血清转氨酶升高。

3. 孕妇和 2 岁以下儿童以及肝、肾功能不全者禁用。

三、哌嗪

【药理作用】对蛔虫、蛲虫具有较强的驱虫作用。

【作用机制】

1. <u>主要是通过改变虫体肌细胞膜对离子的通透性，引起膜超极化，阻断神经－肌肉接头处传递，导致虫体弛缓性麻痹，虫体随粪便排出体外。</u>

2. 抑制琥珀酸合成，干扰虫体糖代谢，使肌肉收缩的能量供应受阻。

【临床应用】主要用于驱除肠道蛔虫，治疗蛔虫所致的不完全性肠梗阻和早期胆道蛔虫。

【不良反应】大剂量时可出现恶心、呕吐、腹泻、上腹部不适，甚至可见神经症状，如嗜睡、眩晕、眼球震颤、共济失调、肌肉痉挛等。

【注意事项】孕妇禁用，有肝肾功能不全和神经系统疾病者禁用。

四、左旋咪唑（驱钩蛔）

【作用机制】抑制虫体琥珀酸脱氢酶活性，阻止延胡索酸还原为琥珀酸，减少能量生成。

【不良反应】治疗剂量偶有恶心、呕吐、腹痛、头晕等。大剂量或多次用药时，个别病例出现粒细胞减少、肝功能减退等。

【注意事项】妊娠早期、肝肾功能不全者禁用。

五、噻嘧啶

【作用机制】抑制虫体胆碱酯酶，使神经肌肉接头处乙酰胆碱堆积，神经肌肉兴奋性增强，肌张力增高，随后虫体痉挛性麻痹，不能附壁而排出体外。

【药理作用】 对钩虫、绦虫、蛲虫、蛔虫等均有抑制作用，用于蛔虫、钩虫、蛲虫单独或混合感染，常与另一抗肠蠕虫药奥克太尔合用增强疗效。

【不良反应】 不良反应较少，偶有发热、头痛、皮疹和腹部不适。少数病人出现血清转氨酶升高。

【注意事项】 肝功能不全者禁用。孕妇及2岁以下儿童禁用。

六、恩波吡维铵

【作用机制】 选择性干扰虫体呼吸酶系统，抑制虫体需氧代谢，同时抑制虫体运糖酶系统，从而减少能量生成，导致虫体逐渐衰弱和死亡。

【不良反应】 较少，仅见恶心、呕吐、腹痛、腹泻等。服药后粪便呈红色，需事先告知患者。

七、氯硝柳胺

【药理作用】 对多种绦虫成虫有杀灭作用，对牛肉绦虫、猪肉绦虫、鱼绦虫、阔节裂头绦虫、短膜壳绦虫感染均有效。

【不良反应】 较少，仅见胃肠不适、腹痛、头晕、乏力、皮肤瘙痒等。

八、吡喹酮

治疗各种绦虫病的首选药。

小结速览

抗寄生虫药
├─ 抗疟药
│ ├─ 控制症状
│ │ ├─ 氯喹
│ │ │ ├─ 药理作用
│ │ │ │ ├─ 抗疟作用
│ │ │ │ ├─ 预防性给药
│ │ │ │ ├─ 抗肠道外阿米巴病作用
│ │ │ │ └─ 免疫抑制作用
│ │ │ └─ 不良反应：包括恶心、呕吐、头晕目眩以及荨麻疹等
│ │ └─ 青蒿素
│ │   ├─ 临床应用：用于治疗期间耐氯喹或多药耐药恶性疟
│ │   └─ 不良反应：包括恶心、呕吐、腹泻和头晕
│ ├─ 控制复发和传播：伯氨喹
│ │ ├─ 药理作用
│ │ │ ├─ 对间日疟和卵形疟肝脏中的休眠子有较强的杀灭作用
│ │ │ ├─ 与红细胞内期抗疟药合用，能根治良性疟
│ │ │ └─ 能杀灭各种疟原虫的配子体，阻止疟疾传播
│ │ └─ 不良反应
│ │   ├─ 可引起剂量依赖性的胃肠道反应
│ │   └─ 大剂量时可致高铁血红蛋白血症，伴有发绀
│ └─ 病因性预防：乙胺嘧啶
│   ├─ 药理作用：阻止二氢叶酸转变为四氢叶酸，阻碍核酸的合成
│   └─ 不良反应：长期大剂量服用可引起巨幼细胞贫血、粒细胞减少
├─ 抗阿米巴病药及抗滴虫病药
│ ├─ 抗阿米巴病药：甲硝唑、依米丁和去氢依米丁、二氯尼特、巴龙霉素
│ └─ 抗滴虫药：甲硝唑
├─ 抗血吸虫病药和抗丝虫病药
│ ├─ 抗血吸虫病药：吡喹酮
│ └─ 抗丝虫病药：乙胺嗪、呋喃嘧酮
└─ 抗蠕虫药
   ├─ 甲苯达唑：广谱驱肠虫药
   ├─ 阿苯达唑：用于多种线虫混合感染
   ├─ 哌嗪：对蛔虫、蛲虫具有较强的驱虫作用
   └─ 吡喹酮：治疗各种绦虫病的首选药

第四十八章 抗恶性肿瘤药物

> ● **重点** 细胞毒类抗肿瘤药物的临床应用。
> ○ **难点** 细胞毒类抗肿瘤药物的作用机制。
> ★ **考点** 细胞毒类抗肿瘤药应用的药理学原则和毒性反应。

第一节 抗恶性肿瘤药的药理学基础

一、抗肿瘤药的分类

1. 细胞毒类抗肿瘤药 主要通过影响肿瘤细胞的核酸和蛋白质结构与功能，直接抑制肿瘤细胞增殖和（或）诱导肿瘤细胞凋亡的药物。

2. 非细胞毒类抗肿瘤药 主要以肿瘤分子病理过程的关键调控分子为靶点，如调节体内激素平衡药物、分子靶向药物和肿瘤免疫治疗药物等。

二、抗肿瘤药的药理作用和耐药机制

1. 细胞毒类抗肿瘤药的作用机制 抗肿瘤药通过影响细胞周期的生化事件或细胞周期调控，对不同周期或时相的肿瘤细胞产生细胞毒性作用并延缓细胞周期的时相过渡。依据药物对各周期或时相肿瘤细胞的敏感性不同，大致将药物分为细胞周期非特异性药物和细胞周期（时相）特异性药物。

2. 非细胞毒类抗肿瘤药的作用机制

（1）改变激素平衡失调状态的某些激素或其拮抗药。

（2）以细胞信号转导分子为靶点的蛋白酪氨酸激酶抑制药、法尼基转移酶抑制药、丝裂原活化蛋白激酶信号转导通路抑制药和细胞周期调控剂。

（3）针对某些与增殖相关细胞信号转导受体的单克隆抗体。

（4）破坏或抑制新生血管生成，有效地阻止肿瘤生长和转移的新生血管生成抑制药。

（5）减少癌细胞脱落、黏附和基底膜降解的抗转移药。

（6）以端粒酶为靶点的抑制药。

（7）促进恶性肿瘤向成熟分化的分化诱导剂。

（8）通过重新启动并维持肿瘤 – 免疫循环，恢复机体正常的抗肿瘤免疫反应，从而控制与杀伤肿瘤的免疫治疗药物。

3. 多药耐药性的形成机制

（1）药物的转运或摄取障碍。

（2）药物的活化障碍。

（3）靶酶质和量的改变。

（4）药物入胞后产生新的代谢途径。

（5）分解酶的增加。

（6）修复机制增加。

（7）由于特殊的膜糖蛋白的增加，使细胞排出的药物增加。

（8）DNA 链间或链内的交联减少。

第二节 细胞毒类抗肿瘤药

一、影响核酸生物合成的药物

1. 二氢叶酸还原酶抑制药

甲氨蝶呤（MTX）

【作用机制】

（1）化学结构与叶酸相似，对二氢叶酸还原酶具有强大而持久的抑制作用，呈竞争性抑制作用。

（2）DNA 合成障碍，可阻止嘌呤核苷酸的合成，干扰蛋白质的合成。

【临床应用】

（1）用于治疗儿童急性白血病和绒毛膜上皮癌。

（2）鞘内注射可用于中枢神经系统白血病的预防和缓解症状。

【不良反应】

（1）消化道反应如口腔炎、胃炎、腹泻、便血。

（2）骨髓抑制最为突出，可致白细胞、血小板减少，严重可有全血下降。

（3）长期大量用药可致肝、肾损害；妊娠早期应用可致畸胎、死胎。

2. 胸苷酸合成酶抑制药

氟尿嘧啶（5 – FU）

【作用机制】

（1）抑制脱氧胸苷酸合成酶，阻止脱氧尿苷酸甲基化转变为脱氧胸苷酸，影响 DNA 的合成。

（2）在体内可转化为 5 – 氟尿嘧啶核苷，以伪代谢产物形式掺入 RNA 中干扰蛋白质的合成，对其他各期细胞都有作用。

【体内过程】

（1）口服吸收不规则，需采用静脉给药。

（2）吸收后分布于全身体液，肝和肿瘤组织中浓度较高。

【临床应用】

（1）对消化系统癌和乳腺癌疗效好。

（2）对宫颈癌、卵巢癌、绒毛膜上皮癌、膀胱癌、头颈部肿瘤有效。

【不良反应及注意事项】

（1）对骨髓和消化道毒性较大，出现血性腹泻应立即停药。

（2）可引起脱发、皮肤色素沉着，偶见肝、肾损害。

3. 嘌呤核苷酸互变抑制药

巯嘌呤（6 - MP）

【作用机制】 在体内阻止肌苷酸转变为腺核苷酸及鸟苷酸，干扰嘌呤代谢，阻碍核酸合成，对 S 期细胞作用最为显著，对 G_1 期有延缓作用。

【临床应用】

（1）主要用于急性淋巴细胞白血病的维持治疗。

（2）大剂量对绒毛膜上皮癌亦有较好疗效。

【不良反应】

（1）常见骨髓抑制和消化道黏膜损害。

（2）少数病人可出现黄疸和肝功能损害。

4. 核苷酸还原酶抑制药

羟基脲（HU）

【作用机制】

（1）能抑制核苷酸还原酶，阻止胞苷酸转变为脱氧胞苷酸，抑制 DNA 的合成。

（2）对 S 期细胞有选择性杀伤作用。

【临床应用】

（1）对治疗慢性粒细胞白血病有显著疗效。

（2）对黑色素瘤有暂时缓解作用。

【不良反应和注意事项】

（1）主要毒性为骨髓抑制，有轻度消化道反应。

（2）肾功能不良者慎用；可致畸胎，故孕妇忌用。

5. DNA 多聚酶抑制药

阿糖胞苷（Ara－C）

【作用机制】

（1）抑制 DNA 多聚酶的活性而影响 DNA 合成。

（2）掺入 DNA 中干扰其复制，使细胞死亡。

【临床应用】用于治疗成人急性粒细胞性白血病或单核细胞白血病。

【不良反应】

（1）有严重的骨髓抑制和胃肠道反应。

（2）静脉注射可致静脉炎。

（3）对肝功能有一定影响。

二、影响 DNA 结构与功能的药物

1. 烷化剂

（1）氮芥（HN_2）

【临床应用】

1）主要用于霍奇金病、非霍奇金淋巴瘤等。

2）尤其适用于纵隔压迫症状明显的恶性淋巴瘤病人。

【不良反应】常见的为恶心、呕吐、骨髓抑制、脱发、耳鸣、听力丧失、眩晕、黄疸、月经失调及男性不育等。

（2）环磷酰胺（CTX）

【临床应用】

1）对恶性淋巴瘤疗效显著。

2）对多发性骨髓瘤、急性淋巴细胞白血病、肺癌、乳腺癌、卵巢癌、神经母细胞瘤和睾丸肿瘤等均有一定疗效。

【不良反应】

1）常见的有骨髓抑制、恶心、呕吐、脱发等。

2）大剂量可引起出血性膀胱炎。

（3）噻替派（TSPA）

【临床应用】主要用于治疗乳腺癌、卵巢癌、肝癌、黑色素瘤和膀胱癌等。

【不良反应】主要为骨髓抑制，可引起白细胞和血小板减少。

2. 破坏 DNA 的铂类配合物

（1）顺铂（顺氯氨铂，DDP）

【特点】抗瘤谱广、对乏氧肿瘤细胞有效。

【临床应用】

1）对非精原细胞性睾丸瘤最有效。

2）对头颈部鳞状细胞癌、卵巢癌、膀胱癌、前列腺癌、淋巴肉瘤及肺癌有较好疗效。

【不良反应】

1）主要有消化道反应、骨髓抑制、周围神经炎、耳毒性。

2）大剂量或连续用药可致严重而持久的肾毒性。

（2）卡铂（碳铂，CBP）

【特点】抗恶性肿瘤活性较强，毒性较低。

【临床应用】主要用于治疗小细胞肺癌、头颈部鳞癌、卵巢癌及睾丸肿瘤等。

【不良反应】主要为骨髓抑制。

3. 破坏 DNA 的抗生素类

（1）丝裂霉素（MMC）

【临床应用】抗瘤谱广，用于胃癌、肺癌、乳腺癌、慢性粒细胞性白血病、恶性淋巴瘤等。

【不良反应】

1）主要为明显而持久的骨髓抑制，其次为消化道反应。

2）偶有心、肝、肾毒性及间质性肺炎发生。注射局部刺激性大。

（2）博来霉素（BLM）

【作用机制】能与铜或铁离子络合，使氧分子转成氧自由基，从而使 DNA 单链断裂，阻止 DNA 的复制，干扰细胞分裂繁殖。对 G_2 期细胞的作用较强。

【临床应用】主要用于鳞状上皮癌。也可用于淋巴瘤的联合治疗。

【不良反应】发热、脱发，肺毒性最严重，可引起间质性肺炎或肺纤维化。

4. 拓扑异构酶抑制药

（1）喜树碱（CPT）类

【临床应用】

1）对胃癌、绒毛膜上皮癌、恶性葡萄胎、急性及慢性粒细胞性白血病等有一定疗效。

2）对膀胱癌、大肠癌及肝癌等亦有一定疗效。

【不良反应】较大，主要有泌尿道刺激症状、消化道反应、骨髓抑制及脱发等。

（2）鬼臼毒素衍生物

【临床应用】

1）用于治疗肺癌及睾丸肿瘤，有良好效果。

2）用于恶性淋巴瘤治疗。

3）替尼泊苷对脑瘤亦有效。

【不良反应】有骨髓抑制及消化道反应等。

三、干扰转录过程和阻止 RNA 合成的药物

1. 放线菌素 D（DACT）

【临床应用】抗瘤谱较窄，对恶性葡萄胎、绒毛膜上皮癌、霍奇金病和恶性淋巴瘤、肾母细胞瘤、骨骼肌肉瘤及神经母细胞瘤疗效较好。

【不良反应】

（1）常见有消化道反应，如恶心、呕吐、口腔炎等。

（2）骨髓抑制先出现血小板减少、后出现全血细胞减少。

（3）少数病人可出现脱发、皮炎和畸胎等。

2. 多柔比星（ADM）

【临床应用】主要用于对常用抗肿瘤药耐药的急性淋巴细胞白血病或粒细胞白血病、恶性淋巴肉瘤、乳腺癌、卵巢癌、小细胞肺癌、胃癌、肝癌及膀胱癌等。

【不良反应】

（1）最严重的毒性反应为可引起心肌退行性病变和心肌间质水肿。

（2）骨髓抑制、消化道反应、皮肤色素沉着及脱发等。

3. 柔红霉素（DRN）

【临床应用】主要用于对常用抗肿瘤药耐药的急性淋巴细胞白血病或粒细胞白血病。

【不良反应】主要毒性反应为骨髓抑制、消化道反应和心脏毒性等。

四、抑制蛋白质合成与功能的药物

1. 微管蛋白活性抑制药

（1）长春碱类

【临床应用】

1）长春碱主要用于治疗急性白血病、恶性淋巴瘤及绒毛膜上皮癌。

2）长春新碱对儿童急性淋巴细胞白血病疗效好。

3）长春地辛主要用于治疗肺癌、恶性淋巴瘤、乳腺癌、食管癌、黑色素瘤和白血病等。

4）长春瑞滨主要用于治疗肺癌、乳腺癌、卵巢癌和淋巴瘤等。

【毒性反应】主要包括骨髓抑制、神经毒性、消化道反应、脱发以及注射局部刺激等。长春新碱对外周神经系统毒性较大。

（2）紫杉醇类

【临床应用】

1）对卵巢癌和乳腺癌有独特的疗效。

2）对肺癌、食管癌、大肠癌、黑色素瘤、头颈部癌、淋巴瘤、脑瘤有一定疗效。

【不良反应】主要包括骨髓抑制、神经毒性、心脏毒性和过敏反应。

2. 干扰核糖体功能的药物

（1）三尖杉生物碱类

【临床应用】

1）对急性粒细胞白血病疗效较好。

2）可用于急性单核细胞白血病及慢性粒细胞白血病、恶性淋巴瘤等的治疗。

【不良反应】包括骨髓抑制、消化道反应、脱发等，偶有心脏毒性等。

3. 影响氨基酸供应的药物

L - 门冬酰胺酶

【临床应用】主要用于急性淋巴细胞白血病。

【不良反应】常见的有消化道反应等，偶见过敏反应，应作皮试。

第三节　非细胞毒类抗肿瘤药

一、调节体内激素平衡的药物

1. 雌激素类

【临床应用】

（1）己烯雌酚，对前列腺癌有效。

（2）雌激素类用于治疗绝经期乳腺癌，机制未明。

2. 雄激素类

【作用机制】可抑制脑垂体前叶分泌促卵泡激素，使卵巢分泌雌激素减少，并可对抗雌激素作用。

【临床应用】雄激素对晚期乳腺癌，尤其是骨转移者疗效较佳。

3. 甲羟孕酮酯（MPA）

【临床应用】主要用于肾癌、乳腺癌、子宫内膜癌，并增强病人的食欲、改善一般状况。

4. 糖皮质激素类

【作用机制】糖皮质激素能作用于淋巴组织，使淋巴细胞溶解。

【临床应用】

（1）对急性淋巴细胞白血病及恶性淋巴瘤的疗效较好。

（2）对慢性淋巴细胞白血病，除减低淋巴细胞数目外，还可降低血液系统并发症的发生率使其减轻。

（3）与其他抗肿瘤药合用，治疗霍奇金及非霍奇金淋巴瘤。

二、分子靶向药物

（一）单克隆抗体类

1. 作用于细胞膜分化相关抗原的单克隆抗体

利妥昔单抗

【临床应用】治疗非霍奇金淋巴瘤。

【不良反应】主要为发热、畏寒和寒战等与输液相关的不良反应。

2. 作用于表皮生长因子受体的单克隆抗体

曲妥珠单抗

【临床应用】临床单用或者与紫杉类联合治疗 HER－2 高表达的转移性乳腺癌。

【不良反应】主要为头痛、腹泻、恶心和寒战等。

（二）小分子化合物类

1. 单靶点的抗肿瘤小分子化合物

（1）伊马替尼、达沙替尼和尼罗替尼

【不良反应】轻、中度不良反应多见，如消化道症状、液体潴留、肌肉骨骼疼痛及头痛乏力等；较为严重的不良反应主要为血液系统毒性和肝损伤。

（2）硼替佐米

【临床应用】治疗多发性骨髓瘤和套细胞淋巴瘤。

【不良反应】主要为乏力、腹泻、恶心、呕吐、发热、血小板减少等。

2. 多靶点的抗肿瘤小分子化合物　如索拉非尼、舒尼替尼等。

（三）其他

亚砷酸

【临床应用】治疗急性早幼粒细胞白血病。

三、肿瘤免疫治疗药物

重组人白介素 -2

【药理作用】增强免疫应答。

【临床应用】

1. 治疗肾细胞癌、黑色素瘤、乳腺癌、膀胱癌、肝癌、直肠癌和肺癌，控制癌性胸腹水，增强手术、放疗及化疗后的肿瘤患者机体免疫功能，提高先天或后天免疫缺陷症患者细胞免疫功能和抗感染能力。

2. 治疗类风湿关节炎、系统性红斑狼疮、干燥综合征等自身免疫病。

3. 对某些病毒性、杆菌性疾病、胞内寄生菌感染性疾病，如乙型肝炎、麻风病、肺结核、白念珠菌感染等也有一定的治疗作用。

【不良反应】

1. 常见不良反应有发热、寒战、肌肉酸痛，与用药剂量有关，一般是一过性发热，亦可有寒战高热，停药后体温多可自行恢复到正常。

2. 个别患者可出现恶心、呕吐、皮疹、类感冒症状。

3. 皮下注射者局部可出现红肿、硬结、疼痛，所有不良反应停药后均可自行恢复。

第四节 细胞毒抗肿瘤药应用的药理学 原则和毒性反应

一、药理学应用原则

（一）从细胞增殖动力学考虑

1. 招募作用。

2. 同步化作用。

（二）从药物作用机制考虑

联合应用作用于不同生化环节的抗肿瘤药物，可使疗效提高。

（三）从药物毒性考虑

1. 减少毒性的重叠。

2. 降低药物的毒性。

（四）从药物的抗瘤谱考虑

胃肠道癌	氟尿嘧啶、环磷酰胺、丝裂霉素、羟基脲等
鳞癌	博来霉素、甲氨蝶呤等
骨肉瘤	以多柔比星及大剂量甲氨蝶呤加救援剂甲酰四氢叶酸钙等
脑的原发或转移瘤	首选亚硝脲类，亦可用羟基脲等

（五）从药物用药剂量考虑

选用合适剂量并采用间歇给药，有可能保护宿主的免疫功能。

（六）小剂量长期化疗

小剂量长期化疗即节拍式化疗，可通过显著抑制肿瘤新生血管内皮细胞的增殖和迁移等发挥抗肿瘤作用，全身毒性反应较轻，不易产生耐药性。

二、毒性反应

1. 近期毒性

（1）共有的毒性反应：骨髓抑制、消化道反应和脱发。

（2）特有的毒性反应：心脏毒性、呼吸系统毒性、肝脏毒性、肾和膀胱毒性、神经毒性、过敏反应、组织坏死和血栓性静脉炎。

2. 远期毒性 主要见于长期生存的患者，包括第二原发恶性肿瘤、不育和致畸。

小结速览

抗恶性肿瘤药物 — 细胞毒类抗肿瘤药

- 甲氨蝶呤
  - 作用机制：抑制二氢叶酸还原酶、干扰蛋白质的合成
  - 临床应用：治疗儿童急性白血病和绒毛膜上皮癌
- 氟尿嘧啶—对消化系统癌和乳腺癌疗效好。对骨髓和消化道毒性较大，出现血性腹泻应立即停药
- 巯嘌呤—主要用于急性淋巴细胞白血病的维持治疗
- 羟基脲—对治疗慢性粒细胞白血病有显著疗效
- 环磷酰胺—常见的有骨髓抑制、恶心、呕吐、脱发等。大剂量可引起出血性膀胱炎

抗恶性
肿瘤
药物
{
非细胞
毒类抗
肿瘤药
{
雌激素类—己烯雌酚，对前列腺癌有效。雌激
　素类用于治疗绝经期乳腺癌

雄激素类—雄激素对晚期乳腺癌，尤其是骨转
　移者疗效较佳

糖皮质激素—糖皮质激素能作用于淋巴组织，
　使淋巴细胞溶解

重组人白介素 -2 可增强免疫应答
}

第四十九章　影响免疫功能的药物

● **重点**　免疫抑制药与免疫增强药的临床应用。
○ **难点**　免疫增强药的作用机制与不良反应。
★ **考点**　免疫抑制药的不良反应。

第一节　免疫抑制药

一、环孢素

【临床应用】

1. 器官移植　广泛用于肾、肝、胰、心、肺、皮肤、角膜及骨髓移植，防止排异反应。

2. 自身免疫性疾病　适用于治疗其他药物无效的难治性自身免疫性疾病，如类风湿性关节炎、系统性红斑狼疮、银屑病、皮肌炎等。

【不良反应】

1. 最常见的为肾毒性，发生率70%，可致血清肌酐和尿素氮水平呈剂量依赖性升高。

2. 其次为肝毒性，多见于用药早期，一过性肝损害。

3. 继发感染较为常见，多为病毒感染。

4. 继发肿瘤，以淋巴瘤和皮肤瘤多见。

5. 还有食欲减退、嗜睡、多毛症、震颤、感觉异常、牙龈增生、胃肠道反应、过敏反应等。

二、肾上腺皮质激素类

【临床应用】用于器官移植的抗排斥反应和自身免疫疾病。

三、抗代谢药类

【临床应用】主要用于肾移植的排异反应和类风湿性关节炎、系统性红斑狼疮等多种自身免疫性疾病的治疗。

【不良反应】主要有骨髓抑制，胃肠道反应，口腔食管溃疡，皮疹及肝损害等。

四、烷化剂

【临床应用】常用于防止排斥反应与移植物抗宿主反应和糖皮质激素不能长期缓解的多种自身免疫性疾病。

【不良反应】骨髓抑制，胃肠道反应，出血性膀胱炎及脱发等。

五、抗淋巴细胞球蛋白

【药理作用】

1. ALG 选择性地与 T 淋巴细胞结合，使外周血淋巴细胞裂解，对 T、B 细胞均有破坏作用。

2. 对 T 细胞的作用较强或封闭淋巴细胞表面受体，使受体失去识别抗原的能力。

3. 有效抑制各种抗原引起的初次免疫应答，对再次免疫应答作用较弱。

【临床应用】

1. 防治器官移植的排斥反应，可与硫唑嘌呤或糖皮质激素等合用预防肾移植排斥反应。

2. 试用于白血病、多发性硬化症、重症肌无力及溃疡性结肠炎、类风湿性关节炎和系统性红斑狼疮等疾病。

【不良反应】

1. 常见不良反应有寒战、发热、血小板减少、关节疾病和血栓性静脉炎等。

2. 静脉注射可引起血清病及过敏性休克，还可引起血尿、蛋白尿。

第二节　免疫增强药

一、免疫佐剂

卡介苗（BCG）

【作用机制】

1. 具有免疫佐剂作用，能增强巨噬细胞的吞噬功能。

2. 促进 IL-1 产生，促进 T 细胞增殖，增强抗体反应和抗体依赖性淋巴细胞介导的细胞毒性，增强天然杀伤细胞的活性。

【临床应用】

1. 用于预防结核病。

2. 主要用于肿瘤的辅助治疗，如白血病、黑色素瘤和肺癌。

3. 用于膀胱癌术后灌洗，可预防肿瘤的复发。

【不良反应】

1. 接种部位红肿、溃疡形成、过敏反应。

2. 瘤内注射偶见过敏性休克，甚至死亡。

二、干扰素（IFN）

【药理作用】 具有抗病毒、抗肿瘤和免疫调节作用，INF-α 和 INF-β 的抗病毒作用强于 INF-γ。

【不良反应】

1. 主要有发热、流感样症状及神经系统症状，皮疹、肝功能损害。

2. 大剂量可致可逆性白细胞和血小板减少等。

三、白细胞介素 – 2

【药理作用】

1. 可诱导 Th、Tc 细胞增殖。

2. 激活 B 细胞产生抗体，活化巨噬细胞。

3. 增强自然杀伤细胞和淋巴因子活化的杀伤细胞的活性，诱导干扰素的产生。

【临床应用】 主要用于治疗恶性黑色素瘤、肾细胞癌、霍奇金淋巴瘤等。

【不良反应】 较常见。全身性不良反应如发热、寒战，胃肠道不良反应如厌食、恶心、呕吐等，皮肤反应如出现弥漫性红斑，此外尚有心肺反应、肾脏反应、血液系统反应及神经系统症状等。

小结速览

影响免疫功能的药物
- 免疫抑制药
  - 环孢素
    - 临床应用：器官移植和自身免疫性疾病
    - 不良反应：肾毒性、肝毒性和感染等
  - 肾上腺皮质激素类—临床应用：器官移植的抗排斥反应和自身免疫疾病
  - 抗淋巴细胞球蛋白
    - 临床应用：防治器官移植的排斥反应，试用于白血病、多发性硬化症等疾病
    - 不良反应：常见寒战、发热、血小板减少等；静脉注射可引起血清病及过敏性休克
- 免疫增强药
  - 卡介苗
    - 作用机制：增强巨噬细胞的吞噬功能，增强抗体反应和抗体依赖性淋巴细胞介导的细胞毒性，增强天然杀伤细胞的活性
    - 临床应用：主要用于预防结核病
    - 不良反应：接种部位红肿、溃疡形成、过敏反应
  - 干扰素
    - 药理作用：具有抗病毒、抗肿瘤和免疫调节作用，INF-α 和 INF-β 的抗病毒作用强于 INF-γ
    - 不良反应：主要有发热、流感样症状及神经系统症状，皮疹、肝功能损害
  - 白细胞介素-2
    - 临床应用：治疗恶性黑色素瘤、肾细胞瘤、霍奇金淋巴瘤
    - 不良反应：发热、寒战等全身反应、胃肠道反应、皮肤反应及心肺反应等